Tödliche Lügen

SALIM GÜLER

Tödliche Lügen

Tatort Köln

BE
Belle Époque Verlag

Salim Güler

https://www.salim-gueler.de
https://www.facebook.com/salim.gueler.autor
https://www.instagram.com/salimgueler

Lizenzausgabe des Belle Époque Verlags, Inh. G. Pahlberg,
Wiesenstr. 7, 72135 Dettenhausen,
mit freundlicher Genehmigung des Autors.

Lektorat: Christiane Saathoff, www.lektorat-saathoff.de
Innenlayout und Schriftsatz: Hans-Jürgen Maurer
Covergestaltung: Holland Design

Herstellung: Custom Printing, Wał Miedzeszyński 217/1,
04-987 Warszawa, Polen

ISBN: 978-3-96357-139-8

1

Köln, 26. Januar

»Nach Klimawandel sieht das aber nicht aus.« Walter zog die Nase hoch, er sah ein wenig angeschlagen aus.

»Ich wusste gar nicht, dass du so empfindlich bist, oder bist du ins Lager der Klimaleugner gewechselt?«, zog Lasse Brandt, Kommissar bei der Kölner Kripo, den Imbissbudenbesitzer auf und spießte ein Stück Currywurst auf seine Gabel.

Walter brummte etwas und ließ seine Augen schmal werden. »Du hast gut reden. Bei mir ist gestern die Heizung ausgefallen. Habe versucht, wenigstens mit Kerzen ein bisschen …«

Brandt unterbrach ihn mit einem Lachen.

»Der Kollege Brandt ist halt kein Meister der Empathie. Seit bei ihm die Fünf vor der Null steht, wird er immer garstiger. Ein typisches Zeichen der Midlifecrisis«, kam Brandts Kollege Emre Aydin ihrem Freund Walter zu Hilfe.

Der runzelte nur die Stirn und grummelte wieder etwas vor sich hin, dann ging er zum Kühlschrank, holte zwei Flaschen Kölsch sowie eine Flasche Bier heraus und öffnete sie.

»Dem würde ich kein Bier geben. Das hat er nicht verdient«, bemerkte Aydin, während er seine Kölschflasche in Empfang nahm.

»Was ist los? Neues Jahr, neue Sprüche?« Brandt nahm seine Bierflasche entgegen und sah kopfschüttelnd zu Walter und Aydin. »Egal wie lange ich jetzt in Köln lebe und wie sehr ich die Stadt mag, ich kann mich nur wiederholen: Es ist mir ein Rätsel, wie ihr diese Plörre trinken könnt.«

»Das ist Kölner Lebensgefühl«, erwiderte Aydin. »Geht denn deine Heizung wieder?«, fragte er an Walter gewandt.

»Das will ich hoffen.«

»Wenn nicht, kannst du bei uns übernachten.«

»Sehr nett von dir. Aber wenn sie heute noch nicht geht, werde ich dem Hausmeister aufs Dach steigen.« Walter hustete in die Armbeuge.

»Nicht, dass du krank wirst.«

»Quatsch. Onkel Walter haut so schnell nichts um.«

»Deine rote Nase sagt mir was anderes«, entgegnete Brandt.

»Ich bin zäh, das hat alles nichts zu sagen. Was gibt es Neues von der Front?«

Brandt sah ihm an, dass er nicht über seine Erkältung sprechen wollte, daher beschloss er, auch nicht weiter darauf herumzureiten. »Derzeit sehr ruh…«

»Sprich es nicht aus!«, unterbrach Aydin ihn warnend. »Immer wenn du diesen Satz sagst, klingelt kurz darauf dein Handy und Bender ist dran.«

»Sei nicht so abergläubisch. Diesmal passiert das nicht. Ist doch gut, wenn die ganzen Psychos und Durchgeknallten mal keine Verbrechen begehen.« Kaum hatte Brandt diesen Satz gesagt, klingelte sein Handy.

Aydin hob nur die Schultern, als wollte er sagen: »Siehste!«

Brandt fischte sein Handy aus der Jackentasche und schaute aufs Display, dann nahm er das Gespräch an. Seinen Antworten war nicht zu entnehmen, wer am anderen Ende war, und nach kaum zwei Minuten hatte er wieder aufgelegt.

»Es war nicht Bender«, sagte er in die Runde und sah, wie sich Aydins Gesichtszüge entspannten. »Kannst also aufatmen.«

»Ich verstehe Aydin«, mischte sich Walter ein. »Ist doch schön, nicht immer aus dem Alltag herausgerissen zu werden, weil irgendein Irrer einen Menschen getötet hat. Habt ihr von dem Familienvater in Kopenhagen gehört?«

»Welcher Familienvater?«, fragte Brandt.

»Er hat seine Frau zerstückelt, weil sie ihn verlassen wollte. Danach hat er sein Kind mit einem Beil geköpft, weil es früher aus der Schule nach Hause kam und gesehen hat, wie der Vater die Mutter zerstückelte. Das ist doch einfach nur abartig.«

»Du sagst es. Da glaubt man, man hat schon alles gesehen, und trotzdem wird man jeden Morgen eines Besseren belehrt.« Aydin schüttelte verständnislos den Kopf.

»Genau so ist es. Ich denke immer wieder, es kann eigentlich nicht schlimmer werden. Wie kann ein Familienvater, der ein geregeltes Leben hat, plötzlich derart ausrasten? Er war Arzt und stammte somit aus der guten höheren Mittelschicht. Finanziell unabhängig.«

»Das hat nichts mit Schichten zu tun. Wenn der Kopf kaputt ist, ist es völlig egal, aus welcher Schicht du kommst oder wie vermögend du bist«, entgegnete Brandt. Zerstückelte Frauen hatte er leider schon zur Genüge gesehen, aber ein Kind, dem man den Kopf abhackte, war eine ganz andere Liga, und er war froh, dass er nicht in so einem Fall ermitteln musste. Die dänischen Kollegen taten ihm leid.

»So jemand sollte mir mal über den Weg laufen, den würde ich sofort entmannen«, knurrte Walter. Er schien überhaupt brummiger als gewöhnlich, fand Brandt, es war, als würde ihn etwas beschäftigen.

»Sag das nicht so laut, wir sind Polizisten. Du wirkst insgesamt ein bisschen gereizt. Gibt es was, worüber du reden möchtest?«, fragte er daher. So gut kannte er Walter inzwischen, dass dieser nicht von sich aus von seinen Sorgen erzählte.

»Nein, alles gut. Nur das mit der Heizung beschäftigt mich. Und diese Geschichte in Dänemark regt mich halt auf. Da könnt ihr übrigens noch zehnmal Polizisten sein – wenn so ein Bastard mir unter die Finger kommt, dann gnade ihm Gott.«

Brandt war sich nicht sicher, ob Walter die Wahrheit sagte, wollte ihn aber auch nicht bedrängen.

»Eine Rindswurst würde ich noch nehmen, bevor ich heimfahre«, meldete sich Aydin zu Wort.

»Sehr gerne. Möchtest du auch noch eine Currywurst?«, fragte Walter an Brandt gerichtet.

»Warum nicht. Heute ist Cheatday.«

»Okay. Und ein Bier?«, wollte Walter wissen.

»Für mich nicht. Aber Emre nimmt bestimmt eins.«

»Ich würde zu einem zweiten Kölsch nicht Nein sagen, auch wenn ich weiß, dass gleich ein dummer Spruch von Lasse kommt.«

Brandt lachte kurz auf. Ihm lag tatsächlich ein Spruch auf der Zunge, aber den verkniff er sich.

»Na komm, hau ihn raus. Ich sehe doch, dass da was wartet«, sagte Aydin.

»Den Gefallen tue ich dir nicht.«

»Den Tag, an dem Lasse mal nicht gegen dich stichelt, werde ich rot im Kalender einkreisen, aber wahrscheinlich werde ich ihn nie erleben.«

»Ihr übertreibt. Ich mach doch nur Spaß.«

»Du stichelst«, blieb Walter bei seiner Meinung. »Du kannst froh sein, dass Emre so ein gutes Herz hat und ich so entspannt bin. Als ich in Emres Alter war, hätte ich dir längst eine Tracht Prügel verpasst, was dir sicherlich nicht geschadet hätte.«

»Walter hat recht«, grinste nun Aydin und reichte Walter die Faust zum Abschlagen.

Bevor Brandt etwas erwidern konnte, klingelte sein Handy erneut. Er zog es aus der Jackentasche und schaute aufs Display.

»Bender.«

»Du machst Witze?«

»Ganz sicher nicht. Wird wohl nichts mit dem Feierabend.«

Aydin konnte seine Enttäuschung kaum verbergen. Brandt hatte ein ungutes Gefühl, als er das Gespräch annahm. Aber wenn die Pflicht rief, war er der Letzte, der jammerte.

2

Es würde eine lange Nacht werden. Brandt hatte Aydin vorgeschlagen, nach Hause zu fahren. Schließlich war sein Kollege und bester Freund verheiratet und hatte eine kleine Tochter, Leah Selma war Brandts Patenkind. Aber Aydin hatte wie immer abgelehnt, obwohl Brandt überhaupt kein Problem damit gehabt hätte, wenn er von dem Angebot Gebrauch gemacht hätte.

Der Tatort, zu dem Bender sie gerufen hatte, lag in Köln Deutz. Als Brandt den Wagen vor der genannten Anschrift parkte, standen schon jede Menge Fahrzeuge der Kollegen vor dem Wohnblock, was darauf schließen ließ, dass Bender sie recht spät informiert hatte.

»Wieder eine junge Frau«, war Aydin der Erste, der etwas sagte, als sie ausstiegen.

»Zum Glück kein Kind«, ergänzte Brandt. In ihrem letzten Fall hatten sie den Mord an einer jungen Mutter und ihrem Kind aufklären müssen, doch so, wie es bisher aussah, gab es diesmal keine weiteren Opfer neben der jungen Frau, zumindest nach dem zu urteilen, was Bender am Telefon erzählt hatte. Das flaue Gefühl in der Magengegend wollte sich dennoch nicht abstellen lassen.

Die Eingangstür stand offen, Bender hatte Brandt mitgeteilt, dass der Tatort in einer Wohnung im zweiten Stock lag. Oben angekommen, begrüßten sie einige Kollegen, die bereits vor Ort waren.

»Ah, die Herren Kommissare sind auch schon da«, grüßte sie Alexander Rech, der Leiter der Spurensicherung. »Ich hoffe, ihr habt nicht zu viel gegessen. Sieht echt nicht gut aus.«

Aydin und Brandt grüßten zurück. Wieder einmal musste Brandt über Rech staunen, dass er nach all den Leichen, die er in seiner Laufbahn schon gesehen hatte, noch immer einen lockeren Spruch draufhatte. Er wusste, dass Rech keinesfalls abgestumpft war, aber vermutlich konnte man bei der Spurensicherung nur mit einer guten Portion Humor bestehen.

»Wie schlimm ist es denn?«, fragte Brandt.

»Sehr schlimm. Man erkennt nicht viel. Da muss jemand extrem wütend gewesen sein.«

»Geht es auch genauer?«

»Es ist nicht mehr viel übrig vom Kopf. Aber macht euch am besten selbst ein Bild. Und wie immer: Bitte keine Spuren verwischen.«

»Wir doch …«

»Doch, genau du«, unterbrach Rech ihn und wackelte in gespieltem Ernst mit dem erhobenen Zeigefinger. »Aydin nehme ich da raus«, fügte er hinzu und verschränkte die Hände vor dem Bauch.

»Kann es sein, dass du zugelegt hast?«, ätzte Brandt zurück.

»Bei einer so tollen Frau wie meiner, die dazu verdammt gut kocht, weshalb ich noch lieber esse als sowieso schon, ist das der Preis, den man zahlt. Hast du ein Problem damit?«

»Ganz und gar nicht.« Brandt hob beschwichtigend die Hände. »Als aufmerksamer Kriminalpolizist habe ich nur beobachtet.«

Rech atmete hörbar aus, sagte aber nichts.

Aydin schüttelte den Kopf und folgte Brandt ins nächste Zimmer. Auf dem Boden lag die Leiche.

In der Tat, so etwas Schlimmes hatte Brandt lange nicht mehr gesehen. Sein Blick wanderte zu Aydin, der sich sofort die Hand vor den Mund schlug und augenscheinlich Mühe hatte, sich nicht zu übergeben.

»Dreh dich um, verdammt. Das musst du dir nicht anschauen«, grollte Brandt. Er wusste, dass sein Kollege trotz seiner Jahre im Dienst noch immer Schwierigkeiten beim Anblick besonders brutal zugerichteter Leichen hatte.

»Geht schon, war nur der erste Schock«, presste Aydin hervor in dem Bemühen, sich nicht anmerken zu lassen, dass ihm schlecht war. Aber Brandt kannte ihn zu gut. Die Farbe war aus seinem Gesicht gewichen und es war deutlich zu erkennen, dass er einen Brechreiz unterdrückte.

Und richtig, nur eine Sekunde später schlug Aydin auch die andere Hand vor den Mund und lief aus dem Raum. Vermutlich suchte er die Toilette.

»Ist nicht jeder für den Job gemacht«, hörte Brandt eine Stimme hinter sich und war sofort genervt, da er wusste, dass sie Eugen Kramer gehörte. Er war der Fallanalytiker in ihrem Team und oftmals dermaßen von sich überzeugt und überheblich, dass bereits ein kleiner Spruch reichte, damit Brandt sich provoziert fühlte.

»Was machst du hier? Das Sandmännchen ist längst vorbei. Müsstest du nicht im Bett liegen?«

Kramer wollte etwas erwidern, aber augenscheinlich fiel ihm nichts ein, stattdessen schob er nur seine Brille hoch und schenkte Brandt ein aufgesetztes Lächeln.

»Könnte eine Beziehungstat sein«, sagte Rech, der nun ebenfalls in der Tür stand. »Es gibt keine Spuren oder Hinweise darauf, dass sich jemand gewaltsam Zutritt zur Wohnung verschafft hat.«

»Davon gehe ich auch aus. Und ich würde wetten, dass die schwere Bronzefigur die Tatwaffe ist.«

»Sehr scharfsinnig«, konnte Brandt sich eine Spitze nicht verkneifen. »Das ganze Blut ist bestimmt nicht zufällig an der Figur.« Brandt schaute sich die Skulptur genauer an. Es war ein sitzender Gargoyle, eine dämonische Fantasyfigur mit Flügeln.

»Vielleicht haben wir Glück und jemand hat beobachtet, dass das Opfer Besuch hatte«, bemerkte Rech.

Brandt nickte. In einem Wohnblock wie diesem wäre es nicht ungewöhnlich, wenn einer der Nachbarn etwas gesehen hätte. Andererseits gab es Mehrfamilienhäuser, in denen es dermaßen anonym zuging, dass die Bewohner kaum mitbekamen, wer ein- und ausging. Vermutlich, weil sie kein Interesse an den anderen Mietern hatten.

»Was wissen wir denn über sie?«, erkundigte sich Brandt.

»Sie heißt Paula Böhm, sechsundzwanzig Jahre alt. Wir haben ihre Ausweisdokumente gefunden. Die Identität wurde bereits durch ihre Mutter, die die Polizei gerufen hat, bestätigt.«

»Wo ist die Mutter?« Es konnte nicht schaden mit ihr zu sprechen, vielleicht war ihr etwas aufgefallen oder, was noch wahrscheinlicher war, sie wusste, wer in den letzten Tagen mit ihrer Tochter verkehrt hatte.

»Ihr habt sie gerade verpasst. Der Rettungswagen hat sie vor einer Viertelstunde mitgenommen. Die Arme stand total neben sich. Immer wieder schlimm, wenn Eltern ihre Kinder verlieren, und dann auch noch auf so brutale Weise.« Rechs Blick wanderte instinktiv zur Leiche. Ungewollt folgte Brandt seinem Blick. Der Kopf der jungen Frau war völlig zerschmettert, darum herum war alles mit Blut bedeckt und nur schwer war so etwas wie ein Gesicht zu erkennen. Selbst die Schädeldecke war durchbrochen. Der Täter musste unzählige Male mit dem harten Gegenstand auf ihren Kopf eingeschlagen haben, obwohl sie zu dem Zeitpunkt sicher längst tot gewesen war.

Eifersucht?, schoss es Brandt durch den Kopf.

»Wir werden sie morgen aufsuchen. Habt ihr die Kontaktdaten aufgenommen?«

»Musst du die Kollegen von der Streife fragen, ich vermute nicht. Sie war wirklich komplett neben der Spur. Aber bestimmt findet Fischer aus der Informationsbeschaffung das heraus oder wir von der Spurensicherung.«

»Kann man die Leiche nicht abdecken?«, fragte Aydin, der plötzlich wieder neben ihnen stand.

»Kann man noch nicht. Du siehst doch, dass wir weiter Spuren sichern«, entgegnete Rech.

»Kollege Aydin ist einfach zartbesaitet«, spottete Kramer.

»In diesem Raum sind mir gerade zu viele Leute«, sagte Rech trocken.

»Wir sind schon weg.« Brandt warf Aydin einen kurzen Blick zu. Er wirkte inzwischen deutlich gefasster. »Komm, wir sollten uns mal ein wenig umschauen.«

Aydin folgte ihm still. Gemeinsam betraten sie das Schlafzimmer. Die Wohnung hatte vier Zimmer, soweit Brandt das anhand der Türen beurteilen konnte. Eine große Wohnung für eine junge Frau, wenn sie alleine hier wohnte.

»Schmerz scheint ihr nicht fremd gewesen zu sein«, bemerkte Brandt. An einer großen Platte, die an das Bett angelehnt war, hing einiges Sexspielzeug, das an die SM-Szene erinnerte.

»Oder sie fügt gerne Schmerz zu«, entgegnete Aydin.

»Das finden wir sehr bald heraus. Würde mich nicht wundern, wenn Fischer auf ihrem Handy und Computer einiges findet.«

»Das Schwert an der Wand passt aber nicht so in die SM-Szene.«

»Was weißt du denn über die Szene?«

»Als ob du da Experte wärst«, konterte Aydin. »Das Schwert sieht eher nach einer Requisite aus.«

»Na und? Die anderen Spielsachen aber nicht.«

»Wäre es möglich, dass sie sich zu einer Session mit ihrem Mörder getroffen hat und das Ganze außer Kontrolle geraten ist?«

»Sie war angezogen, da müsste die Sache schon vor dem Vorspiel aus dem Ruder gelaufen sein. Nein, so brutal und unkontrolliert, wie der Mörder auf sie eingeschlagen hat, kann es nur bedeuten, dass es im Streit passiert ist. Was Sexuelles dürfte nicht dahinterstecken.«

»Eifersucht?«

»Daran habe ich auch schon gedacht.« Brandt schaute sich weiter im Raum um, Aydin öffnete einige Schubladen, aber sie konnten nichts finden, was ihnen hätte helfen können, den Grund für diese brutale Tat zu verstehen.

Brandt folgte Rechs Auffassung, dass sich niemand unberechtigt Zutritt zur Wohnung verschafft hatte. Es sah nicht danach aus, als wäre etwas gestohlen worden. Alles war ordentlich, nichts schien durchwühlt worden zu sein, was Diebe in der Regel taten, wenn sie nach Wertgegenständen suchten. Allerdings wirkte die Wohnung auch nicht so, als hätte man hier reiche Beute machen können. Was Brandt aber schon beim Eintreten aufgefallen war, war die dominierende Farbe Schwarz. Paula Böhm schien es düster gemocht zu haben.

»Lass uns das letzte Zimmer anschauen, danach können wir Feierabend machen. Mehr können wir heute eh nicht tun.«

Aydin nickte.

Also betraten sie das letzte Zimmer. Brandts Blick wanderte zur Wand. Für einen kurzen Moment war er irritiert und sprachlos, denn mit so etwas hatte er nicht gerechnet.

3

Köln, 27. Januar

Als Brandt und Aydin den Besprechungsraum betraten, saßen die anderen Kollegen bereits auf ihren Plätzen. Nur Kristina Bender, die Leiterin der Mordkommission, und ihre rechte Hand Maike Schmoll fehlten. Doch kaum hatten sich beide gesetzt, öffnete sich die Tür und Bender trat ein.

»Wie ich sehe, sind wir vollzählig«, begann sie, schaute in die Runde und fügte hinzu: »Maike lässt sich entschuldigen. Sie ist krank.« Dann atmete sie einmal kurz tief ein und aus. Ihr Blick wanderte zu Brandt, er hatte sofort das Gefühl, dass sie irgendetwas bedrückte. Nur, warum?

»Ich möchte die Besprechung kurz halten, da ich in einer Stunde eine weitere Besprechung habe. Rech, möchtest du anfangen?«

»Gerne.« Rech nickte. »Bei der Toten handelt es sich um Paula Böhm, sechsundzwanzig Jahre alt. Nach unseren bisherigen Erkenntnissen gibt es keine Hinweise auf ein gewaltsames Eindringen in die Wohnung. Auch scheinen keine Gegenstände gestohlen worden zu sein. Die junge Frau wurde mit einem schweren Gegenstand aus Bronze …« Rech unterbrach sich. »Es scheint Bronze zu sein. Das Labor prüft noch, ob es vielleicht ein anderes Metall ist …« Wieder hielt er inne und räusperte sich. »Aber das dürfte am Ende für die Tat unerheblich sein. Die massive Metallfigur ist knapp zwanzig Zentimeter hoch und wiegt um die zwei Kilogramm. Fotos von der Figur findet ihr auf den Ausdrucken auf dem Tisch.« Rech nahm seinen Kaffeebecher und gönnte sich einen Schluck.

»Wie gesagt, Paula Böhm wurde mit dieser schweren Skulptur erschlagen. Die Spitze der Figur wurde mehrmals in ihren Schädel und das Gesicht gerammt. Teile der Schädeldecke wurden zertrümmert, ebenso unzählige Knochen im Gesicht. Der Kopfbereich des Opfers wurde bis zur Unkenntlichkeit zerschmettert. Die Anzahl der Einschläge können wir derzeit und vermutlich auch nach der Untersuchung durch die Rechtsmedizin nicht eindeutig festlegen. Was für die Ermittlungen allerdings ohnehin untergeordnete Bedeutung haben dürfte.« Rech nahm einen weiteren Schluck aus dem Becher. Sein Blick wanderte in die Runde.

»Glaubst du aufgrund der Brutalität, dass der Täter männlich war?«, fragte Aydin. »So eine Bronzeskulptur immer wieder auf den Kopf eines Menschen niedersausen zu lassen, erfordert Kraft.«

»Möglich. Diese Frage habe ich mir auch schon gestellt, aber eine große oder sportliche Frau, die rasend vor Wut ist, könnte genauso dazu fähig sein. Die Schädeldecke des Menschen ist zwar sehr belastbar, die Figur hat jedoch, wie auf den Fotos zu sehen ist, mehrere scharfkantige und spitze Stellen. Hat man erst einmal ein Loch in die Schädeldecke gerammt, ist es nicht ausgeschlossen, dass auch eine Frau, die vielleicht nicht so stark wie ein Mann ist, das geschafft haben könnte. Mit zwei Kilo ist die Figur zudem nicht so schwer, dass das unmöglich wäre. Andererseits: Würde eine Frau zu so einer Tat wirklich fähig sein?«

»Dazu werde ich nachher ein paar Gedanken ausführen können«, meldete sich Kramer zu Wort.

Brandts Gefühl sagte ihm, dass sie es nicht mit einer Frau zu tun hatten. Ob allerdings seine erste Theorie, dass Eifersucht das Motiv sein könnte, weiterhin Bestand hatte, konnte er, seit er am vergangenen Abend das letzte Zimmer betreten hatte, nicht mehr mit Sicherheit sagen.

»Was hast du noch für uns?«, fragte Bender und massierte sich die Stirn. Es war ihr anzusehen, dass sie das Tempo der Besprechung anziehen und unnötige Diskussionen unterbinden wollte.

»Nicht viel, wir müssen die Untersuchungen der Rechtsmedizin und des Labors abwarten.«

»Wann war der Todeszeitpunkt?«

»Vermutlich am 25. Januar zwischen 20 und 2 Uhr morgens, das jedenfalls lassen die Leichenstarre und der Zustand der Leiche vermuten. Die Mutter hat ihre Tochter gestern gegen 21 Uhr entdeckt und sofort die 110 angerufen.«

»Brandt und Aydin, ihr sucht die Mutter auf. Vielleicht kann sie etwas über mögliche Hintergründe der Tat und die Kontakte der Tochter sagen. Bitte prüft, ob sie noch im Krankenhaus ist.« Ebenso wie Brandt hatte auch Bender den ersten vorläufigen Bericht von Rech und der Spurensicherung gelesen.

»Das ist gleich nach der Besprechung geplant«, antwortete Brandt.

»Gut. Rech, wenn es das war, würde ich das Wort an Fischer übergeben.«

»Vorerst war's das. Alles Weitere dann über die bekannten Kanäle.«

Bender nickte. »Fischer?«

»Wirklich viel habe ich auch nicht. Wir haben noch keinen Zugriff auf ihr Handy. Heute im Laufe des Nachmittags sollte es aber so weit sein. Sie besaß keinen Laptop, nur ein Tablet, jedenfalls haben wir keinen Laptop sicherstellen können. Auf dem Tablet befand sich nichts, was den Ermittlungen nützlich sein könnte. Wie es scheint, war sie eine der wenigen jungen Frauen, die sich kaum etwas aus dem Internet, sozialen Netzwerken und Technik machte.«

»Danke. Gib mir Bescheid, sobald du Zugriff auf das Handy hast.«

Fischer nickte und tippte etwas in seinen Laptop. Er war der Einzige, der immer seinen Laptop dabei hatte, denn er war der Experte für alle technischen Fragen und konnte jederzeit auf Benders Wunsch Inhalte über den Beamer an die Wand projizieren.

»Kramer, wie ist deine Einschätzung?«

Der Fallanalytiker schenkte Bender ein Lächeln und wollte sich gerade gewohnt theatralisch gegen die Stuhllehne fallen lassen, als Bender ihn bremste: »Bitte keinen Aufsatz, du hast zwei Minuten.«

Damit hatte der erschrockene Kramer nicht gerechnet. Er hielt in der Bewegung inne und beugte sich stattdessen vor. Sein Blick wirkte irritiert, was bei Brandt unweigerlich ein Schmunzeln auslöste, aber er riss sich zusammen.

»Einen Raub können wir ausschließen«, begann Kramer. »Es liegt der Tat auch kein Einbruch zugrunde. Das Opfer und der Täter kannten sich. Es muss zu einem Streit gekommen sein, der plötzlich aus dem Ruder gelaufen ist. Das ungebremste Einschlagen auf das Opfer spricht nicht dafür, dass der Mord geplant war. Der Mörder wird im näheren Umfeld des Opfers zu finden sein. Die Kollegen Brandt und Aydin müssen also nur herausfinden, wer vor zwei Tagen abends zu Besuch bei ihr war. Eigentlich eine leichte Aufgabe.« Kramers Augen schienen kurz aufzublitzen. Sein Blick wanderte zu Brandt, dann ließ er sich doch noch gegen die Stuhllehne fallen.

»Gut. Danke.« Bender schaute zu Brandt und Aydin. »Was habt ihr?«

»Leider bisher nicht viel«, antwortete Brandt. »Die Nachbarn suchen wir heute auf, ebenso die Mutter. Es gibt nur eine Sache, die mich ziemlich stutzig macht.«

»Meinst du ihre selbst gemalten Bilder, die sie in der Wohnung aufgehängt hat?«

»Genau. Alle sind ausgesprochen düster, als wäre sie vom Bösen fasziniert …«

»Oder depressiv«, unterbrach Bender ihn. »Fischer, schau, ob du an ihre Krankenakte rankommst, und ihr beiden solltet die Mutter fragen, ob die Tochter in psychiatrischer Behandlung war.«

»Mach ich«, antwortete Fischer und machte sich eine Notiz.

»Die Frage steht auch auf meiner Agenda«, stimmte Brandt zu. »Die Mutter sollte das wissen. Ich kann noch nicht beurteilen, ob das SM-Sexspielzeug eine Bedeutung für den Fall hat, aber in Verbindung mit den düsteren Bildern bin ich doch etwas besorgt, ob wir es hier nicht mit einer Person zu tun haben, die Gewalt quasi angezogen hat.«

»Wieso weiß ich nichts von den Bildern?«, fragte Kramer und formte seine Augen zu Schlitzen.

»Du warst doch am Tatort. Hast du das Zimmer nicht gefunden?«, reagierte Brandt trocken.

»Ich konnte nicht alle Zimmer untersuchen, da meine Expertise anderweitig vonnöten war. Hättet ihr den vorläufigen Bericht rechtzeitig …«

»Es war schon spät«, reagierte Brandt gereizt.

»Es reicht!« Bender schlug mit der flachen Hand auf den Tisch. »Ich sagte, keine unnötigen Diskussionen.«

Kramer zuckte zusammen und auch Brandt war, so ungern er es sich eingestehen wollte, kurz irritiert. Etwas musste Bender extrem beschäftigen, dass sie derart schnell aus der Haut fuhr. So kannte er sie gar nicht.

Nach diesem Ausbruch war es unmittelbar still geworden im Besprechungsraum, man hörte nur Benders Atem.

»Ich hätte noch eine Anmerkung«, traute sich Fischer aus der Deckung.

»Bitte«, sagte Bender und rieb sich ein weiteres Mal die Stirn.

»Das Sexspielzeug, das Brandt meinte, ist keines.«

»Wie kommst du darauf?«, erkundigte sich Brandt. Er hatte Fischer am vergangenen Abend ein paar Fotos von der Wand mit den SM-Spielzeugen und dem Schwert geschickt, damit er sich vor allem bezüglich des Schwertes schlaumachen konnte.

»Das sind Requisiten für Live-Action-Rollenspieler. Die Suchergebnisse sind gerade per Mail gekommen. Ich schicke euch das gerne rum.«

»Danke, Fischer. Das hilft uns weiter. Wenn ihr sonst nichts zu sagen habt, beende ich die Besprechung hiermit. Jeder kennt seine To-dos. Alles Weitere über die bekannten Kanäle. Falls nötig, gibt es eine neue Besprechung.«

»Wir haben nichts mehr«, antwortete Aydin.

Bender nickte und stand auf, die ersten Kollegen verließen den Raum.

»Euch beide brauche ich noch kurz«, sagte Bender und bat Brandt und Aydin mit einer Geste, zu bleiben.

»Worum geht's?«, fragte Brandt. Ihm schwante nichts Gutes. Bender war überaus genervt und gereizt, sicherlich gab es gleich einen Einlauf, weil sie den Bericht nicht geschrieben hatten.

»Es geht um Maike Schmoll.«

»Was ist mit ihr?«

»Sie kennt Paula Böhm.«

Mit dieser Antwort hatte Brandt nicht gerechnet. War das der Grund für ihr Fernbleiben von der Sitzung und was bedeutete das für die Ermittlungen?

»Sollen wir mit ihr über das Opfer sprechen?«

»Das solltet ihr, sobald sie fit genug ist. Ich wollte das in der Runde noch nicht ansprechen, weil ich nicht einschätzen kann, was es für Auswirkungen auf die Ermittlungen haben wird.«

»Verstehe«, sagte Brandt. Dass Bender annehmen könnte, dass Schmoll in den Fall verwickelt war, konnte er sich schwer vorstellen. Eher, dass Schmolls Image unbeabsichtigt Schaden nehmen könnte, wenn man in die falsche Richtung ermittelte. Bender war immer eine Chefin gewesen, die sich schützend vor ihre Mitarbeiter gestellt hatte – etwas, was Brandt an ihr bewunderte. Obwohl Bender um einiges jünger war als er, respektierte er sie und hatte kein Problem damit, dass eine jüngere Frau seine Chefin war, weil sie ihren Job verdammt gut machte. Und nur das zählte am Ende für ihn, auch wenn viele seiner Kollegen ihm ansonsten machohafte Züge unterstellten.

»Ruft sie aber bitte vorher an. Nicht, dass ihr unangemeldet bei ihr vor der Haustür auftaucht.«

»Das sowieso nicht.«

»Danke. Das war's. Meldet euch, sobald ihr erste Ergebnisse habt.«

»Machen wir.« Brandt und Aydin verabschiedeten sich und verließen den Besprechungsraum. »Irgendwie wirkte Bender, als würde sie etwas beschäftigen«, sagte Aydin, als sie auf dem Flur waren.

»Kam mir auch so vor. Vielleicht wegen Schmoll, weil sie unfreiwillig in die Ermittlungen reingezogen werden könnte.«

»Was gar nicht so abwegig ist. Ermittlungen entwickeln manchmal eine Eigendynamik, die schwer vorauszusagen ist.«

»Ist das wieder so ein Schnack, den man euch an der Hochschule gelehrt hat?«, zog Brandt seinen jüngeren Kollegen auf. Im Gegensatz zu Aydin hatte er nicht studiert, er hatte seinen Polizeijob auf der Straße gelernt und sich über die Jahre hochgearbeitet.

»Nein, das ist die Erfahrung als jahrelanger Partner von dir.«

»Dann solltest du deine Worte überdenken. Ich überlasse nichts dem Zufall.«

Aydin schmunzelte. »Darauf brauche ich echt einen Kaffee. Du hast heute mal wieder einen Anfall von akuter Arroganz.«

»Fakten sind das, mein Lieber. Nichts als Fakten.«

Sie betraten die Küche und wären fast Fischer in die Arme gelaufen, der mit seinem Becher gerade die Küche verlassen wollte.

»Gut, dass du hier bist. Mich treibt das immer noch um. Ist es wirklich ausgeschlossen, dass die Gegenstände in Böhms Schlafzimmer für perverse Sexspiele genutzt wurden?«

»Ausgeschlossen ist nichts«, antwortete Fischer, »das weißt du doch. Aber die Wahrscheinlichkeit ist sehr gering. Rech meinte eben, dass man in ihren Kleiderschränken auch Kleidung gefunden habe, die belegt, dass sie Live-Rollenspielen gegenüber wohl nicht abgeneigt war. Kostüme, die die Atmosphäre der Bilder leider unterstreichen.«

»Was für Kostüme?«

»Hexenkostüme, schwarze Elfen und so. Wenn wir Pech haben, war sie in der satanistischen Szene unterwegs. Dort sind Gewaltspiele nichts Ungewöhnliches. Vielleicht war es deshalb auch kein Mord, sondern ein Unfall.«

»Wenn es ein Unfall war, warum hat sich der Täter dann nicht der Polizei gestellt?«, warf Aydin ein.

»Kollegen, ich habe nur laut gedacht. Den Rest dürft ihr mich nicht fragen. Wir hören uns.« Fischer verließ die Küche.

In der Zwischenzeit hatte Aydin zwei Becher mit Kaffee gefüllt und reichte Brandt einen davon, der sich sogleich einen Schluck gönnte.

»Ein Espresso wäre jetzt die bessere Alternative.«

»Wollen wir einen Zwischenstopp bei Raúl machen?«

»Ja, nachdem wir mit der Mutter gesprochen haben. Wir sollten sie gleich anrufen.«

Glücklicherweise hatten die Kollegen von der Streife die Handynummer von Frau Böhm noch notiert, obwohl sie nach dem Fund der Leiche kaum mehr ansprechbar gewesen war – kein Wunder bei dem Anblick der Toten.

Keine Stunde später parkte Brandt seinen Dienstwagen in einer Seitenstraße in Köln Delbrück vor dem Einfamilienhaus der Eltern von Paula Böhm. Frau Böhm war inzwischen aus dem Krankenhaus entlassen worden.

Brandt betätigte die Klingel. Kurz darauf wurde die Tür von einem Mann, den Brandt auf Ende fünfzig schätzte, geöffnet.

»Guten Tag. Sind Sie von der Polizei?«

»Guten Tag. Ja, das sind wir, wir haben vorhin telefoniert. Das ist mein Kollege Emre Aydin und mein Name ist Lasse Brandt.« Beide Beamten zeigten ihre Dienstausweise.

Der Vater schaute kurz darauf und bat sie in die Wohnung. Brandt sprach ihm ihr Beileid aus.

Böhm fuhr sich mit der Hand über seinen Vollbart. Er war größer als Brandt, vermutlich knapp einen Meter neunzig, und hatte schwarzes volles Haar mit einem Stich ins Gräuliche. Seine Augen wirkten müde. Der schwarze Pulli, den Böhm trug, hatte einen Fleck, was ihm sicherlich nicht bewusst war. Er machte auf Brandt den Eindruck, als würde er noch immer sehr neben sich stehen, was für das kommende Gespräch nicht unbedingt von Nutzen war.

»Meine arme Paula«, sagte Böhm und schüttelte den Kopf. »Wer tut nur so etwas Schreckliches? Was für ein Monster muss man sein?«

»Das wissen wir noch nicht. Wir stehen erst am Anfang unserer Ermittlungen, daher kann jeder noch so unbedeutende Hinweis entscheidend sein.«

Der Vater schluckte und atmete tief ein und wieder aus. Dann fing er an zu weinen, er schien machtlos dagegen zu sein. Brandt gab ihm die Zeit. Mit Druck würden sie hier nicht weiterkommen, das Gefühl hatte er bereits gehabt, als sie eingetreten waren.

»Wann haben Sie Ihre Tochter das letzte Mal gesehen oder mit ihr Kontakt gehabt?«, wagte Brandt einen kleinen Vorstoß, als er glaubte, dass Böhm sich etwas beruhigt hatte.

»Das war letzte Woche. Wir haben kurz telefoniert.«

»Wann genau?«

»Letzte Woche Donnerstag, um die Mittagszeit.«

»Worum ging es in dem Gespräch?«, erkundigte sich Brandt, während Aydin wie gewohnt Notizen machte. Brandt erstaunte es ein wenig, dass der letzte Kontakt zur Tochter in der vergangenen Woche stattgefunden hatte, immerhin wohnten sie in derselben Stadt. Würde man dann nicht öfter mit der Tochter sprechen?

»Um nichts Besonderes. Ich habe sie angerufen und wollte hören, ob es ihr gut geht.«

»Und, war alles okay?«

»Ja, ihr ging es gut.«

»Hat sie keinerlei Andeutungen gemacht, dass sie in Schwierigkeiten steckt oder Probleme mit jemandem hat? Vielleicht ihrem Partner?«

»Nein, hat sie nicht. Paula war Single. Sie war gut gelaunt. Wir wollten dieses Wochenende gemeinsam essen gehen. Ich verstehe das nicht.«

»Wir gehen davon aus, dass der Täter und Paula sich kannten. Wir halten es daher für möglich, dass Paula Ihnen gegenüber von einem Freund erzählt hat, mit dem sie Schwierigkeiten hatte, der vielleicht ein Aggressionsproblem hat.«

»Nein, hat sie nicht. Da war auch nichts, das hätte ich mir gemerkt. Ich bin doch ihr Vater. Meine Aufgabe ist es doch, auf mein Kind aufzupassen. Sie war eine ganz normale junge Frau, mit all den Herausforderungen, die sich einem in diesem Alter halt stellen.«

»Sie war kein normales Mädchen«, hörte Brandt plötzlich eine scharfe Stimme aus dem Hintergrund.

4

Brandt hatte sich Frau Böhm anders vorgestellt, zerbrechlicher und zierlicher. Vor ihm stand jedoch eine entschlossene Frau, deren Augen gefährlich funkelten. Wie ihr Mann war auch sie recht groß, nur wenige Zentimeter trennten sie in ihrer Körpergröße. Sie trug ein schwarzes Kleid und auf ihrem Dekolleté blitzte eine Goldkette auf, die aussah, als wäre sie ein Erbstück.

Dass diese Frau am vergangenen Abend einen Nervenzusammenbruch erlitten haben sollte, konnte Brandt sich schwer vorstellen. Fast war er sogar geneigt, zu glauben, dass sie in der Beziehung die Hosen anhatte. Paulas Vater wirkte dagegen in sich zusammengesunken, seine Schultern waren eingefallen und er wagte seine Frau weder anzuschauen noch etwas zu erwidern.

»Frau Böhm, der Verlust Ihrer Tochter tut uns sehr leid«, kam Aydin Brandt zuvor, dem sofort eine erste Frage auf der Zunge brannte.

»Wir müssen alle sterben, das ist unausweichlich, aber doch nicht so. Was für eine Person zertrümmert den Kopf eines Menschen bis zur Unkenntlichkeit?«

»Das wollen wir herausfinden«, antwortete Brandt. »Ich möchte zunächst auf Ihren Zwischenruf zurückkommen. Was meinten Sie damit, dass Paula kein normales Mädchen war?«

»Sie war anders als andere Mädchen. Schon immer, auch als kleines Kind. Sie hat zum Beispiel nie mit Barbies gespielt, sie war etwas ganz Besonderes. Leider haben wir das zu spät bemerkt.« Sie seufzte und ihr Blick wanderte kurz zu ihrem Ehemann, dabei zog sie ihre Mundwinkel nach unten und Brandt glaubte, Wut in ihren Augen zu sehen.

Etwas stimmte hier nicht, aber inwiefern das relevant für die Ermittlungen war, konnte er gerade nicht einschätzen. Es wirkte, als würde es einen tiefen Riss in der Beziehung der Eltern geben, der vermutlich mit dem Mord an der Tochter irreparabel geworden war.

»Was haben Sie zu spät bemerkt?«

»Dass wir die falschen Schlüsse gezogen haben. Wir glaubten, der Schulmedizin folgen zu müssen …«

»Andrea …«, erhob nun der Mann das Wort.

»Was? Willst du nicht, dass der Mörder unserer Tochter gefunden wird?«

»Doch, aber …«

»Nichts aber. Du warst schon immer zu nachsichtig. Die Polizei soll alles wissen, wenn es nur hilft, den Mörder zu fassen.«

»Das tut es. Jeder noch so kleine, unwichtig erscheinende Hinweis kann uns helfen, dem Täter auf die Spur zu kommen«, antwortete Brandt. Er wollte diese Steilvorlage nicht ungenutzt lassen. Im Gegensatz zum Vater schien die Mutter deutlich kooperativer zu sein, was Brandt sehr gelegen kam.

Hat der Vater also etwas zu verbergen?, schoss Brandt ein Gedanke durch den Kopf. Es wäre nicht das erste Mal, dass der Vater der Täter war, auch wenn er in diesem speziellen Fall nicht daran glauben mochte.

»Hatte Ihre Tochter denn psychische Probleme?«, erkundigte sich Aydin.

»So kann man es sagen. Sie hatte Phasen, da ging es ihr ganz gut, doch dann kamen Schübe und sie wurde des Lebens überdrüssig, sie bekam Sinnkrisen und versuchte, mit ihren Zeichnungen diese Dämonen aus dem Kopf zu bekommen.«

»Sie meinen die Bilder in ihrem Zimmer?«

»Sie haben sie gesehen?«

»Das haben wir. Wir waren in ihrer Wohnung, da wir die leitenden Ermittler sind«, erklärte Brandt. »War Ihre Tochter depressiv?«

»Das ist schwer zu sagen. Die Schulmediziner glaubten, dass sie an einer genetischen Depression litt. Aber ich glaube das nicht. Das, was sie hatte, war keine Krankheit, es war einfach in ihr drin. Es war ein Teil von ihr, der unter bestimmten Umständen zum Vorschein kam und Besitz von ihr ergriff. Sie wurde dann zu einem komplett anderen Menschen.«

Brandt konnte der Mutter nicht ganz folgen. Er war eher geneigt, der Schulmedizin Glauben zu schenken und davon auszugehen, dass die Tochter krank gewesen war. Was die Mutter ihnen hier verständlich zu machen versuchte, hörte sich eher wie eine Szene aus dem Film »Der Exorzist« an und als wäre Paula Böhm die Hauptfigur in diesem Horrorstück.

»Wie war Ihr Verhältnis zu Ihrer Tochter?«

Die Mutter lächelte gezwungen, dann strich sie sich mit der Hand eine Haarsträhne aus der Stirn. »Kompliziert. In letzter Zeit hatten wir jedoch ein fast familiäres Verhältnis. Sie müssen verstehen, Paula war keine Tochter, die ihre Gefühle so offen zeigen konnte.«

»Wieso sagst du das? Mach sie nicht zu einem Monster«, mischte sich der Vater ein.

»Die Polizei wird es eh herausfinden. Warum sollen wir lügen und damit die Ermittlungen behindern? Du hast deine Augen doch längst vor der Realität verschlossen und nur das gesehen, was du sehen wolltest. Hättest du dich mal öfter wie ein echter Mann benommen.« Ihre Worte klangen kalt und hart, ihre Augen wurden zu Schlitzen und ihr Körper zeigte eine Anspannung, als würde sie nur auf die passende Gelegenheit warten, ihren Mann anzugreifen.

»Das muss ich mir nicht geben«, grollte der und verließ das Zimmer ohne ein weiteres Wort.

»So war er schon immer. Wenn es eng wird, macht er sich aus dem Staub. Er war hoffnungslos überfordert mit der Erziehung unserer Tochter.«

Fehlt nur noch, dass sie »Schlappschwanz« hinzufügt, dachte

Brandt. So ein Gespräch hatte er schon lange nicht mehr geführt. Meistens überwog der Schmerz, wenn die Polizei nach dem Tod eines Menschen mit den Eltern sprach, aber hier schien purer Hass vorzuherrschen.

»Frau Böhm, wissen Sie, ob Paula in letzter Zeit Probleme mit jemandem hatte? Ihr Mann meinte, sie wäre Single gewesen. War sie denn davor in einer Beziehung? Es ist doch möglich, dass sie Streit mit ihrem Exfreund hatte.«

»Julian«, antwortete sie und verzog ihr Gesicht. »Der würde aber keiner Fliege was zuleide tun.«

»Ist das ihr Exfreund?«

»Ja.«

»Können Sie uns seine Adresse geben?«, fragte Aydin.

»Das kann ich machen, aber mit dem verschwenden Sie nur Ihre Zeit. Er war es nicht.«

»Wir müssen jedem Hinweis nachgehen«, entgegnete Brandt und Aydin notierte die Kontaktdaten des Exfreundes.

»Gab es noch andere Männer oder Personen, mit denen Ihre Tochter in Kontakt stand und von denen sie etwas erzählt hat, vor allem in den letzten Tagen? Ein Streit vielleicht?«

»Nein, und wenn, hat sie nichts davon gesagt. Paula war keine Tochter, die sich ihrer Mutter anvertraut hat. Sie hat alles mit sich selbst ausgemacht. Es hat lange gedauert, bis ich das akzeptiert habe, und als ich endlich anfing, sie zu verstehen, wurde sie mir auf brutale Weise weggenommen.«

»Sollte Ihnen noch irgendetwas einfallen, rufen Sie uns bitte an. Das gilt auch für Ihren Mann.« Brandt reichte ihr seine Visitenkarte.

»Der wird bloß seinen Kummer ertränken. Ich fürchte, die Weinflasche wird wieder sein bester alter Freund«, spottete sie.

»Eine letzte Frage. War Ihre Tochter in psychiatrischer Behandlung?« Auf den Vorwurf der Mutter ging Brandt nicht ein, das hatte ihn auch nicht zu interessieren.

»Ja, bei diesem dubiosen Dr. Pawlowski – wenn der überhaupt ein echter Doktor war. Diese Flasche war Gift für sie. Mein Mann wollte das nicht glauben, aber ich habe es in ihren Augen gesehen. Nach den Gesprächen mit diesem Freak war ihr Blick jedes Mal so leer, als hätte der Quacksalber ihr die Seele ausgesaugt.«

»Haben Sie seine Kontaktdaten?«, fragte Aydin.

»Nein, aber wenn Sie den Namen Dr. Pawlowski googeln, finden Sie ihn. Er hat seine Praxis in der Innenstadt. Hüten Sie sich vor ihm. Seine Worte sind wie süßes Gift.«

»Danke für das Gespräch. Es ist möglich, dass wir die Tage erneut auf Sie zukommen.«

»Wann immer Sie wollen, solange Sie den dreckigen Mörder meiner Tochter finden.«

»Was war denn das für ein Gespräch?«, sagte Aydin, als sie im Wagen saßen und Brandt Richtung Innenstadt steuerte. »Diese Frau war extrem seltsam.«

»Eher dominant, würde ich sagen. Aber ich muss zugeben, mit so einer Reaktion hätte ich auch nicht gerechnet, erst recht nicht nach dem Zusammenbruch von gestern Abend.«

»Wenn du mich fragst, hat die nicht mehr alle Tassen im Schrank. Wie kann man so über seine Tochter sprechen? Man musste ja den Eindruck gewinnen, sie hätte des Teufels Kind zur Welt gebracht.«

»Du übertreibst. Sie ist bloß sehr direkt gewesen. Vermutlich weil sie hoffte, dass sie uns damit am besten helfen kann, und um sich selbst aus der Schusslinie zu bringen.«

»Hältst du sie für verdächtig?«

»Grundsätzlich halte ich jeden aus dem näheren Umfeld des Opfers für verdächtig. Aber mein Gefühl sagt mir, dass die Mutter sehr weit hinten auf der Liste steht, ebenso wie der Vater. Ich denke, die beiden waren hoffnungslos überfordert mit der Erziehung ihrer Tochter.«

»Das glaube ich auch. Suchen wir den Exfreund auf? Oder zuerst die Nachbarn?«

»Ruf den Freund mal an. Wenn er erreichbar ist, sollten wir ihn als Erstes aufsuchen.«

Aydin nickte und rief über die Freisprechfunktion bei Julian an. Er war zu Hause und stand für ein Gespräch zur Verfügung. Wie das Opfer wohnte er in Deutz.

»Passt doch, das sind nur ein paar hundert Meter. Danach können wir den Nachbarn von Paula Böhm einen Besuch abstatten«, sagte Aydin, nachdem er das Gespräch beendet hatte.

Der Verkehr nach Deutz zeigte sich günstig, sodass sie keine zwanzig Minuten später in der Zweizimmerwohnung von Julian Ruge standen. Er war etwas größer als Brandt, hatte kurze braune Haare, ein einnehmendes Lächeln und sicherlich kaum Schwierigkeiten, Frauen kennenzulernen. Ein typischer Sonnyboy, befand Brandt.

»Ich kann noch immer nicht glauben, dass Paula tot ist«, begann Julian das Gespräch.

»Das tut uns sehr leid für Sie«, antwortete Brandt. Er nahm dem jungen Mann ab, dass er tatsächlich betroffen war. Aber schied er damit als Täter aus?

Sicherlich nicht, erst recht nicht, wenn er sie im Affekt getötet hatte. In dem Fall trieb die meisten Täter das schlechte Gewissen um, was einige von ihnen dazu brachte, sich zu stellen. Doch Brandt hatte das Gefühl, dass es diesmal nicht so simpel werden würde.

»Dass sie wirklich tot ist – das passt einfach nicht zu Paula.«

»Wie meinen Sie das?«

»Sie war stark. Klar konnte sie einen zur Weißglut bringen, aber sie war immer bemüht, die Situation zu kontrollieren, und sie war sehr distanziert. Es passt nicht. Wie ist sie gestorben?«

»Ihr wurde der Schädel eingeschlagen«, antwortete Aydin, was Brandt für verfrüht hielt. Er hätte die Frage ignoriert und die Befragung fortgesetzt.

»Der Schädel?« Ruge schlug sich die rechte Hand vor den Mund, er war sichtlich schockiert. »Sie meinen, so richtig eingeschlagen?«

»Leider. Dutzende Male.«

»Verdammt«, wurde Julian laut. »Sagen Sie nicht, das ist der Mord, von dem heute was im Express stand?«

»Möglich, wir haben den Express noch nicht gelesen«, antwortete Brandt. »Wie lange waren Sie ein Paar?«

»Nicht lange, ein knappes halbes Jahr.«

»Und warum ist die Beziehung auseinandergegangen?«

Julian presste die Lippen zusammen, plötzlich wirkte er unsicher, dann fuhr er sich mit den Fingern durch die Haare.

»Lassen Sie mich raten, Sie haben sie betrogen?« Es war mehr als offensichtlich.

Noch immer presste Julian die Lippen zusammen. Dann nickte er. »Aber es war nicht nur meine Schuld.«

»Es war nicht Ihre Schuld, dass Sie Paula Böhm betrogen haben?«, fragte Aydin zweifelnd.

»Das hört sich vielleicht komisch an, aber es war tatsächlich so.«

»Und warum genau war es nicht Ihre Schuld?«, bohrte Aydin weiter. Auch Brandt war auf die Erklärung gespannt.

Julian wirkte unsicher, das Smarte war ihm abhandengekommen.

»Sie hat mich gedrängt, sie zu betrügen«, antwortete er endlich, wagte es jedoch nicht, einen der beiden Beamten anzuschauen.

»Wie darf ich mir das vorstellen?«, fragte Brandt, er glaubte ihm kein Wort. Seine Lockerheit war gewichen und er hatte bei seiner Antwort weggeschaut. Alles Zeichen dafür, dass er log, befand Brandt.

»Weil sie keinen Sex wollte, sich aber bewusst war, dass

Männer Bedürfnisse haben. Sie hat immer gesagt: Männer sind wie Tiere, sie müssen, sonst verlieren sie den Verstand.«

»Herr Ruge, jetzt hören Sie mir mal ganz genau zu«, begann Brandt. »Wir ermitteln in einem Mordfall, Ihrer Exfreundin wurde auf brutale Weise das Leben genommen. Also sollten Sie die Spielchen sein lassen und uns nicht anlügen.«

»Wie kommen Sie darauf, dass ich lüge?«

»Warum tun Sie es schon wieder? Sie tun sich keinen Gefallen damit«, entgegnete nun Aydin.

»Ich … ich …« Julian fuhr sich mit der Hand durchs Haar. »Keine Ahnung, warum ich das gesagt habe.«

»Geht doch. Gehe ich also recht in der Annahme, dass Paula keinen Sex wollte und Sie sie daher betrogen haben?«

Julian nickte. »Ich bin jung und habe Bedürfnisse. Ich habe ihre Enthaltsamkeit nie verstanden, das hat überhaupt nicht zu ihr gepasst.«

»Wie meinen Sie das?«

»Na ja, sie war alles andere als ein Mauerblümchen und religiös war sie auch nicht. Manchmal hatte ich das Gefühl, dass sie mich damit nur quälen wollte.«

»Inwiefern war sie kein Mauerblümchen?«

Julian lachte kurz auf. »Waren Sie schon in ihrer Wohnung? All diese verstörenden Bilder. Sie hatte immer eine Ampulle mit ihrem Blut bei sich. Welcher normale Mensch tut so etwas?«

»Und trotzdem waren Sie mit ihr zusammen«, entgegnete Aydin.

Brandt pflichtete ihm in Gedanken bei.

»Sie war halt interessant, anders als die vielen langweiligen Mädels, die ich sonst date. Nur der Sex stand uns im Weg. Mit ihren Marotten kam ich irgendwie klar.«

»Haben Sie sich getrennt, nachdem Sie sie betrogen haben?«, fragte Aydin weiter.

Julian antwortete nicht sofort, es schien, als würde er sich seine Antwort genau überlegen. Was übrigens nur von Vorteil war. Nach der kleinen Showeinlage von vorhin war es besser, wenn er bei der Wahrheit blieb, fand Brandt.

»Nein, sie hat sich getrennt. Nachdem sie es herausgefunden hat«, räumte er dann ein.

»Wie hat sie es herausgefunden?«

»Meine Affäre hatte mir eine WhatsApp geschickt, die auf dem Display zu sehen war, und Paula hat das gesehen.«

»Wie hat sie reagiert?«

»Zu meinem Erstaunen sehr entspannt. Ich weiß es noch ganz genau. Sie sagte: Schade, ich dachte, du wärst anders als die anderen Männer. Ich dachte, dass wir eine besondere Reise antreten könnten.« Julian wirkte nachdenklich. »Danach hat sie sich von mir getrennt, als wäre das nichts Außergewöhnliches. Keine Tränen, keine Vorwürfe. Sie ist einfach gegangen, hat sich nie mehr gemeldet und nicht auf meine Nachrichten reagiert.«

»Wann war das?«

»Vor knapp drei Monaten.«

»Und seitdem hatten Sie keinen Kontakt zu ihr?«

»Nein.«

»Wo waren Sie am 25. Januar zwischen 20 Uhr und 2 Uhr morgens?«

»Sie verdächtigen mich doch nicht?«

»Das tun wir nicht«, antwortete Aydin. »Wir müssen diese Frage aber jedem stellen.«

»Ich war zu Hause. Und nein, ich habe keinen Zeugen. Ich war alleine.« Als er das sagte, blitzte es in seinen Augen kurz auf.

Brandt sah ihn nachdenklich an. Sein Bauchgefühl sagte ihm, dass Julian nicht der smarte junge Mann war, als der er sich gab.

5

»Irgendwas verbirgt dieser Julian«, sagte Aydin. Sie waren inzwischen an dem Wohnblock angekommen, wo die Wohnung des Opfers lag.

»Das Gefühl hatte ich auch. Aber macht ihn das zu einem Mörder?«

»Er ist sehr eitel, vielleicht kam er nicht damit klar, dass sie ihn so cool abserviert hat.«

»Das wäre möglich. Ein Alibi hat er auch nicht. Dennoch ist es zu früh, irgendwelche Schlüsse zu ziehen.«

»Schon klar. Ich habe nur laut nachgedacht.«

»Was du gerne jederzeit tun darfst.« Brandt fuhr sich über seine blonden Haare, die wie gewohnt akkurat geschnitten waren. Überhaupt achtete er penibel auf sein Aussehen, im Gegensatz zu Aydin, der bevorzugt Jeans, Pulli und Chucks trug. Eine Kleidung, die Brandt im Beruf nie angelegt hätte.

Wie schon am vergangenen Abend gingen sie über die Treppe in den zweiten Stock. Vier Wohnungen waren auf dieser Etage.

Aydin klingelte an der ersten Wohnungstür, aber niemand öffnete. Auch bei der zweiten öffnete niemand.

»Sind sicherlich auf der Arbeit«, sagte er und betätigte die Klingel der dritten Wohnung. Endlich waren Schritte zu hören.

»Ja bitte?« Ein Mann mittleren Alters erschien im Türrahmen.

»Guten Tag, Herr Lesch«, antwortete Brandt. Den Namen hatte er vom Türschild abgelesen. »Wir sind von der Kölner Kriminalpolizei und ermitteln im Mordfall Paula Böhm.«

»Ein Mordfall? Die Paula? Sie scherzen!«

»Ganz sicher nicht. Waren Sie die letzten Tage nicht da?«

»Nein, ich war auf Geschäftsreise. Bin vor einer Stunde zurückgekommen. Darf ich Ihre Ausweise sehen?«

Die beiden Beamten taten ihm den Gefallen. Lesch prüfte die Ausweise eingehend, geradezu pedantisch, dann bat er die beiden in seine Wohnung. Sie folgten ihm ins Wohnzimmer.

Der erste Eindruck, den Brandt von dem Nachbarn gewonnen hatte, verstärkte sich. Die Wohnung sah wie geleckt aus. Nichts lag unordentlich herum. Alles wirkte ausgesprochen sauber, beinahe steril.

»Wie kann ich Ihnen helfen?«

»Wie war Ihr Kontakt zu Paula Böhm?«, fragte Aydin.

»Recht freundlich. Im Gegensatz zu den anderen Nachbarn haben wir uns das ein oder andere Mal unterhalten, weil wir ähnliche Hobbys haben.«

»Welche wären das?«

»Wir mögen Live-Action-Rollenspiele und Mittelaltermärkte. Die anderen Nachbarn sind eher scheu. Sie gehen einem aus dem Weg, statt mal zu grüßen. Typische Anonymität einer Großstadt.«

»Hat sie mit Ihnen auch über ihre Sorgen gesprochen?«

»So nah standen wir uns dann doch nicht. Paula war sehr verschlossen, wobei ich auch nicht gerade der Extrovertierteste bin. Wurde sie in ihrer Wohnung ermordet?«

»Das wurde sie. Wir vermuten den Täter im näheren Umfeld.«

»Dann dürften Ihre Ermittlungen rasch von Erfolg gekrönt sein.«

»Wie meinen Sie das?«, fragte Brandt.

»Soviel ich weiß, hatte sie sehr wenige Freunde. Ich kann mich auch nicht erinnern, dass sie mal Besuch bekam. Aber das muss nichts heißen.« Lesch machte eine unsichere Handbewegung. »Vielleicht habe ich es nur nicht mitbekommen.«

Damit hatte sich Brandts nächste Frage fast erledigt. Fast.

»Haben Sie möglicherweise trotzdem in letzter Zeit beobachtet, dass sie Besuch hatte?«

Lesch schüttelte den Kopf. »Nein, da muss ich Sie leider enttäuschen.« Sein Blick wanderte zu Brandt, er starrte ihn regelrecht an, was Brandt etwas unangenehm war. »Was für ein Glück, dass ich nicht zu Hause war«, rutschte es ihm dann heraus.

»Wo waren Sie denn?«

»Wie ich eingangs sagte, auf Geschäftsreise. Ich kann Ihnen das jederzeit belegen. Es ist doch immer wieder ein gutes Gefühl, wenn man Sicherheiten hat.«

»Hier ist unsere Karte. Sollte Ihnen noch irgendetwas einfallen, kontaktieren Sie uns bitte. Auch wenn einer der Nachbarn etwas erzählt. Irgendjemand muss doch gesehen haben, wer am 25. Januar bei ihr war«, sagte Brandt und reichte Lesch seine Visitenkarte. Er hatte das Gefühl, dass weitere Fragen keinen Sinn mehr hatten. Entweder hatte Lesch wirklich nichts mitbekommen und gesehen oder er ging der Sache aus dem Weg, weil er kein Teil der Ermittlungen sein wollte. Am Ende lief es auf das Gleiche hinaus.

»Das werde ich. Tut mir leid, dass ich Ihnen keine Hilfe bin. Paula war etwas Besonderes, auch wenn ihr das selbst nicht bewusst war. Ich hoffe, Sie finden den Mörder schnell.«

»Wie kommen Sie darauf, dass sie etwas Besonderes war?«

»Nun, sie war nicht so oberflächlich wie andere Frauen in ihrem Alter oder wie ihr komischer Exfreund.«

»Sie kennen den Exfreund?«, hakte Brandt sofort nach. Vielleicht verriet Lesch gerade etwas, was gar nicht beabsichtigt war. Eben erst hatte er erzählt, dass er nicht mitbekommen habe, wer bei Paula ein- und ausging.

Nein, er hat gesagt, dass er sich nicht erinnern könne, wann sie Besuch bekam, korrigierte er sich.

»Ich bin ihm das ein oder andere Mal begegnet. Er hat

überhaupt nicht zu ihr gepasst, dieser Schnösel. Glaubte, er wäre was Besseres.«

»Hat Paula Ihnen gegenüber etwas über ihren Freund erzählt?«

»Nicht wirklich. Ich glaube, sie war ziemlich blind vor Liebe. Anders kann es nicht gewesen sein, so wie er sie behandelt hat.«

»Wie hat er sie denn behandelt?«

»Na, als müsste sie froh sein, dass jemand wie er sie zur Freundin genommen hat. Er war respektlos ihr gegenüber.« Lesch ließ seine Zähne kurz aufblitzen. »Jedenfalls soweit ich das beurteilen kann. Ich habe ihn ja nur selten gesehen, dennoch war ich erleichtert, als sie die Beziehung mit ihm beendet hat.«

»Hat sie mit Ihnen darüber gesprochen?«

»Nein, ich sagte ja, sie war sehr verschlossen. Das fiel mal in einem Nebensatz, dass sie wieder Single wäre.«

»Haben Sie Interesse an ihr gehabt?«, provozierte Brandt, er hatte plötzlich eine Idee.

Diese Frage überraschte Lesch augenscheinlich. Er wirkte irritiert. Seine Augenlider flatterten eine Weile hektisch, dann beruhigte er sich. »Wo denken Sie hin? Ich bin sechsundvierzig. An so etwas habe ich nie gedacht, das wäre doch total abwegig.«

Nach dem Gespräch mit Lesch hatten sie noch weitere Nachbarn befragt, aber die, die sie angetroffen hatten, wollten nichts gesehen haben. Die vier Haushalte, deren Mitglieder sie nicht angetroffen hatten, sollten die Kollegen von der Streife befragen, doch Brandt ging nicht davon aus, dass sie etwas bemerkt hatten. Da sie bis zu ihrem nächsten Termin in der Praxis von Paulas Psychiater Dr. Pawlowski noch etwas Zeit hatten, machten sie einen Abstecher ins Café Rico.

»Na, ihr beiden Hübschen«, grüßte Kellner Raúl Salvatore, als Brandt und Aydin eintraten. »Wie geht's euch?«

»So weit gut, bloß Junior unterzuckert. Wir nehmen je einen Espresso und er nimmt eine doppelte Portion Erdbeerkuchen mit sehr viel Sahne«, scherzte Brandt.

»Eine Portion reicht. Lasse teilt mal wieder gerne aus«, korrigierte Aydin Brandts Bestellung.

»Das macht er doch nur, weil er dich so mag. Das ist seine Art, dir zu zeigen, wie viel du ihm bedeutest.«

»Manchmal wäre etwas weniger mehr.«

»Ich mag ihn gar nicht anders. Schade, dass er nicht schwul ist, würde gerne mal meine Krallen …« Raúl sprach das Offensichtliche nicht aus, sondern lachte und hielt sich die Hand vor den Mund.

»Sag mal, ist dir nicht kalt?«, fragte Aydin, da Raúl nur ein Netzshirt trug.

»Muskeln wärmen«, antwortete Brandt.

»Das ist Teil meiner Show. Das bringt ein Extratrinkgeld. Setzt euch doch, ich bin gleich wieder bei euch.«

Brandt und Aydin suchten sich einen Platz, wo niemand neben ihnen saß, damit sie sich ungestört unterhalten konnten. Das Café war wenig besucht, daher mussten sie ohnehin keine neugierigen Ohren fürchten.

»Glaubst du wirklich, dass Lesch ein Auge auf Paula Böhm geworfen hat?«

»Warum nicht? Sie waren Nachbarn. Paula war eine attraktive Frau, und wie es scheint, ist er Single. Darüber hinaus haben beide ähnliche Hobbys. Ich finde jedenfalls, dass er sich merkwürdig verhalten hat, als ich ihn gefragt habe.«

»Damit hatte er sicherlich nicht gerechnet. Der war eh irgendwie komisch.«

»Menschenscheu nennt man das. Wir sollten ihn im Auge behalten und Fischer bitten, Informationen über ihn einzuholen.«

»Ich kümmere mich drum.«

»Danke.«

»Siehste, der Hübsche kann auch mal ein Danke von sich

geben«, unterbrach Raúl sie und reichte Ihnen die Bestellung.

»Wenn er will, kann er schon smart sein.«

»Ich bin immer smart«, korrigierte Brandt seinen Kollegen.

»Ihr beiden Streithähne. Man vergisst durch euch ganz, dass es draußen arschkalt ist. Wenn ihr was wollt, einfach nach Raúl rufen.« Der Kellner drehte sich mit einem Hüftschwung um, der manche Frau vor Neid erblassen ließ.

Brandt nahm einen Schluck von seinem Espresso. »Wenn wir ehrlich sind, haben wir bisher nichts Verwertbares«, resümierte er nüchtern.

»Wäre ja zu schön, wenn wir so schnell erste Ergebnisse hätten. Den Lesch halte ich dennoch für verdächtig.«

»Obwohl er ein Alibi hat?«

»Na ja, er hat behauptet, dass er auf Geschäftsreise gewesen ist, aber noch haben wir den Beweis nicht. Du erinnerst dich doch an den Künstler in einem unserer letzten Fälle. Der hatte eine Geschäftsreise vorgetäuscht und das Hotel nur gebucht, um ein Alibi zu haben.«

»Das passt hier nicht. Die Tat war nicht geplant. Kein Mensch plant von langer Hand, einem anderen den Schädel einzuschlagen, auch nicht jemand, der so skurril ist wie dieser Lesch. Der Mord an Paula ist im Affekt geschehen. Da wurde nicht an einem Alibi gebastelt.«

»Vermutlich hast du recht.«

»Nicht nur vermutlich.«

Aydin verdrehte die Augen und wechselte das Thema. »Du weißt nicht, was dir entgeht. Der Erdbeerkuchen ist der Wahnsinn.«

»Dann lass es dir schmecken.« Die kleine fiese Spitze, die Brandt auf der Zunge lag, verkniff er sich.

Eine Stunde später betraten sie die Praxis von Dr. Stefan Pawlowski.

»Guten Tag«, sprach Brandt die Sprechstundenhilfe an. »Wir möchten zu Herrn Dr. Pawlowski.«

»Haben Sie einen Termin?«

»Haben wir nicht …«

»Dann wird es ganz schwer«, fiel sie Brandt ins Wort.

»Wir sind keine Patienten. Wir kommen von der Kriminalpolizei. Es geht um Paula Böhm, sie war Patientin bei Ihnen.«

»Paula, ja, ich erinnere mich an sie. Es gab da einige Probleme mit der Mutter. Ich weiß aber nicht, ob der Herr Doktor jetzt Zeit hat. Wir sollten besser einen Termin vereinbaren.«

»Das sollten wir sicher nicht«, wurde Brandt deutlich. »Sie rufen umgehend Ihren Chef an und sagen ihm, dass die Kriminalpolizei mit ihm sprechen möchte. Frau Böhm wurde ermordet und wir sind die leitenden Ermittler.«

Die Frau schluckte, mit so einer Antwort hatte sie augenscheinlich nicht gerechnet. Hastig griff sie zum Telefonhörer und rief den Doktor an. Nach einem kurzen Wortwechsel sagte sie zu den Beamten: »Er hat fünf Minuten. Das erste Zimmer rechts.«

»Danke«, antwortete Aydin freundlich, Brandt nickte nur, ein *Danke* fiel ihm bei der arroganten Art der Sprechstundenhilfe schwer.

Aydin klopfte an die Tür, dann betraten beide den Behandlungsraum. Dr. Pawlowski stand von seinem Stuhl auf, um sie zu begrüßen. Er war ungefähr so groß wie Brandt, hatte kurze dunkle Haare und einen kleinen Bauchansatz. Brandt schätzte ihn auf Anfang sechzig.

»Seien Sie gegrüßt, meine Herren. Wurde Paula tatsächlich ermordet?«

»Ja, in ihrer Wohnung. Wir leiten die Ermittlungen«, antwortete Brandt, nachdem sie sich die Hände geschüttelt hatten.

»Wie schrecklich.« Der Arzt nickte. »Sie wissen aber, dass ich als Mediziner einer Schweigepflicht unterliege.«

»Das ist uns bewusst, dennoch hoffen wir auf Ihre Kooperation, denn wir haben es hier mit einem besonders brutalen Mord zu tun.«

»Inwiefern?«

»Frau Böhm wurde der Kopf zertrümmert. Jemand hat unzählige Male mit einem harten, spitzen Gegenstand auf ihren Kopf eingeschlagen. Sie war nicht mehr wiederzuerkennen.«

»Schrecklich, aber das war absehbar.«

»Wie meinen Sie das?«

»Setzen Sie sich doch.«

Pawlowski nahm auf dem Sessel und die beiden Beamten auf der Couch Platz.

»Zurück zu Ihrer Frage, für deren Beantwortung ich ein wenig ausholen muss. Paula war seit ihrem elften oder zwölften Lebensjahr bei mir in Behandlung. Sie war eine außergewöhnliche, aber auch sehr schwierige Patientin. Ich fürchte, mir ist es nicht gelungen, ganz zu ihr durchzudringen, in ihr Unterbewusstsein, wo ihre Dämonen Besitz von ihr ergriffen hatten. Sie litt an einer genetischen Depression, die dafür mitverantwortlich war, dass sie von jetzt auf gleich ihr Verhalten änderte. Es war dann, als wäre sie ein ganz anderer Mensch. Sie hatte geringe empathische Fähigkeiten, was sie bisweilen kaltherzig erscheinen ließ. Genauso konnte sie jedoch lachen und glücklich sein, zwar nicht wie andere Kinder, aber diese Veranlagung war nicht verödet. Wenn wir das nun alles zusammennehmen, ist das ein gefährlicher Cocktail für jemanden, der nicht weiß, wie er mit so einer Person umzugehen hat. Sie sagten doch, dass ihr Kopf zerschmettert wurde.«

»Genau«, antwortete Aydin.

»Das kann nur bedeuten, dass es zu einem Streit gekommen ist, der nicht mehr kontrollierbar war. Vermutlich mit einem Menschen, der mit ihrer Persönlichkeit nicht klargekommen ist. Paula konnte dermaßen kalt und berechnend sein, dass sie andere damit provozierte. Das hatte ich damit gemeint, als ich sagte, dass es leider absehbar war. Es war ein großer Fehler von der Mutter, die Behandlung abzubrechen.«

»Wie kann das sein? Wollte Paula Böhm sie auch abbrechen? Sie war doch volljährig und konnte selbst entscheiden, ob sie behandelt werden wollte oder nicht.«

»Sie war siebzehn, als die Mutter die Therapie beendete.«

»Und danach gab es keinen Kontakt mehr zu ihr?« Die Antwort überraschte Brandt. Nach dem, was die Mutter erzählt hatte, hatte es eher so geklungen, als wäre die Behandlung erst vor Kurzem eingestellt worden.

»Nein, was ich für meinen Teil sehr bedauere. Wenn ich mehr Zeit gehabt hätte, hätte sie lernen können, mit ihren Einschränkungen zu leben. Wir hätten auch medikamentös etwas machen können, aber die Mutter war gegen Medikamente. Nur der Vater verstand meinen Therapieansatz. Leider können sich Kinder nicht aussuchen, wer ihre Eltern sind.«

Es war erstaunlich. Hatte die Mutter schon keine hohe Meinung von Pawlowski, lag die Sache bei ihm, wie es schien, ähnlich. Antipathie auf beiden Seiten. Nur, wer von beiden hatte recht?

Da Pawlowski das letzte Mal vor neun Jahren Kontakt zu Paula gehabt hatte, erschienen Brandt weitere Fragen sinnlos. Pawlowski war eine falsche Fährte, die ihnen nicht half, die Ermittlungen voranzubringen.

6

Köln, 28. Januar

Es würden schwierige Ermittlungen werden, das ahnte Brandt schon jetzt, auch wenn der Fall von außen betrachtet nicht sonderlich kompliziert zu sein schien, weil der Täterkreis begrenzt war. Doch die Informationen flossen nur spärlich, was unter anderem daran lag, dass keiner der Nachbarn etwas gesehen haben wollte. Die Kollegen von der Streife hatten die restlichen Anwohner befragt – mit demselben ernüchternden Ergebnis wie bei ihrem Besuch in der Wohnanlage. Keiner hatte etwas bemerkt. Inzwischen war es später Nachmittag und Brandt und Aydin saßen in ihrem Büro.

»Woran denkst du?«, fragte Brandt seinen Partner, der in Gedanken weit weg zu sein schien. »Noch ist nicht richtig Feierabend.«

»An Paula Böhm. Keiner, mit dem wir gesprochen haben, hat wirklich etwas Nettes über sie gesagt, nicht einmal die Mutter.«

»Sie war halt schwierig.«

»Schwierig oder anders?«

»Gute Frage«, gab Brandt zu. Er wusste keine Antwort darauf. Paula schien in ihrer eigenen Welt gelebt zu haben, einer Welt, die nicht in das Leben, wie es die Mehrheit gewohnt war, passte.

Es klopfte an ihrer Bürotür und Rech trat ein.

»Dach, Jungs«, sagte er in breitem Kölsch.

»Moin«, antwortete Brandt norddeutsch knapp. Es war eine eingespielte Begrüßung zwischen dem Urkölner und dem gebürtigen Hamburger, der sich in der Stadt am Rhein inzwischen sehr wohlfühlte. »Ich hoffe, du hast gute Nachrichten. Wir stecken gerade in einer Sackgasse.«

»Es ist doch viel zu früh, um die Flinte ins Korn zu werfen. Aber ich habe tatsächlich etwas für euch.«

»Dann schieß mal los.«

»Die Obduktion der Leiche hat ergeben, dass Paula Böhm vor ihrem Tod Geschlechtsverkehr hatte.«

»Wirklich?« Brandt schaute ihn irritiert an.

»Du wirkst überrascht.«

»Wir hatten gestern ein Gespräch mit dem Exfreund und der berichtete, dass Paula ihn monatelang hingehalten habe. Vor drei Monaten hat sie sich von ihm getrennt. Daher ist es etwas merkwürdig, dass sie plötzlich doch Sex gehabt hat«, erklärte Aydin.

»Frauen. Wir Männer werden sie nie verstehen …«

»Aydin schon«, schmunzelte Brandt, dankbar für die Steilvorlage. »Er ist der Frauenflüsterer.«

»Lass dich nicht ärgern. Brandt ist nur neidisch, dass er sich in der Hinsicht so oft wie ein Holzkopf benimmt. Was, wenn sie ihrem Exfreund eins auswischen wollte?«

»Wäre möglich, immerhin hat er sie betrogen. Aber Rache ergibt doch nur Sinn, wenn es die betreffende Person hinterher erfährt.«

»Wer sagt denn, dass der Exfreund es nicht wusste? Vielleicht hat sie sich auch nur neu verliebt und da ist es passiert. Auf jeden Fall ist es euer Job, das herauszufinden.«

»Da hast du nicht unrecht. Entweder hat der Exfreund uns belogen oder er wusste nichts von ihrer neuen Liebe, ebenso wenig wie die anderen. Nicht mal ihre Mutter.«

»Jungs, ich glaube, da ist jemand nicht ehrlich zu euch. Die Mutter hat einen Schlüssel für die Wohnung. Wenn man verliebt ist, teilt man sich doch gerne mit.«

»Welches Interesse sollte die Mutter daran haben, uns anzulügen?«

»Das solltet ihr die Mutter fragen.«

»Das werden wir. Gehen wir also davon aus, dass dieser ominöse Freund auch der Mörder ist?«

»Sehr wahrscheinlich.«

»Danke. Hast du sonst noch was?«

»Nicht wirklich. Wir haben zwar jede Menge Spuren sichergestellt, aber keine, aus denen man schließen könnte, wer dieser Mann ist, mit dem sie kurz vor ihrem Tod Sex hatte. Und eins wissen wir auch sehr sicher: Der Täter hat kein Vorstrafenregister, sonst hätten wir nämlich ein Match in der Datenbank gehabt, bei so vielen Fingerabdrücken, wie wir sie gefunden haben. Was übrigens nur die These untermauert, dass es jemand aus ihrem Umfeld gewesen sein muss, der zuvor nicht mit dem Gesetz in Konflikt geraten ist.«

»Was für ein kranker Mann muss das sein? Da hat er Sex mit ihr und bringt sie kurz darauf bestialisch um. Das ist doch total gestört«, sinnierte Aydin.

»Etwas muss sie getan haben, was ihn sehr wütend gemacht und weshalb er die Kontrolle über sein Handeln verloren hat.«

»Sie konnte ausgesprochen gefühlskalt sein, meinte ihr Psychologe. Vielleicht hat sie etwas gesagt, was ihn in die Ecke gedrängt hat?«

»Wie zum Beispiel, dass sie ihr Tête-à-Tête der Ehefrau verraten würde?«, riet Rech mit einem Zwinkern.

»Genau das«, pflichtete Brandt ihm ernsthaft bei. »Das wäre die Lösung. Sie hat sich über ihn lustig gemacht, ihm gedroht, es seiner Ehefrau zu erzählen, und er hat die Kontrolle verloren und zugeschlagen.«

»Wenn der Liebhaber denn verheiratet war. Es könnte auch ein junger Mann in ihrem Alter gewesen sein. Das ist alles reine Spekulation, solange ihr nicht mehr Futter habt.«

»Leider«, nickte Brandt, dennoch erschien ihm sein Gedanke mehr als nur wahrscheinlich.

»Es kann aber keine große Liebe gewesen sein«, bemerkte Aydin.

»Warum?«

»In ihrer Wohnung war kein einziges Foto von ihrem

neuen Freund zu finden und auch sonst kein Hinweis, der darauf schließen ließe, dass sie liiert war. Ihr habt ja ebenfalls nichts gefunden«, sagte er an Rech gewandt.

»Na und? Es gab ebenso wenig Fotos von den Eltern oder von ihr. Sie war ein verschlossener, introvertierter Mensch, der sich aus solchen Dingen nichts machte«, entgegnete Brandt. »Sie war sonderbar, das wissen wir nun. Normale Maßstäbe passen da nicht. Sie hatte jemanden, mit dem sie Sex hatte, und wir werden herausfinden, wer das war. Eine heißere Spur haben wir nicht.«

»Gut gebrüllt, Löwe. Ihr solltet mit Fischer reden, ich habe vorhin im Flur gehört, dass er gerade etwas herausgefunden hat.« Kaum hatte Rech das ausgesprochen, klopfte es an der Tür und Fischer trat ein. »Wenn man vom Teufel spricht«, sagte der Leiter der Spurensicherung grinsend.

»Ich und der Teufel? Das wäre mir neu«, entgegnete Fischer trocken. Er trug wie so oft ein weites schwarzes T-Shirt und dazu eine schwarze Hose. Seine langen Haare hatte er zu einem Zopf gebunden.

»Rech weiß halt nicht, wie man einen guten Witz macht, das können die Kölner eben nicht.«

»Das muss gerade der aus dem kühlen Norden sagen. Wir Rheinländer sind Frohnaturen. Karneval und so. Was habt ihr denn außer Matjes und Regen?«, bemerkte Rech trocken und lachte, Aydin stimmte ein und selbst Brandt hatte Mühe, sich das Lachen zu verkneifen.

Stattdessen sagte er: »Rech meinte, dass du Neuigkeiten hättest? Wir wollten gerade zu dir.«

»Den Weg könnt ihr euch sparen, jetzt bin ich ja da. Ich glaube, ich habe da was.«

»Dann schieß mal los.«

»Es gab einen Mann in Paulas Leben, mit dem sie regen Kontakt hatte, auch sexuell.«

»Und wie heißt der Mann?«

»Ludwig.«

»Und weiter?«

»Nur Ludwig.«

»Wie, nur Ludwig? Den Namen hast du doch sicher aus ihrem Handy, oder?«

»Ja.«

»Und sie hat ihn nur unter Ludwig abgespeichert?«

»Leider. Er ist aber deutlich älter als sie. Verheiratet. Sie hat ihn in den letzten Nachrichten gedrängt, seine Frau zu verlassen.«

»Was habe ich gesagt«, ließ sich Rech vernehmen.

Brandt nickte nachdenklich. Der Ehemann, der sich in die Ecke gedrängt fühlte, ausrastete und etwas tat, was er sich selbst wahrscheinlich niemals zugetraut hätte.

»Was ist mit der Handynummer?«, fragte er. »Kann man über die nicht den vollen Namen ausmachen?«

»Ich bin dran, aber es scheint eine Prepaidkarte älterer Generation zu sein, da musste man seine Identität beim Kauf noch nicht offenlegen.«

»Hört sich nach jemandem an, der ein Tussifon hat. Vermutlich ein notorischer Fremdgänger«, überlegte Rech laut. Brandt war geneigt, ihm zuzustimmen.

»Dann sollten wir ihn anrufen.«

»Ich leite euch die Nummer weiter oder soll ich ihn kontaktieren?«

»Nein, wir machen das. Können wir die Nachrichten lesen, die Paula mit ihm ausgetauscht hat?«

»Klar, eine Kopie schicke ich euch per E-Mail.«

»Danke.« Endlich hatten sie eine erste heiße Spur.

»Nicht dafür.«

»Hast du sonst noch was?«, fragte Brandt.

»Leider nicht. Paula Böhm nutzte keine sozialen Medien und auch sonst war sie wenig im Internet unterwegs. Wobei die Auswertung in der Hinsicht weiterhin läuft. Das einzig Auffällige, was zudem zu ihrer bisherigen Beschreibung passt, ist, dass sie sich für das Okkulte interessierte und für den Tod. Sie hat viel darüber gegoogelt.«

»Wenn du mehr in der Richtung findest, gib uns Bescheid.«

»Das sowieso.«

»Alles klar, danke dir. Bis später«, sagte Brandt und Fischer wandte sich mit einem Nicken zur Tür.

»Warte, ich komme mit. Wir sehen uns, Jungs«, sagte Rech und beide verließen das Büro.

»So langsam nimmt das Ganze Fahrt auf«, bemerkte Aydin, als sie wieder allein waren. »Glaubst du, die Mutter hat uns angelogen?«

»Das halte ich für sehr wahrscheinlich. Julian hat vermutlich das Gleiche getan. Wenn sie die Affäre gestartet hat, um sich an ihm zu rächen, wird sie es ihm erzählt oder zumindest dafür gesorgt haben, dass er es erfährt.«

»Also suchen wir beide auf oder sollen wir anrufen?«

»Nein, lass es uns persönlich ansprechen. Ich will in ihre Augen schauen, wenn sie uns antworten.«

»Ich glaube, das steckt in einem drin.«

»Was?«, wollte Brandt wissen.

»Na, dieses Brutale, die Fähigkeit, jemanden töten zu können. Ich kann mir nicht vorstellen, dass jemand wie du, egal wie sehr man dich in die Ecke drängt oder ärgert, einen unschuldigen Menschen töten könnte.«

»Das ist sehr großherzig von dir, aber glaube mir, ich wäre eher bereit dazu als du. Am Ende sind wir alle Tiere, zivilisiert zwar, aber immer noch Tiere. Auch wenn ich es mir jetzt nicht vorstellen kann, so etwas zu tun – man soll niemals nie sagen.«

»Nein, ich bin mir sicher, du würdest das nie im Leben fertigbringen.«

Brandt nickte. Es fühlte sich gut an, dass Aydin so viel von ihm hielt, und er hoffte, dass er ihn nie würde enttäuschen müssen.

»Fischer ist schnell«, sagte Aydin mit Blick auf den Monitor seines PCs. »Die E-Mail ist schon da.«

Brandt stand auf und trat an Aydins Schreibtisch, während der die E-Mail mit den Anhängen öffnete.

Auf dem Bildschirm erschienen die Nachrichten, die Paula mit Ludwig ausgetauscht hatte. Still lasen sie sich die Texte durch.

»Sieht aus, als würde sie mit ihm spielen, aber sein Ego hat das wohl nicht akzeptiert«, sagte Brandt schließlich.

»Sie hat ihn kontrolliert und ihn mit Sex erpresst. Es liest sich nicht so, als wäre sie groß verliebt.«

»Das glaube ich auch nicht. Es muss sich um Rache handeln. Sie ist nicht die Frau, die sich auf eine Affäre mit einem älteren Mann einlässt, weil sie Bock auf Sex hat.«

»Noch wissen wir nicht, ob er wirklich älter ist. Er könnte auch jünger sein.«

»Bei dem Namen?« Brandt hob eine Augenbraue.

»Ja, bei dem Namen. Der Vorname Ludwig ist wieder sehr beliebt. Als Nichtpapa kennst du dich da natürlich nicht aus.«

»Ganz ehrlich, wer seinen Sohn heutzutage Ludwig, Wilhelm oder sonst wie nennt, dem ist echt nicht mehr zu helfen.«

»Warum nicht? Ich finde Ludwig nicht schlecht.«

»Du hast ja auch keinen Geschmack. Ich bin froh, dass du mein Patenkind Leah und nicht Waltraud genannt hast, nur weil alte deutsche Namen wieder in sind.«

»Du hast halt keine Ahnung«, gab Aydin beleidigt zurück.

Brandt zwinkerte ihm zu. »Keine Zeit zum Schmollen. Wir sollten diesen Ludwig anrufen.«

»Ich schmolle nicht.«

»Doch, tust du, ich kenne meinen besten Freund inzwischen sehr gut.«

Aydin lachte und seine Augen strahlten. So schnell er einschnappen konnte, so schnell beruhigte er sich auch wieder. Er griff zum Hörer.

Die Nachrichten zwischen Paula und Ludwig waren nicht sehr inhaltsreich, jedenfalls hatten sie kaum Wert für ihre Ermittlungen. Sie waren kurz und immer darauf fokussiert, das nächste persönliche Treffen zu arrangieren. Wobei Paula Ludwig häufig vertröstete und hinhielt. Vermutlich machte aber genau diese Vorgehensweise sie noch interessanter für ihren Liebhaber. Leider ging aus den Nachrichten nicht hervor, wo und wie sie sich kennengelernt hatten, daher hatten sie einige Fragen, die dieser Ludwig ihnen beantworten musste.

Aydin hatte in der Zwischenzeit über sein Bürotelefon die Nummer gewählt und ein Freizeichen erklang.

7

Irgendwo

»Warum strahlst du so?«, fragte Janine.

»Weil ich heute endlich den Sack zugemacht habe«, sagte er zu seiner vierundzwanzigjährigen Tochter. Heute war wirklich ein guter Tag.

»Verstehe. Es geht mal wieder ums Geschäft.«

»Es geht immer ums Geschäft, liebe Janine. Ohne unser Unternehmen könntest du dir deinen Lifestyle gar nicht leisten.«

Seine Tochter sah ihn an, als suchte sie in seinen Augen etwas. »Hast du auch so gestrahlt, als du Mama zum Hochzeitstag ausgeführt hast?«

»Natürlich, was für eine Frage. Sie ist die Liebe meines Lebens.«

»Richtige Antwort, war nur ein Test«, lachte Janine und umarmte ihren Vater.

Er hatte ein hervorragendes Verhältnis zu seiner Tochter, sie bedeutete ihm alles, und da sie das wusste, war es ihr ein Leichtes, ihn jedes Mal um den Finger zu wickeln. Dabei war sie für ihre Verhältnisse vergleichsweise bodenständig geblieben, da kannte er ganz andere Töchter aus gutem Hause. Immerhin hatte er auch immer darauf achtgegeben, dass sie nie die Bodenhaftung verlor.

Und deine Frau, unterschätze das nicht, ermahnte er sich in Gedanken. Tanja hielt ihm seit jeher den Rücken frei. Vor vier Tagen hatten sie ihren dreißigsten Hochzeitstag gefeiert und bis heute bereute er keinen einzigen Tag mit ihr. Es war keine Floskel, wenn er sagte, dass sie die Liebe seines Lebens war, es war die Wahrheit. Sie hielt den Haushalt zusammen und war maßgeblich für die Erziehung von Janine verantwortlich gewesen, da er selbst für sein mittelständisches Unternehmen immer auf Achse war. Nie hatte sie gegen diese klassische Rollenverteilung rebelliert. Er war in dieser Hinsicht auch sehr konservativ. Eine Emanze wäre ihm nie ins Haus gekommen. Bei dem Gedanken an Frauen wie Alice Schwarzer kräuselten sich ihm die Fingernägel.

»Gehst du noch aus?«

»Vielleicht.«

»Wohin?«

»Erst mal zu Manja, dann vielleicht in eine Bar.«

»In Ordnung, aber übertreib es nicht. Dass ich dein Kleid viel zu unpassend für das Wetter finde, muss ich dir wohl nicht sagen.«

»Und wenn, ich würde es trotzdem anziehen.«

»Du Dickschädel.«

»Fragt sich, von wem ich das wohl habe.« Sie gab ihm einen Kuss auf die Wange. »Ich bin dann mal weg.«

»Hast du Geld dabei?«

»Nicht nötig, habe ja meine Amex.«

Diesmal grinste der Vater. »Du weißt, wenn man mit Bargeld zahlt, verliert man nicht so leicht die Kontrolle über seine Ausgaben. Mit so einer Karte geht das schnell, gerade bei Töchtern wie dir.«

»Sehr charmant. Ich muss los, Papa.«

»Dann viel Spaß und übertreib es bitte nicht.«

»Ich? Niemals …« Sie zwinkerte ihm zu und verließ das Wohnzimmer.

Jetzt war er allein. Seine Frau Tanja hatte sich mit ein paar Freundinnen zum Dinner verabredet.

Er nahm auf dem Sessel Platz und schaltete die Musikanlage an. Bach ertönte. Er liebte klassische Musik, mit ihr konnte er am besten runterkommen. Gerade bei seinem stressigen Job war das von unschätzbarem Wert.

Je länger er der Musik lauschte, desto müder wurde er. Er schloss die Augen, doch dann klingelte sein Handy. Er schrak hoch.

»Mist, ich dachte, ich hätte es auf lautlos«, murrte er und fischte das Handy aus seiner Hosentasche. Eine ihm unbekannte Nummer war auf dem Display zu sehen.

»Das ist unmöglich«, murmelte er. Diese Handynummer existierte offiziell gar nicht. Niemand außer seinen Liebschaften kannte sie und seine Affären hatte er immer unter einem Namen abgespeichert. Daher nahm er den Anruf nicht an.

Kurz darauf erhielt Ludwig eine SMS-Nachricht:

Hier ist die Kölner Kriminalpolizei. Mein Name ist Lasse Brandt. Ich bin der leitende Ermittler im Mordfall Paula Böhm. Bitte rufen Sie mich unter dieser Nummer an.

Ludwig erstarrte, ihm wurde plötzlich warm und sein Hals zog sich zusammen, als hätte jemand einen Strick darum gelegt.

»Ignorier es. Du kannst nicht alles, was du dir in den letzten dreißig Jahren hart erarbeitet hast, aufs Spiel setzen. Es ist eine Prepaidnummer. Sie werden nie auf dich kommen.«

8

Der unbekannte Liebhaber Paulas hatte auf die Nachricht nicht reagiert.

»Vielleicht ist das Handy nicht in seiner Nähe«, suchte Aydin nach einer Erklärung.

»Das glaube ich nicht.«

Sie hatten ihm nur eine SMS-Nachricht schicken können, da der Empfänger kein WhatsApp hatte, was auf ein altes Handymodell schließen ließ. Leider wussten sie daher auch nicht, ob die Nachricht gelesen worden war.

»Der ist schon clever«, fügte Brandt hinzu. »Hat sicherlich ein Handy ohne Internet, so ein altes Nokia oder Siemens. Wir rufen ihn noch mal an.«

Aydin wählte erneut die Nummer – mit dem gleichen Ergebnis, Ludwig nahm das Gespräch nicht an.

»Wenn er wirklich das Handy griffbereit hat, tut er sich keinen Gefallen. Damit macht er sich doch nur verdächtiger.«

»Stimmt. Komm, lass uns zu Frau Böhm fahren. Vielleicht kann sie uns etwas über die Affäre ihrer Tochter sagen.«

»Vielen Dank, dass Sie sich die Zeit für uns nehmen«, sagte Aydin, als sie im Wohnzimmer der Eltern standen.

»Haben Sie Neuigkeiten?«

»Die haben wir. Und wir haben einige Fragen, die Sie hoffentlich beantworten können.«

»Die wären?« Die Mutter wirkte heute noch gefasster als am vergangenen Tag. Ihre Augen blitzten auffallend angriffslustig.

»Wir wissen, dass Ihre Tochter eine Affäre mit einem älteren Mann mit dem Vornamen Ludwig hatte.«

»Meine Tochter? Eine Affäre mit einem älteren Mann? Sagen Sie bloß, der war auch noch verheiratet?«, spottete sie.

»Kennen Sie die Person?«, fragte Brandt, ohne auf ihren Kommentar einzugehen.

»Nein, tue ich nicht. Das sieht Paula auch gar nicht ähnlich. Sie scheute körperliche Nähe und Zuneigung. Warum in aller Welt sollte sie sich also auf eine Affäre mit einem älteren Mann einlassen? Das ergibt doch keinen Sinn. Sie hatte mit Julian einen frischen, knackigen Freund, der zudem was auf dem Kasten hatte.«

»Und der Ihre Tochter betrogen hat«, ging Brandt ebenfalls in den Angriffsmodus.

»Aber nur, weil sie ihn nicht rangelassen hat. Männer, vor allem junge, müssen sich doch austoben.«

»Das wussten Sie?« Brandt war überrascht. In ihrem ersten Gespräch hatte es sich nicht danach angehört, dass sie darüber Bescheid wusste.

»Ja, Julian hat es mir gebeichtet, weil ihn sein Gewissen plagte. Ich hatte insgeheim gehofft, dass sie wieder ein Paar werden würden. Mit Paula klarzukommen, war nicht einfach. Noch schwerer war es, Zugang zu ihr zu finden, aber Julian war dieses Kunststück irgendwie gelungen.«

Brandt war erstaunt, dass der Freund es der Mutter gebeichtet hatte und nicht ihre Tochter.

»Hat Ihre Tochter Ihnen denn nicht erzählt, dass Julian fremdgegangen ist?«

»Nein, natürlich nicht. Sie hat nur gesagt, sie hätte die Beziehung beendet, weil sie keinen sprechenden Schwanz in ihrem Leben brauche.«

»Die Affäre mit Ludwig ging über Wochen. Es ist schwer vorstellbar, dass Sie nichts davon mitbekommen haben.«

»Es ist aber die Wahrheit. Welchen Grund sollte ich haben, Sie anzulügen? Ich hatte Ihnen doch bereits gesagt, Paula konnte manchmal sehr schwierig sein. Ihr Handeln folgte nicht der Logik des Handelns durchschnittlicher Menschen.«

»Was ist mit Ihrem Mann?«

»Der?« Sie atmete hörbar aus. »Der wusste das garantiert nicht.«

»Wir würden ihm diese Frage gerne selbst stellen.«

»Er ist in der Bibliothek.«

»Und die wäre wo?«

»Das letzte Zimmer rechts.«

»Danke«, antwortete Brandt und gab Aydin ein Zeichen, ihm zu folgen. Frau Böhm blieb im Wohnzimmer, was Brandt nur recht war. Er hatte das Gefühl, dass der Vater zugänglicher sein könnte, wenn seine Frau nicht anwesend war. Nach einem kurzen Weg über den Flur kamen sie an der Bibliothek an.

Brandt klopfte an die Tür und trat mit Aydin ein. Böhm saß in einem Sessel und las ein Buch, als er sie bemerkte, zuckte er kurz zusammen und stand auf, vermutlich war er zu vertieft in seine Lektüre gewesen.

»Ich habe Sie gar nicht klopfen gehört.«

»Verzeihen Sie«, antwortete Aydin. »Wir hätten noch ein paar Fragen an Sie.«

»Was ist mit meiner Frau?«

»Sie ist im Wohnzimmer, sie hat uns gesagt, wo wir Sie finden.«

»Verstehe. Sie ist gerade nicht gut auf mich zu sprechen.«

»Warum?«, fragte Brandt.

»Ich glaube, sie gibt mir die Schuld an dem Ganzen.«

»Und warum sollten Sie so etwas Unsinniges tun?«

»Sie hat nie gewollt, dass Paula auszieht. Die Wohnung in Deutz gehört uns. Meine Frau und ich haben sie vor zwanzig Jahren als Rentenabsicherung gekauft, und ich habe mich von Paula umstimmen lassen, dass sie dort einziehen darf.«

»Verstehe. Ihre Tochter wollte auf eigenen Beinen stehen, aber Ihre Frau hat es ihr nicht zugetraut?«

»So ungefähr. Es gab hier bei uns zu Hause nur noch Streit zwischen den beiden, ich musste etwas unternehmen, als Paula deshalb zu mir kam. Die Sache mit der Wohnung hielt ich für die beste Lösung. In Deutz war sie immerhin in unserer Nähe. Wer weiß, wo sie sonst hingezogen wäre.« Böhm klappte das Buch zu und legte es auf den Beistelltisch. Es war ein Buch von Richard David Precht. »Wie kann ich Ihnen denn nun helfen?«, fragte er.

»Wir haben herausgefunden, dass Ihre Tochter eine Affäre mit einem verheirateten Mann mit dem Vornamen Ludwig hatte. Sagt Ihnen der Name etwas?«

»Nein, noch nie gehört. Sind Sie sicher? Das sieht Paula überhaupt nicht ähnlich. Nach der Sache mit Julian hatten wir gedacht, dass sie keine Lust mehr auf Männer hätte, und dazu noch ein älterer? Paula?« Der Vater wirkte ausgesprochen skeptisch, aber dann schien er zu überlegen und fuhr sich mit der Hand über die Stirn. »Vielleicht doch Paula. Ich habe ihr Verhalten sehr oft nicht verstehen können. Was ist mit dem Mann? Wird er verdächtigt?«

»Wir sind gerade dabei, seine Identität festzustellen, da wir nur den Vornamen haben. Vielleicht hat Paula den Namen ja mal am Rande erwähnt.«

»Nein, hat sie nicht. Da kann ich Ihnen leider nicht helfen.«

»Wie gut war Ihr Verhältnis zu Julian?«

»Er machte einen netten Eindruck, aber ich habe ihn nur ein paarmal getroffen. Paula hat ihn nicht mit nach Hause gebracht, sie hat die Beziehung zu ihm wie ein Geheimnis gehütet. Nur meine Frau hat ihn öfter zu Gesicht bekommen. Wir fanden es beide sehr schade, dass Paula ihm den Laufpass gegeben hat, obwohl ich sie verstehen kann, immerhin hat er sie betrogen. Meine Frau sieht das etwas anders.« Er seufzte.

Aydin, der sich in beiden Gesprächen fleißig Notizen gemacht hatte, schaute zu Brandt. Der nickte ihm unmerklich zu und bedankte sich anschließend für die Zeit, die Böhm ihnen geschenkt hatte. Dann verließen sie das Haus der Böhms und gingen zurück zum Wagen.

Inzwischen war es nach 21 Uhr, längst Feierabend, aber dass regelmäßige Arbeitszeiten in den nächsten Wochen die Regel sein würden, glaubte Brandt ohnehin nicht. Er hatte in seiner Laufbahn schon Hunderte Überstunden gesammelt. Das Verbrechen machte eben keine Pause.

»Das bedrückt mich manchmal doch ganz schön.«

»Was?«, fragte Brandt. Sie waren eingestiegen und Brandt steuerte den Dienstwagen Richtung Autobahnzubringer, um nach Deutz zu fahren.

»Na, dass die Eltern so planlos waren, was ihre Tochter anbelangt. So eine Affäre mit einem verheirateten Mann ist doch ein Hilferuf. Ich will mir gar nicht vorstellen, dass meine Tochter so etwas …« Aydin wagte das Offensichtliche nicht auszusprechen, es schien ihn tatsächlich zu beschäftigen.

»Entspann dich. Leah ist ein Kleinkind und sie liebt ihre Eltern. Ihr habt doch ein tolles Vertrauensverhältnis. Sie würde euch das nicht verschweigen. Außerdem habt ihr noch mich. Sollte sich wirklich mal so ein gelackter reicher Sack an sie ran wagen, knöpfe ich ihn mir persönlich vor. Leah ist sicher, da erlaubt sich keiner irgendeinen Mist.«

»Danke. Ich glaube auch, Vertrauen ist sehr wichtig. Wir haben ihr schon früh beigebracht, dass sie uns alles sagen kann. Trotzdem man weiß nie, in was für ein Umfeld sie gerät. Es heißt doch immer, dass das Umfeld einen viel stärker prägt als die Eltern. Wenn sie plötzlich falsche Freunde hat, die es cool finden, ältere Männer zu daten, weil sie ihnen finanziell mehr als eine Cola bieten können …«

»Du siehst das zu schwarz. Leah ist noch ein kleines Kind. Sich jetzt schon Sorgen zu machen, ist etwas übertrieben.«

»Ja, du hast ja recht. Aber ich kann nun mal nicht anders. In solchen Situationen wie eben muss ich automatisch an meine kleine Tochter denken.«

»Das solltest du dringend abstellen. Damit belastest du dich nur unnötig.«

So ins Gespräch vertieft, erreichten sie bald die Anschrift von Julian Ruge. Brandt fand einen Parkplatz vor der Haustür. Wenig später standen sie vor der Klingelanlage. Der Wind war heute noch kälter und schneidender als am vergangenen Tag. Es war eine klare Nacht, aber gefühlt viel zu frostig. Laut den Wetterprognosen sollte das eisige Wetter Köln eine ganze Weile in Beschlag nehmen.

Aydin betätigte die Klingel und ein Summen gab ihnen das Zeichen, dass sie eintreten konnten.

Als sie oben ankamen, wurde die Tür geöffnet.

»Sie?« Julian klang deutlich überrascht, augenscheinlich hatte er mit einer anderen Person gerechnet.

»Wir brauchen nur fünf Minuten. Dürfen wir eintreten?«, fragte Brandt und Julian bat beide in seine Wohnung.

»Wie kann ich Ihnen denn behilflich sein?«

»Wussten Sie, dass Paula eine Affäre mit einem älteren verheirateten Mann hatte?«

»Paula? Nein, woher sollte ich das wissen?« Er vergrub die Hände in den Hosentaschen. »Nachdem wir Schluss gemacht haben?«

»Ja, danach«, antwortete Brandt.

»Keine Ahnung. Ich sagte Ihnen ja, dass ich nach der Trennung keinen Kontakt mehr zu ihr hatte.«

»Auch nicht zu den Eltern?«

»Nein, warum sollte ich? Paula wollte nichts mehr mit mir zu tun haben, was ich sehr gut verstehen konnte.«

»Sie sollten uns nicht anlügen«, drohte Brandt. Er wollte Julian die Gelegenheit geben, sich zu korrigieren.

»Das tue ich nicht. Ich wusste nichts davon und ich hatte auch keinen Kontakt mehr zu ihr.«

»Laut der Mutter von Paula hatten Sie Kontakt zu ihr und haben Sie sogar um Vergebung für das Fremdgehen gebeten.«

Julian schwieg. Das Läuten der Haustürklingel erlöste ihn aus der sichtlich unangenehmen Situation.

»Darf ich da kurz hin? Ist meine Pizza.«

»Tun Sie sich keinen Zwang an.«

Julian verließ das Wohnzimmer.

»Warum lügt er?«, fragte Aydin.

»Vielleicht hat er Angst, dass wir ihn verdächtigen. Dass er sich damit keinen Gefallen tut, scheint er nicht zu kapieren.«

Aydin nickte nur und zog sein Handy aus der Hosentasche. Er hatte eine Nachricht von seiner Frau Nina bekommen.

»Sie fragt sich bestimmt, wann du kommst.«

Aydin nickte. »Wir wollten heute gemeinsam kochen.«

»Das tut mir leid für euch. Mein Rat an dich: für die nächsten Wochen keine Termine vereinbaren. Du solltest doch wissen, dass Ermittlungen nie berechen- und planbar sind.«

»Klar weiß ich das, aber ich hatte gehofft, dass ich bis 20 Uhr zu Hause bin. Es sprach ja auch einiges dafür.«

»Am Ende allerdings nicht.«

Aydin kam zu keiner Antwort mehr, da Julian mit der Pizza zurückkam und den Karton auf den Couchtisch legte. »Wollen Sie ein Stück?«, fragte er freundlich und lächelte dabei so verschmitzt, dass man ihn für einen durch und durch sympathischen Kerl halten musste.

»Vielen Dank, wir haben schon gegessen«, antwortete Brandt. »Zurück zu meiner Frage …«

»Ja, ist ja gut. Ich war bei ihrer Mutter. Tut mir leid, dass ich da unehrlich zu Ihnen war.«

»Und warum haben Sie gelogen?«

»Weil es komisch wäre, einzugestehen, dass ich bei der Mutter meiner Exfreundin war, um mich zu entschuldigen und sie zurückzubekommen. Ich hatte gehofft, dass Andrea mit ihr reden könnte und Paula mir verzeiht. Andrea hatte versprochen, mich zu unterstützen, aber Paula wollte nichts mehr von mir wissen. Ich war wie Luft für sie. Ich habe das nicht verstehen können.«

Gekränktes Ego, dachte Brandt.

»Also gab es doch noch eine Begegnung mit Paula?«

Julian atmete hörbar ein und aus, er ließ seinen Blick durch den Raum schweifen, mied jedoch den Blickkontakt mit den Beamten. Es war ihm anzusehen, dass er lieber nicht darüber reden wollte.

»Ja, von ihrer Mutter arrangiert. Paula wusste nichts davon. Aber es war ein völliger Reinfall.«

»Inwiefern?« Dass Frau Böhm ein Treffen der beiden eingefädelt hatte, hatte sie ihnen verschwiegen, aber sie hatten auch nicht direkt danach gefragt, insofern wollte Brandt ihr keine bösen Absichten unterstellen.

»Paula war bei ihren Eltern, weil sie etwas abholen wollte, und ich habe im Wohnzimmer auf sie gewartet. Als ich sie sah, bin ich auf sie zu, habe sie um ein Gespräch gebeten, aber sie hat mich nur angeschaut und geantwortet, dass sie keinen Redebedarf habe. Dann gab sie dieses Lachen von sich, das sie manchmal nutzte, um einem zu sagen, dass man nicht auf Augenhöhe mit ihr war. Danach ist sie gegangen, sie hat mich einfach links liegen gelassen. Das war wirklich das letzte Mal, dass ich sie gesehen haben.«

»Wann war das?«

»Vor knapp sechs Wochen.«

»Hat ihre Mutter nicht versucht, zu schlichten? Sie war doch anwesend?« Brandt war geneigt, ihm zu glauben.

»Ja, sie war da, allerdings nicht im Wohnzimmer, als ich auf Paula traf. Sie kam dazu, als ich gehen wollte, und bat mich, zu bleiben, weil sie noch mal mit Paula reden wollte. Ich hielt das für keine gute Idee. Immerhin wusste ich, wie kalt und abweisend Paula sein konnte, wenn sie wollte.«

»Wie ist das Gespräch verlaufen?«

»Nicht gut. Es war sehr kurz. Ich weiß nicht, worüber sie

gesprochen haben, da Paula in ihrem Zimmer im ersten Stock war. Ihre Mutter meinte nur, ich solle mir Paula für immer aus dem Kopf schlagen. Das zu hören, war extrem hart für mich.«

»Ich habe da ein Verständnisproblem. Sie wussten, wie schwierig Paula ist, dass Empathie nicht zu ihren Stärken gehörte, und trotzdem wollten Sie sie zurück. Warum? Das ergibt doch keinen Sinn«, fragte Aydin.

»Heute ergibt das für mich auch keinen Sinn mehr, aber damals schon. Ich war irgendwie verschossen in sie und der Seitensprung hat mir wirklich leidgetan. Ich habe eher die guten Seiten an ihr gesehen als die Dämonen, die immer wieder Besitz von ihr ergriffen haben.« Diesmal schaute Julian Brandt an, sein Blick wirkte verletzlich, als würde das Ganze ihm mehr zusetzen, als er es in Worten wiedergeben konnte. »Sind wir fertig? Ich würde gerne meine Pizza essen, bevor sie kalt wird.«

Dieser Satz passte so gar nicht zu dem Blick von eben, und Brandt fragte sich unweigerlich, ob Julian es nicht doch verstand, seine Mitmenschen mit seiner Art zu manipulieren.

»Gleich. Zurück zu der Affäre von Paula. Wussten Sie, dass sie eine hatte? Hat ihre Mutter mit Ihnen darüber gesprochen?«

»Nein, hat sie nicht, und wenn sie es wusste, hat sie es für sich behalten. Es klingt einfach unlogisch, dass Paula mich hinhält und nur kurz, nachdem sie mich abserviert hat, eine Affäre beginnt. Dazu noch mit irgendeinem alten Sack. Das passt nicht zu ihr.«

»Vielleicht doch. Mal angenommen, sie wollte sich damit an Ihnen rächen, weil Sie mit ihren Gefühlen gespielt haben?«

»Paula? Ganz sicher nicht. Sie wusste ja gar nicht, was echte Gefühle sind.«

»Und diese Frau wollten Sie wirklich zurückgewinnen?«,

provozierte Brandt erneut. Er fand es nicht gut, wie Julian über Paula sprach.

»Ich sagte Ihnen doch, das war ein Fehler. Ich war verknallt. Da macht man eben Dummheiten.«

»Dann sagt Ihnen der Name Ludwig auch nichts?«

»Nein«, wurde Julian laut. »Kann ich endlich meine Pizza essen!«

9

Irgendwo, 29. Januar

»Alles okay?«, holte ihn Tanja aus seinen Gedanken. Ludwig und seine Frau saßen am Küchentisch und frühstückten.

»Ja, alles gut, warum fragst du?«

»Du scheinst abwesend und hast so unruhig geschlafen.«

»Das war nur der Stress, der von meinen Schultern gefallen ist. Wir haben den Deal gestern eingetütet und ich habe viel darüber nachgedacht.«

»Sicher?«

»Ganz sicher. Mach dir keine Gedanken. Was hast du heute Schönes geplant?«

»Nicht viel. Vielleicht nachher mit Claudia etwas zu Mittag essen, im Restaurant von Benjamin Adler.«

»Das ist schön. Grüß mir Benjamin. Da müssen wir auch mal wieder hin. Die Nudeln sind ein Gedicht.«

»Hast du einen vollen Terminkalender oder essen wir zusammen zu Abend?«

»Ich fürchte Ersteres. Jetzt, wo wir den Deal abgeschlossen haben, fängt die Arbeit erst richtig an. Die nächsten Wochen muss ich bei jedem Schritt anwesend sein, es könnte so viel schiefgehen.«

»Ich wiederhole mich ungern, aber du solltest lernen, loszulassen und deinen Führungskräften mehr zu vertrauen.«

»Das würde ich gerne, an mir liegt es nicht, leider versteht keiner mein Unternehmen so gut wie ich. Wir können es uns nicht erlauben, gleich am Anfang Fehler zu machen.«

»Ich dachte, du würdest entspannter, je älter du wirst. Aber das war wohl eine falsche Hoffnung.«

»Nein, Schatz. Wenn wir diesen Deal sauber über die

Bühne gebracht und beim Kunden unsere Lösung implementiert haben, nehme ich mir einen Monat Auszeit. Dann reisen wir, wohin du willst.«

»Du scherzt?« Seine Frau hob eine Augenbraue, ihr Blick war mehr als skeptisch.

»Ganz und gar nicht«, antwortete Ludwig, nicht ohne Hintergedanken. Deutschland für einige Zeit zu verlassen, konnte nicht schaden, vor allem, weil die Polizei die Nummer seines Geheimhandys kannte. Er hatte es gestern sofort ausgeschaltet, aus Sorge, dass man es irgendwie orten könnte.

»Das glaube ich erst, wenn wir beide im Flieger Richtung Seychellen sitzen.«

»Also willst du auf die Seychellen? Dein Wunsch ist mir Befehl.«

»Versprich nichts, was du nicht halten kannst.«

»Ich meine es ernst. Sobald unsere Lösung im Projekt implementiert ist, hält mich nichts mehr im kalten Deutschland.« Er griff nach ihrer Hand. Ihre Hände waren zart, nicht mehr so zart wie mit Anfang zwanzig, aber für eine Einundfünfzigjährige hatte sie noch immer sehr jugendlich wirkende Hände und sie sah blendend aus. Mit neunzehn hatten sie sich kennengelernt und zwei Jahre später geheiratet.

»Ich will dir glauben«, sagte sie leise, ihre Augen wirkten dabei seltsam melancholisch.

»Woran denkst du?«

»Daran, wie sehr ich dich liebe. Du weißt, dass ich dir immer den Rücken freihalte.«

»Natürlich, Schatz, wie könnte ich je daran zweifeln? Du bist mein Fels in der Brandung.«

»Danke. Ich meine es ernst, Ludwig. Du und Janine, ihr bedeutet mir alles. Ich bin nicht dreißig Jahre verheiratet, weil ich schwach, sondern weil ich stark und intelligent bin. Keine kluge Frau würde diese dreißig Jahre wegen irgendeiner Dummheit wegwerfen, so gut solltest du mich kennen. Auch wenn wir nicht fliegen sollten, werde ich zwar kurz traurig sein, aber am Ende stehe ich immer an deiner Seite, wie schon die dreißig Jahre zuvor. Weil wir zusammengehören.«

»Ich weiß.« Ludwig nahm sich fest vor, sie diesmal nicht zu enttäuschen. Sobald er im Büro wäre, würde er die Reise von seiner Assistentin buchen lassen. Zu oft hatte er in der letzten Zeit seiner Frau gegenüber nicht Wort halten können, weil die Pflicht rief, aber diesmal nicht. Was in diesem speziellen Fall nicht ganz uneigennützig war.

Doch plötzlich nahm ein anderer Gedanke Besitz von ihm: *Was, wenn sie mit »Dummheit« etwas ganz anderes gemeint hat? Weiß sie von meiner Affäre?*

Nein, das hielt Ludwig für ausgeschlossen. Er war immer sehr vorsichtig gewesen und dermaßen viele Seitensprünge hatte er auch nicht gehabt.

10

Köln, 29. Januar

Es war schier zum Verzweifeln, dieser ominöse Ludwig wollte sich einfach nicht zu erkennen geben. Fischer hatte bislang keinen Weg gefunden, das Geheimnis um seine Identität zu lüften, und Julian hatte trotz mehrmaliger Ermahnung darauf beharrt, dass er einen Ludwig nicht kenne.

»So langsam gehen uns die Ideen aus«, bemerkte Aydin, als sie in der Küche waren, um sich einen Kaffee zu holen.

»Jeder noch so kleine Hinweis ist willkommen«, war Brandts trockene Reaktion, weil er sich nicht weniger als Aydin über die Situation ärgerte.

»Sie muss doch Freunde gehabt haben, oder zumindest eine Freundin.«

»Maike Schmoll scheint sie zu kennen, nur hat sie bisher leider keine Zeit für uns.«

»Keine Zeit? Die Arme ist krank. Hast du doch am Telefon gehört, sie konnte kaum einen Satz zu Ende bringen ohne Hustenanfall.«

»So meinte ich das gar nicht«, lenkte Brandt ein.

Sie verließen die Küche und gingen zurück in ihr Büro.

Ihre Kollegin Maike Schmoll hatten sie gleich nach der Besprechung mit Bender kontaktiert, allerdings war sie dermaßen erkältet, dass jedes Gespräch sinnlos gewesen wäre, da sie starken Reizhusten hatte.

Ihre Krankmeldung hatte demzufolge auch nichts mit dem Tod von Paula Böhm zu tun, wie man zuerst hätte annehmen können. Da sie jedoch jede Menge anderer Personen zu befragen hatten, hatten sie den Besuch bei ihrer Kollegin zunächst hintangestellt. Zudem hatte sie nicht den Eindruck erweckt, als wären ihre Informationen von so hohem

Wert für die Ermittlungen, dass ihr Gespräch keinen Aufschub duldete.

Aydin setzte sich an seinen Schreibtisch und schaute nachdenklich in seinen Kaffee, dann sagte er: »Sollen wir den Nachbarn noch mal aufsuchen und ihn wegen Ludwig fragen?«

»Kann mir schwer vorstellen, dass er ihn kennt, er hat doch schon in unserer ersten Unterhaltung zu verstehen gegeben, dass er sehr wenig über Paula und ihr Umfeld weiß.«

»War nur ein Vorschlag.« Aydin hob abwehrend die Hände.

Sein Bürotelefon klingelte.

»Aydin, Polizei Köln«, nahm er das Gespräch an. »Ach, Maike! Hallo, wie geht's dir?« Er stellte den Lautsprecher des Telefons an.

»Etwas besser.«

»Hallo, Maike. Lasse auch hier«, sagte Brandt.

»Hallo«, antwortete sie. Ihre Stimme klang nasal, sie war also noch ziemlich angeschlagen. »Wenn ihr wollt, können wir über Paula Böhm sprechen. Ich versuche, nicht zu husten.« Kaum hatte sie das ausgesprochen, hustete sie schon.

»Danke. Mach dir keinen Stress. Sag uns einfach kurz, woher du Paula kennst«, antwortete Aydin.

»Ich kenne sie schon einige Jahre, da war ich noch aktiv in so einer Live-Action-Rollenspiel-Community unterwegs«, sagte Schmoll heiser.

Die Antwort überraschte Brandt. Schmoll entsprach zwar von ihrer Art und ihrem Aussehen her gar nicht dem Bild, das man von einer Kriminalpolizistin vermutlich hatte. Sie hatte viele Tattoos und Piercings und änderte häufig ihre Haarlänge von Glatze bis ein paar Zentimeter Länge, weshalb sie eher aussah wie ein Punk und nicht wie eine Polizistin. Dass sie aber diese Live-Rollenspiele spielte, hätte Brandt nicht vermutet.

»Interessant. Sagt dir der Name Lesch etwas?«

»Markus Lesch?«

»Möglich. Er ist der Nachbar. Um ehrlich zu sein, wissen wir seinen Vornamen gar nicht.«

»Ich kenne Markus. Der ist in derselben Gruppe, in der wir sind. Wobei ich seit zwei Jahren nicht mehr aktiv bin. Er ist Ende vierzig, hat eine normale Statur und kurze braune Haare.«

»Der ist es.«

»Was ist mit ihm?«

»Hatte er Interesse an Paula gezeigt?«

»Ich denke schon. Wenn wir uns auf einer Veranstaltung getroffen haben, ist er selten von ihrer Seite gewichen. Haltet ihr ihn etwa für verdächtig?«

»Noch nicht. Aber das ist interessant zu hören. Uns gegenüber hat er ausgesagt, dass er überhaupt kein Interesse an ihr gehabt habe.«

»Er ist sehr schüchtern und zurückhaltend. Erst, wenn er jemanden besser kennt, taut er auf. Aber wenn ihr mich fragt, halte ich ihn nicht für jemanden, der mit einem Gegenstand auf eine Frau einschlägt. Das passt nicht zu ihm. Auch wenn man berücksichtigt, dass wir im Rahmen unserer Ermittlungen schon die unmöglichsten Dinge erlebt haben.« Wieder hustete sie, diesmal etwas länger.

»Wie war Paula so?«, fragte Aydin, nachdem sie sich erholt hatte.

»Eigentlich ganz nett. Ich hatte immer das Gefühl, dass sie in ihren Rollen aufging und sich da sicherer fühlte als in ihrem echten Leben.«

»Das heißt, sobald sie das Kostüm abgelegt hatte, gab es eine Veränderung bei ihr?«

»Genau. Das war schon irgendwie komisch. Manchmal konnte man sich gut mir ihr unterhalten, ein anderes Mal hat sie einen mit Nichtachtung gestraft. So kam es mir jedenfalls vor. Mir war das egal, aber einigen anderen ging es ziemlich auf den Wecker. Dennoch hat sie ihr Verhalten nicht geändert.«

»Das deckt sich mit unseren Recherchen. Sie war in psychologischer Behandlung und laut ihrem Psychologen lag eine genetische Depression bei ihr vor. Ihre Mutter hat die Therapie allerdings beendet, als sie siebzehn war.«

»Das Verhältnis zu ihrer Mutter war schlecht, das weiß ich. Wenn Paula über sie gesprochen hat, was nur das ein oder andere Mal vorkam, hat sie nie ein gutes Wort über sie verloren. Angeblich war sie herzlos, kalt und berechnend.«

»Hatte sie Freunde?«

»Nicht, dass ich wüsste. Unsere Gespräche waren ziemlich oberflächlich. Aber gefühlt hatte sie nur die Rollenspielcommunity. Sie war auch die Einzige in der Gruppe, die nicht in den sozialen Medien unterwegs war. Ich hatte immer das Gefühl, dass sie sich etwas fehl am Platz fühlte, missverstanden von der Welt.« Ein erneuter Hustenanfall stoppte sie.

»Das deckt sich alles mit unseren Recherchen, bringt uns dem Täter aber bedauerlicherweise keinen Schritt näher.«

»Tut mir leid.«

»Muss es nicht«, antwortete Aydin. »Wir sind nur etwas verzweifelt. Du sagtest ja, dass du seit zwei Jahren nicht mehr aktiv bist in der Szene, dann wird dir sicherlich auch der Name Ludwig nichts sagen.«

»Doch, ich kenne einen Ludwig.«

»Du machst Witze?« Brandt war plötzlich hellwach. »Ist er in der Gruppe?«

»Ja, er hat die Gruppe ins Leben gerufen. Ludwig Schneider.«

»Wie alt ist er?«

»Älter, schätze, um die fünfzig oder so.«

»Und verheiratet?«

»Ja, er hat auch ein Kind, wenn ich mich nicht irre. Wollt …« Schmoll musste den Satz abbrechen, weil sie ein Hustenanfall übermannte. »Wollt ihr mir sagen, was es mit Schneider auf sich hat?«

»Paula hatte eine Affäre mit jemandem, der Ludwig heißt. Wir kennen seinen Nachnamen nicht, allerdings wissen wir aus den Nachrichten, die sie mit diesem Ludwig ausgetauscht hat, dass er älter und verheiratet ist.«

»Dann kann es nur unser Ludwig sein, aber dass die beiden eine Affäre gehabt haben …« Schmoll unterbrach sich, als würde sie überlegen, so jedenfalls kam es Brandt vor. Möglicherweise kämpfte sie jedoch auch nur gegen die nächste Hustenattacke. »Doch, es könnte vielleicht doch passen. Innerhalb der Gruppe hatte Ludwig noch den besten Kontakt zu Paula, für meine Begriffe aber eher väterlich, nicht sexuell.«

»Hast du seine Kontaktdaten?«

»Ja, ich kann sie euch gerne per SMS schicken.«

»Danke, das würde uns weiterhelfen.«

»Habt ihr sonst noch Fragen?«

»Gab es in der Gruppe jemand anderen, der ein Auge auf Paula geworfen hatte?«

»Bestimmt. Sie war hübsch und wirkte irgendwie unnahbar. Das finden Männer immer interessant. Soll ich euch eine Kontaktliste zukommen lassen?«

»Warum nicht. Die Kollegen können die mal abtelefonieren.«

»Ich schicke sie euch per E-Mail.«

»Danke. Von unserer Seite aus war's das, es sei denn, du möchtest noch etwas hinzufügen.«

»Nein, mehr habe ich nicht.«

»Danke für deine Zeit und ganz schnell gute Besserung«, sagte Aydin.

»Gute Besserung auch von mir, und wenn dir noch was einfallen sollte, melde dich bitte bei uns.«

»Mach ich. Danke«, mit diesen Worten beendete sie das Gespräch.

»Wenn das unser Ludwig ist, hat sich das Telefonat mit Maike richtig gelohnt.«

Aydin nickte. »Ich denke, es kann nicht schaden, dem Nachbarn noch mal auf den Zahn zu fühlen, jetzt, wo wir wissen, dass er etwas von Paula wollte. Wer weiß, ob er sich nicht doch an was erinnert, wenn wir den Druck erhöhen.«

»Clever«, gab Brandt zu. »Sollte er Gefühle für sie gehabt haben, wird er neugierig gewesen sein, und das erst recht, da er auch noch ihr Nachbar war.«

»Da fällt mir was ein«, sagte Aydin.

»Was?«

»Vielleicht hat er an diesen Live-Rollenspielen nur ihretwegen teilgenommen?«

»Schreib die Frage Schmoll bitte. Das wäre sehr interessant.«

Aydin nahm sein Handy und tippte die Frage ein. Kurz darauf kam die Antwort.

Nein, er war vor ihr in der Gruppe. Gleich kommen die Kontaktdaten von Ludwig, ich bin am Suchen.

»Schade. Na, egal, Ludwig ist spannender«, kommentierte Brandt die Antwort von Schmoll.

Es klopfte an der Tür und zu Brandts Überraschung trat Kramer ein.

»Habt ihr fünf Minuten?«, fragte er freundlich, was bei ihm immer etwas seltsam wirkte, denn Liebenswürdigkeit gehörte nicht gerade zu seinen Stärken, zumindest nicht für Brandts Empfinden. Seine Kollegen sahen das häufig anders, auch Aydin, der glaubte, dass zwischen Brandt und Kramer eine besonders heftige Antipathie bestand, die es unter den Kollegen sonst nicht gab.

»Klar. Worum geht es?«

»Bender meinte, dass ihr in einer Sackgasse stecken würdet und es nicht schaden könnte, wenn wir uns kurz abstimmen. Vielleicht fällt mir noch etwas ein.«

»Warum nicht«, antwortete Aydin.

Brandt hielt sich bedeckt, er war da skeptischer, da er sich nicht vorstellen konnte, wie Kramer ihnen gerade jetzt eine Hilfe sein sollte.

»Soweit ich weiß, dreht sich alles um diesen Ludwig und wie wir ihn identifizieren können, richtig?«

»Vielleicht haben wir das schon. Wir hatten eben ein Telefonat mit Schmoll. Ein besagter Ludwig ist in derselben Live-Rollenspielgruppe wie Paula.«

»Was ist das genau für eine Gruppe?«

Aydin klärte Kramer kurz über das Gespräch auf, damit er im Bilde war. Alles andere wusste er durch die regelmäßigen Briefings, die das Team hatte, und durch den digitalen Austausch ihrer Informationen und Ermittlungsstände.

»Möglich, dass er es ist. Wenn wir davon ausgehen, dass sie ihrem Exfreund eins auswischen wollte, hat sie sich möglicherweise den Nächstbesten gesucht. Gerade eine unkonventionelle Frau wie Paula Böhm. Sie wird sich nicht auf Datingseiten getummelt haben und eine Partymaus war sie auch nicht. Daher bleibt nur der Bekanntenkreis, der bei ihr sehr überschaubar ist.«

»Das klingt plausibel«, stimmte Brandt zu. Er konnte Kramers Argumentation nachvollziehen und ärgerte sich ein wenig, dass er nicht selbst auf diesen Gedanken gekommen war.

»Oder sie wurde angesprochen«, überlegte Aydin laut.

»Wäre auch möglich, halte ich aber für eher unwahrscheinlich. Es gibt allerdings noch eine weitere Option, die ich in den Ring werfen möchte, obwohl ich mir nicht sicher bin, wie realistisch sie ist. Es wäre ein besonders perfides Spiel, das sie damit getrieben hätte.«

»Und das wäre?«, fragte Brandt, Kramer hatte seine Neugierde geweckt.

»Sie sucht sich eine Affäre, die in unmittelbarer Verbindung zu ihrem Exfreund steht, denn wie könnte sie ihn mehr treffen, als mit so einer Affäre?«

»Ich weiß nicht«, entgegnete Brandt. »Dann hätte sie doch einen Kumpel von Julian genommen und nicht einen verheirateten Mann.«

»Vielleicht irren wir uns auch alle und sie hat nur Abwechslung gesucht oder was weiß ich«, äußerte Aydin eine weitere Option.

»Nein, nicht Paula, nicht nach all dem, was wir über sie wissen. Das halte ich für ausgeschlossen. Ihre Affäre steht in Verbindung mit Julian, mit ihrer Enttäuschung, ihrer Wut und gleichzeitig mit dem Wunsch, es ihm heimzahlen zu wollen. Je mehr ich darüber nachdenke, desto mehr ergibt das Ganze Sinn. Habt ihr im näheren Umfeld von Julian gesucht?«

»Haben wir nicht«, räumte Brandt ein. Er nahm sich vor, das dringend nachzuholen. Nicht, dass am Ende Julians Vater Ludwig hieß.

11

»Sie weiß nichts«, sprach sich Ludwig Mut zu, um den letzten kleinen Zweifel aus dem Weg zu räumen, dass seine Frau von seiner Affäre mit Paula Böhm gewusst haben könnte. Zumal die Sache noch nicht so lange gelaufen war. Immerhin war Paula nicht die erste und vermutlich auch nicht die letzte Affäre in seinem Leben gewesen.

Er konnte eben nicht aus seiner Haut, er stand auf junge Frauen und es war für ihn ein rein sexuelles Verlangen, nichts weiter. Wahre Liebe empfand er nur für seine Frau, so würde es immer bleiben. Die Affären halfen ihm, dass die Ehe Bestand hatte, dass er nicht riskierte, irgendwann seine Frau zu verlassen.

Das mochte für viele komisch klingen, aber für Ludwig verhielt es sich genau so. Er war nun mal ein Alphatier, er konnte seine Sexualität nicht einfach ausblenden. Seine Frau war keine dreißig mehr und sexuell war sie nicht mehr so fordernd und erst recht nicht so experimentierfreudig. Dabei hatte er sexuelle Bedürfnisse, die er unmöglich mit seiner Frau erleben konnte, weil sie nicht auf diese Form des Sex stand. Inzwischen waren sie auch so lange verheiratet, dass er nicht den Mut gehabt hätte, sie danach zu fragen, weil sie es garantiert abartig gefunden hätte.

Mit seinen jungen Affären war das anders, bei ihnen konnte er sich austoben, sie gehorchten ihm aufs Wort, weil sie sich am Ende auch einen finanziellen Vorteil versprachen, den er ihnen großzügig gewährte.

Nur Paula war nicht so gewesen. Geld hatte sie nie interessiert, ebenso wenig Taschen oder Designerkleidung. Das hatte ihm imponiert und er hatte sich immer wieder bei dem

Gedanken erwischt, dass sie wohl tatsächlich ihn und seine Persönlichkeit mochte. Welcher Mann in seinem Alter würde sich nicht geschmeichelt fühlen, wenn eine junge Frau sich nicht nur wegen des Geldes von ihm lieben ließ?

Paula war eben anders gewesen und genau das hatte ihm gefallen. Sie war nicht dumm und interessierte sich für die verschiedensten Dinge. Gleichzeitig konnte sie furchtbar kühl und abweisend sein, gerade beim Sex war das eine Mischung, auf die Ludwig extrem abfuhr.

Im Gegensatz zu seinen vorherigen Affären hatte sie sich ihm gegenüber nie gänzlich geöffnet und manchmal hatte es in ihren Augen so seltsam geflackert.

Dann hatte sie ihn abweisend angeschaut, ihn derart von oben herab behandelt, dass er sich immer wieder zwicken musste, um zu prüfen, ob wirklich geschah, was er mit ihr erlebte. Immerhin war sie nur eine einfache Angestellte und er ein erfolgreicher Unternehmer, dennoch hatte sie ihm zeitweise das Gefühl gegeben, dass sie ihm deutlich überlegen war.

»Hast du Angst vor mir?«, hatte sie einmal gesagt.

»Nein, warum sollte ich?«

»Du solltest es«, hatte sie erwidert und ihm diesen Blick zugeworfen, der ihn innerlich so klein werden ließ. *»Man sollte sich niemals allein von der Schönheit einer hübschen Blume beeindrucken lassen, sie könnte giftig sein.«*

Jetzt, wo er sich wieder an das Gespräch erinnerte, überkam ihn eine Gänsehaut.

»Verdammt«, platzte er heraus. »Warum, warum musstest du auch sterben?«

Bei dem Gedanken an die Polizei wurde ihm plötzlich heiß und er fing an zu schwitzen. Die ganze Nacht schon hatte er überlegt, ob er diesen Brandt nicht doch kontaktieren sollte. Sie wussten von dem Handy, sie kannten seinen Namen, und wenn sie ihren Job gut machten, würden sie irgendwann seine Identität herausfinden und ihn fragen, warum er nicht auf ihre Nachricht reagiert habe. Damit würde er sich doch erst recht verdächtig machen.

»Nein, du kannst nicht zur Polizei gehen. Der Fall hat bundesweit für Aufmerksamkeit gesorgt.«

Sobald die Polizei ihn ausfindig gemacht hätte, wäre er ein Verdächtiger, und es war klar, was dann geschehen würde: Sein Name würde in der Presse landen. Ein gefundenes Fressen. Sie würden seine Ehe zerstören und sein Unternehmen vernichten. Er würde ein gebrochener Mann sein.

»Willst du das wirklich aufs Spiel setzen, wegen so einer durchgeknallten Frau?«

Er schüttelte den Kopf und atmete mehrmals tief ein und aus. Dann schlug er mit der Faust auf seinen Schreibtisch. »Niemals lasse ich das zu!«

Im selben Moment klopfte es an der Tür.

12

Brandt hatte Fischer gebeten, herauszufinden, wie der Vater und enge Verwandte von Julian hießen. Fischer hatte versprochen, sie sofort anzurufen, sobald er etwas in Erfahrung gebracht hätte.

Schmoll hatte ihnen indessen die Kontaktdaten von Ludwig Schneider geschickt, samt Anschrift, sodass Brandt und Aydin beschlossen, ihn zu besuchen, anstatt ihn nochmals anzurufen. Sie fuhren gleich zur Firmenanschrift Schneiders und standen wenig später am Empfang.

»Guten Tag, wie kann ich Ihnen helfen?«, fragte sie eine Mitarbeiterin mittleren Alters freundlich.

»Guten Tag, wir sind von der Kölner Kriminalpolizei, das ist mein Kollege Emre Aydin und mein Name ist Lasse Brandt«, antwortete Brandt. »Wir möchten gerne mit Herrn Ludwig Schneider sprechen.«

»Worum geht es?«

»Das würden wir gerne mit ihm persönlich besprechen.«

»Darf ich zumindest Ihre Dienstausweise sehen?« So leicht wollte sich die Angestellte offensichtlich nicht abspeisen lassen.

Brandt nahm wohlwollend zur Kenntnis, dass sie sich trotzdem weiterhin sehr freundlich und professionell gab. Etwas, was nicht oft vorkam.

Beide Beamten zeigten ihre Dienstausweise, sie studierte sie flüchtig, dann griff sie zum Hörer und führte ein kurzes Gespräch.

»Herr Schneider erwartet Sie in seinem Büro. Das letzte Zimmer rechts«, sagte sie schließlich zu den Kommissaren gewandt.

»Danke«, antwortete Brandt und ging mit Aydin zu besagter Bürotür, wo er kurz anklopfte, bevor sie eintraten.

Schneiders Büro war sehr großzügig und die Einrichtung wirkte hochwertig, was Brandt nicht wunderte, denn im Consulting konnte man viel Geld verdienen. Wie es schien, war Schneider erfolgreich in seinem Job.

»Guten Tag, die Herren. Sie sind von der Polizei?« Schneider stand von seinem Platz auf und begrüßte sie. Er war etwas kleiner als Brandt, deutlich beleibter und ein Haarkranz zog sich über die Stirn bis zu seinem Hinterkopf. Mit dem Hintergrundwissen, dass er bei Live-Rollenspielen mitmachte, erinnerte Schneider ihn ein wenig an Bruder Tuck aus den Robin-Hood-Filmen. Alles in allem wirkte er freundlich und sympathisch, nicht wie ein brutaler Mörder.

»Wir sind von der Kölner Kriminalpolizei«, antwortete Brandt und stellte Aydin und sich erneut vor.

»Und wie komme ich zu der Ehre Ihres Besuches?«, erkundigte sich Schneider.

Brandt beobachtete ihn genau. Der Mann wirkte überhaupt nicht nervös und seine Freundlichkeit schien alles andere als aufgesetzt.

»Es geht um Paula Böhm. Sie ist Mitglied Ihrer Live-Rollenspielgruppe«, blieb Brandt zunächst vage, er wollte Schneiders Reaktion abwarten.

Schneider schaute ihn überrascht an. »Was ist mit ihr? Hat sie etwas angestellt?«

»Sie wurde ermordet«, antwortete Aydin.

»Ermordet? Paula? Das kann nicht sein«, reagierte Schneider bestürzt. Sein ohnehin recht bleiches Gesicht wurde noch blasser und er schluckte. Dann setzte er sich. Er schien tatsächlich schockiert. »Sind Sie sicher?«

»Kein Zweifel. Sie wurde am 25. Januar abends in ihrer Wohnung auf brutale Weise ermordet. Wir sind die leitenden Ermittler und versuchen nun, die Puzzleteile zusammenzutragen.«

»Es tut mir unendlich leid um die Kleine. Was für ein schrecklicher Tod. Haben Sie schon einen Verdacht, wer es gewesen sein könnte? Einer aus ihrem Umfeld oder ein Fremder, der sich gewaltsam Zutritt zu ihrer Wohnung verschafft hat? Soviel ich weiß, wohnte sie ja alleine.«

Noch immer machte er nicht den Eindruck, als würde er ahnen, warum die Polizei hier war. Hatten sie den falschen Ludwig oder war ihr Gegenüber nur sehr gerissen? Brandt würde schon dahinterkommen.

»Das versuchen wir gerade herauszufinden. Paula hatte kaum Freunde, sie war aber recht aktiv in Ihrer Gruppe.«

»Das stimmt. Also, dass sie recht aktiv war. Leider hatte sich das seit einigen Monaten deutlich reduziert, an den letzten Veranstaltungen hat sie nicht mehr teilgenommen, dabei war sie eine der Kreativsten in unserer Gruppe. Auch wenn sie introvertiert und manchmal distanziert rüberkam, hatte sie ein Händchen für fantastische, ausgefeilte Kostüme.«

»Die sehr düster waren«, ergänzte Brandt.

»Das durften sie gerne sein. Wir sind ja im Fantasybereich unterwegs. Damit hatte ich keine Probleme, weil ich ihr Talent gesehen habe.«

»Wissen Sie, warum sie nicht mehr aktiv in der Gruppe war?«

»Ja, es war ein schöner Grund. Sie hatte einen Freund und wollte mehr Zeit mit ihm verbringen.«

Mit so einer Antwort hatte Brandt nicht gerechnet. Bisher hatte er den Eindruck gewonnen, dass Paula ihren Freund eher verborgen gehalten, kein großes Aufsehen um ihn gemacht und erst recht nicht mit ihm geprahlt hatte.

»Kennen Sie ihren Freund?«

»Diesen Julian?«

»Genau.«

»Nein, sie meinte nur, dass man sich im Leben ein Mal so richtig verlieben würde, und möglicherweise stand ihr genau dieser Schritt bevor.«

»War sie denn in Julian verliebt?«, wollte Aydin wissen.

»Davon gehe ich aus. Paula mochte es manchmal, ihre Worte so zu wählen, dass sie damit kaum eine klare Aussage traf. Für andere muss das jedenfalls so gewirkt haben, aber ich habe verstanden, was sie meinte. Deswegen nehme ich an, dass sie wirklich starke Gefühle für diesen Julian hatte. Ich habe mich sehr für sie gefreut und ihr angeboten, dass sie ihn mal mitbringen könnte, wenn sie wieder den Kopf frei hätte für unsere kleine Gruppe.«

»Hat sie aber nicht?«

»Nein, hat sie nicht. Das war auch das letzte Mal, dass wir miteinander gesprochen haben.«

»Wann war das?«

»Nageln Sie mich nicht fest …«, Schneider überlegte. »Vor vier Monaten ungefähr.«

Brandt nickte, das konnte zeitlich hinhauen. Das Gefühl, dass dieser Ludwig nicht ihr Mann war, wurde immer stärker. Er war zu sympathisch, seine Antworten wirkten ehrlich und nicht aufgesetzt, zudem schwang nicht ein Funken Zweifel in seiner Stimme mit. Dennoch wusste Brandt, dass er die Zügel etwas mehr anziehen und die wichtigen Fragen stellen musste, auch wenn es ihm bei so freundlichen Menschen wie Schneider nicht immer angenehm war.

»Weiß Julian schon von ihrem Tod?«

»Ja.«

»Der Arme, er muss am Boden zerstört sein.«

»Sie waren seit einigen Wochen getrennt, weil er sie betrogen hat.«

»Du meine Güte.« Schneider erschrak und schlug sich die Hand vor den Mund. »Das muss Paula tief getroffen haben«, sagte er schließlich. »Ihr fiel es so schwer, Jungs zu vertrauen, und dann wird ihr gleich auf so brutale Weise das Herz gebrochen? Schrecklich. Ist er verdächtig?«

»Über den Stand der Ermittlungen dürfen wir nicht sprechen«, antwortete Aydin.

»Verstehe. Wie kann ich Ihnen denn helfen?«

Aydin warf Brandt einen kurzen, kaum wahrnehmbaren Blick zu, und Brandt wusste, dass er ihn damit indirekt bat, den unangenehmen Part zu übernehmen. Er schien noch weniger überzeugt davon zu sein, dass dieser Mann ihr gesuchter Ludwig war.

Brandt hingegen hatte in den vergangenen Jahrzehnten als Polizist schon die bösesten Überraschungen erlebt, daher war es immer ein Fehler, sich festzulegen, solange man keine Beweise hatte.

»Wir wissen aus unseren Ermittlungen, dass Paula eine Affäre hatte.«

»Paula?« Schneider wirkte skeptisch. »Ich kannte sie jetzt nicht so gut, aber das kann ich mir bei ihr überhaupt nicht vorstellen. Mit wem soll sie diese Affäre gehabt haben?« Schneider schüttelte den Kopf und schlug das rechte Bein über das linke. Es war ein perfekter Schwung.

»Es gibt keinen Zweifel, dass sie eine Affäre mit einem verheirateten älteren Mann hatte. Wir haben die Nachrichten auf ihrem Handy ausgewertet«, erklärte Brandt, er wollte erneut Schneiders Reaktion abwarten. Dieser schien noch immer nicht überzeugt, er erweckte auch nicht den Anschein, als wäre er plötzlich nervöser.

»Wenn Sie das sagen, muss ich wohl davon ausgehen, dass es wahr ist, auch wenn es mir noch immer schwerfällt, zu glauben, dass sie zu so etwas fähig wäre. Sicherlich sehen das viele anders, weil sie so kalt, unberechenbar und abweisend sein konnte. Aber ich wusste, dass das nur eine Schutzfunktion war, dass sie in Wirklichkeit Angst vor Zurückweisung und Fehlern hatte. Sie war absolut verletzlich und sensibel.«

»Sie scheinen sie sehr gemocht zu haben.«

»Ja, so ist es. Wir hatten ein ausgesprochen gutes Verhältnis. Es war nicht so eng wie ihre Beziehung zu einigen anderen, aber für ihre Verhältnisse war unsere Verbindung schon ziemlich eng und damit hatte ich in der Hinsicht viel erreicht.«

»Bestand kein anderweitiges Interesse an ihr?«

»Interesse? Ich? Sie scherzen wohl. Paula hätte meine Tochter sein können. Wie kommen Sie auf so einen absurden Gedanken? Oder ist das eine Frage, die Sie stellen müssen?« Zum ersten Mal bekam seine Stimme einen scharfen Unterton und er schlug die Beine erneut übereinander, diesmal anders herum.

»Ihre Affäre heißt Ludwig.«

»Ludwig?« Schneider klang plötzlich sehr leise. »Ihre Affäre heißt Ludwig? Kein Zweifel?«

»Nein, kein Zweifel.«

»Und Sie glauben, ich wäre dieser Ludwig? Haben Sie denn keinen Nachnamen?«

»Den haben wir leider nicht.«

»Seien Sie mir nicht böse, aber Sie haben keinen Nachnamen und trotzdem verdächtigen Sie mich, weil ich zufälligerweise denselben Vornamen trage? Das klingt für mich sehr verzweifelt.« Schneider versuchte ein Lächeln, es wirkte verkrampft.

»Wir verdächtigen Sie nicht. Wir gehen nur jedem Hinweis nach.«

»Was ist mit ihren Eltern? Wissen die nicht, wer dieser Ludwig ist? Oder Julian?«

»Keiner hat einen Ludwig gesehen und niemand kennt ihn. Die einzige Information zu dem Namen, die uns vorliegt, ist Ihr Kontakt und die Angabe, dass Sie angeblich ein Auge auf sie geworfen hätten.«

Schneider gab einen abwertenden Laut von sich. »Glauben Sie mir, ich habe nie ein Auge auf sie geworfen. Ja, ich habe mich ungemein um sie gekümmert, allerdings nur, weil Paula etwas Besonderes war und ich glaubte, dass sie mehr Zuwendung und Zuneigung brauchte als die anderen. Dabei haben mich ausschließlich väterliche, freundschaftliche Gefühle geleitet. Ich hatte nie böse Absichten.«

Brandt war geneigt, ihm zu glauben. Alles, was er sagte,

klang nachvollziehbar, er wirkte sehr authentisch. Dennoch hatte Schmoll ihnen erzählt, dass sie annehme, Schneider habe Sympathien für Paula gehabt. Waren diese Sympathien am Ende wirklich nur freundschaftlicher Natur gewesen? Schmoll hatte zumindest hinzugefügt, dass sie den Eindruck gehabt habe, die Gefühle seien väterlicher Natur gewesen.

Eins war auf jeden Fall klar, sie hatten zu wenig, um Schneider mit aufs Präsidium zu nehmen, für ein Verhör würde es nicht reichen und nach jetzigem Stand der Dinge wollte Brandt das auch gar nicht. Er brauchte mehr Futter.

»Bitte glauben Sie mir, ich hatte keine Affäre mit Paula. Das ist unmöglich.«

»Warum?«

»Weil ich mich letztes Jahr geoutet habe.«

Diese Antwort überraschte Brandt und Aydin gleichermaßen.

»Sie sind homosexuell?«

»Ja. Ich habe Jahrzehnte gebraucht, um mir das einzugestehen. Vor einem Jahr habe ich Dennis kennengelernt und dann ging alles ganz schnell. Ich hatte keine Angst mehr, zu meiner Sexualität zu stehen und mich zu outen.« Jetzt strahlte Schneider übers ganze Gesicht, und Brandt wusste, dass er nicht log. Er konnte nicht Paulas Affäre sein.

»Ich muss Ihnen trotzdem noch diese eine Frage stellen: Wo waren Sie am 25. Januar zwischen 20 und 2 Uhr morgens?«

»Bei Dennis. Sie können ihn fragen. Ich bin seit einem Monat jeden Tag bei ihm. Wir machen alles zusammen.«

»Wir glauben Ihnen. Eine Frage hätte ich noch. Was wissen Sie über Markus Lesch, den Nachbarn von Paula Böhm?«, fragte Aydin.

»Er ist ebenfalls in unserer Gruppe. Ein sehr netter Geselle. Wenn Sie mich fragen, ist er auch eine verkappte Schwuppe, er will es nur nicht wahrhaben.«

»Meinen Sie nicht, dass er etwas von Paula wollte?«

»Markus? Nein, der ist so tollpatschig und introvertiert,

außerdem hat er viel zu viel Angst vor Frauen und vor seiner Sexualität. Glauben Sie mir, der ist schwul, er will es sich bloß nicht eingestehen.«

Wenn das stimmte, mussten sie einen weiteren Verdächtigen von ihrer viel zu kurzen Liste streichen.

»Vielen Dank für das Gespräch. Ich glaube, wir sind hier fertig. Sollte Ihnen doch noch irgendetwas einfallen, was uns weiterhelfen könnte, zögern Sie bitte nicht, uns anzurufen«, sagte Brandt und reichte ihm seine Visitenkarte.

»Danke, das werde ich.«

Brandt und Aydin verabschiedeten sich und verließen das Gebäude.

»Ich glaube, den können wir ausschließen«, sagte Aydin auf dem Weg zu ihrem Dienstwagen.

»Du wirkst erleichtert.«

»Irgendwie hatte ich von Anfang an nicht das Gefühl, dass er der richtige Ludwig ist. Er war einfach zu nett, um ein Mörder zu sein, und er hat sich nicht ein Mal wirklich im Ton vergriffen.«

Brandt nickte. »Das sehe ich ähnlich. Dennoch war es wichtig, dass wir der Spur nachgegangen sind, auch wenn es eine Sackgasse war. Schließlich weiß man nie.«

»Hast ja recht, aber dieses Mal war es sehr eindeutig. Es gibt diese Menschen, die haben nichts Böses an sich. So einer ist dieser Ludwig.«

»Genug geschwärmt. Steig ein, bevor du dir noch eine Erkältung holst.«

»Wieso ich und nicht du?«

»Muskeln sind nicht so kälteempfindlich wie Fett«, lachte Brandt. Aydin grummelte etwas und öffnete die Beifahrertür. Kaum war Brandt eingestiegen, klingelte sein Handy. Er nahm das Gespräch an und stellte es auf laut.

»Hallo, Fischer. Was gibts?«

»Jungs, ihr werdet niemals glauben, worauf ich gestoßen bin – dank Kramers Hinweis.«

»Auf den echten Ludwig?«

»Sieht sehr danach aus.«

»Und was hat Kramer damit zu tun?«

»Wir haben uns unterhalten und da hat er mit mir verschiedene Szenarien durchgespielt. Er meinte, ihr wärt über diese Szenarien ebenfalls im Bilde.«

»Ja, sind wir«, antwortete Brandt. »Was hast du denn jetzt herausgefunden?«

»Nun, ich sollte ja prüfen, ob ein Familienmitglied von Julian mit Vornamen Ludwig heißt. Kramer schlug vor, dass ich außerdem versuchen sollte, herauszufinden, mit wem Julian diese Affäre hatte und ob nicht der Bruder oder der Vater von der anderen Frau Ludwig heißt.«

»Sag nicht …« Brandt wollte es nicht glauben.

»Doch. Julian hat Paula mit einer Janine Hess betrogen. Es kann nur sie gewesen sein. Sie postet regelmäßig Sachen von ihm auf Instagram. Ich glaube, die Kleine hat sich in Julian verliebt. Die Beziehung ist aber nicht offiziell, zumindest nicht nach dem Status der beiden zu urteilen, die Fotos auf Instagram sprechen allerdings eine andere Sprache. Und Janines Vater heißt Ludwig.«

»Das ist er«, platzte Brandt heraus. Kramer hatte richtig gelegen mit seiner Vermutung, dass Paula sich auf diese Weise möglicherweise an Julian hatte rächen wollen. »Danke, Fischer, das war eine sehr gute Leistung. Das so schnell herauszufinden und die Verbindungen zu sehen – alle Achtung!«

»Ach, das war nichts Besonderes, das Internet hat mir das alles präsentiert. Ich musste nur die Profile anschauen und die Verbindung herstellen.«

Brandt bedankte sich nochmals und beendete das Gespräch.

»Julian wird uns einiges zu erklären haben und dann knöpfen wir uns den Vater dieser Janine vor.«

Hatten Sie endlich ihren Mörder? Ein starkes Gefühl sagte ihm: Ja!

13

»Verdammt«, murrte Brandt gereizt, da Julian nicht öffnete. Sie standen draußen vor dem Hauseingang und der kalte Wind, peitschte ihnen unangenehm ins Gesicht. Keine guten Voraussetzungen für Brandt, gelassen zu bleiben.

»Bestimmt ist er arbeiten oder draußen. Soll ich ihn anrufen?«

»Haben wir eine Wahl?«

Aydin fischte sein Handy aus der Jackentasche. Im selben Moment trat eine junge Frau zu ihnen, die ins Haus wollte.

Nachdem sie eingetreten war, hielt Brandt die Tür auf, sodass Aydin und er auch in den Hausflur gehen konnten.

»Schauen wir mal, ob er doch da ist oder nur keine Lust hat, zu öffnen«, sagte Brandt und Aydin steckte sein Handy weg.

Vor der Wohnungstür angekommen, betätigte Brandt die Klingel erneut – mit demselben Resultat, niemand öffnete. Er hielt das rechte Ohr an die Tür, um zu horchen, ob er Geräusche aus der Wohnung hörte, aber da war nichts.

»Vermutlich ist er wirklich nicht zu Hause«, sagte Aydin und zog erneut sein Handy aus der Hosentasche.

»Noch nicht.« Brandt klopfte mehrmals an die Tür. Beim letzten Mal sehr energisch, aber nichts geschah. »Gut, er ist nicht da. Ruf ihn draußen an.«

Sie gingen die Treppe hinunter und fast wäre Aydin dem Gesuchten in die Arme gelaufen, denn der kam in diesem Moment die Treppe hochgesprintet.

»Passen Sie doch auf«, rutschte es Julian heraus. Er trug eine Sporttasche über der Schulter. Vermutlich kam er gerade vom Gym.

»Entspannen Sie sich«, entgegnete Brandt. »Wir müssen reden.«

»Muss das jetzt sein? Ich komme vom Training und muss in einer Stunde bei einem Kumpel sein.«

»Der muss warten«, wurde Brandt deutlich. »Sie müssen uns einiges erklären.«

Julian machte eine genervte Geste, ließ die beiden Beamten dann aber in die Wohnung.

»Und was wollen Sie jetzt wissen?« So missmutig hatte Brandt ihn bisher nicht erlebt. Es bestätigte aber nur seine Annahme, dass Julian es wunderbar verstand, sich zu verstellen.

»Es geht um Ludwig …«

»Ich sagte doch, ich kenne keinen Ludwig«, unterbrach er Aydin unwirsch.

»Hören Sie mit dem Unsinn auf«, wurde Brandt laut. »Sonst führen wir das Gespräch auf dem Präsidium weiter, und wenn es sein muss, sogar in Handschellen.«

Julian schluckte, mit so einer scharfen Reaktion hatte er wohl nicht gerechnet. »Entspannen Sie sich. Was habe ich denn getan?«

»Die Polizei belogen.«

»Ich?«

»Ja, Sie! Und Sie hören mir jetzt genau zu, bevor Sie wieder irgendeinen Blödsinn von sich geben. Wir wissen, dass Paula eine Affäre mit Ludwig Hess hatte«, antwortete Brandt. Noch hatte er nicht den Beweis, dass Hess tatsächlich der Liebhaber von Paula gewesen war, aber das musste Julian nicht wissen, er wollte seine Reaktion testen.

Die prompt folgte. Er war kreidebleich und zu keiner Regung fähig.

»Sie wissen, wer Ludwig Hess ist, richtig?«

Julian schaute Brandt entgeistert an, dann schluckte er und nickte nur.

»Und warum haben Sie uns das nicht bei unserem letzten Gespräch verraten?«

»Ich wollte niemanden in die Pfanne hauen.«

»In die Pfanne hauen?« Brandt musste sich beherrschen. Begriff der junge Mann überhaupt, was hier vor sich ging?

»Na ja, er ist der Vater von Janine und die Kleine bedeutet mir sehr viel. Ich wollte mir keine Vorwürfe von ihr anhören müssen. Man hört ja immer die schlimmsten Dinge in den Medien, wenn man der Polizei zu viel erzählt.«

»Jetzt hören Sie mir mal genau zu. Die Polizei anzulügen, ist kein Kavaliersdelikt, damit machen Sie sich strafbar.«

»Werde ich verhaftet?« Julian riss die Augen auf, seine Pupillen wirkten starr und er schluckte erneut mühsam. Er schien tatsächlich Angst zu haben.

»Nein, das tun wir nicht. Dafür haben die Lügen aber ein Ende, okay?«, antwortete Aydin deutlich freundlicher und ruhiger als Brandt.

Julian atmete sichtlich erleichtert aus. »Keine Lügen mehr. Ehrlich, das war nicht meine Absicht. Ich habe das nicht mal als Lüge oder so gesehen. Ich möchte nur nicht zwischen die Fronten geraten. Das ist alles.« Seine Worte sprudelten immer schneller hervor, die Erleichterung war deutlich herauszuhören.

»Sie haben Paula mit Janine betrogen?«, fragte Brandt, obwohl sie es durch Fischers hervorragende Recherchearbeit bereits wussten, dennoch wollte er es sich von Julian bestätigen lassen.

Der junge Mann presste die Lippen zusammen, dann nickte er nur.

»Wussten Sie, dass Paula eine Affäre mit Janines Vater hatte?«

»Nein, ganz ehrlich«, antwortete er hastig, seine Worte überschlugen sich fast. »Sind Sie sicher, dass er es war?« Julian runzelte die Stirn.

»Daran gibt es keinen Zweifel. Finden Sie es nicht komisch, dass sie ausgerechnet mit dem Mann eine Affäre hatte, mit dessen Tochter Sie fremdgegangen sind?«

»Das ist total krank. Aber was hat das mit mir zu tun?« Julians Augenlider flatterten, seine Wangen wurden leicht rot. Es war ihm anzusehen, dass ihm das alles furchtbar unangenehm war.

»Sie sind doch clever. Was glauben Sie, warum Paula ausgerechnet den Vater von Janine verführt?«

»Keine Ahnung. Weil sie ein Freak ist!«, wurde Julian laut.

»Jetzt beruhigen Sie sich. Was hatten wir eben in Bezug auf das Lügen vereinbart?« Brandt wollte den Grund aus Julians Mund hören.

»Ja, ist ja gut. Vermutlich wollte sie sich an mir rächen. Aber was bringt einem eine Rache, wenn die andere Person es nicht weiß und man am Ende tot ist?« Er presste seine Kiefer aufeinander, das war deutlich zu sehen. Offensichtlich hatte er große Mühe, sich im Zaum zu halten. Brandt war das recht, da er immer wieder erlebt hatte, dass Menschen, wenn sie ihre Emotionen nicht unter Kontrolle hatten, wichtige Informationen preisgaben. Aus Versehen natürlich.

»Sie wussten also nichts von der Affäre?«, fragte Aydin. Er wirkte ebenso skeptisch wie Brandt.

»Nein, wusste ich nicht. Und nein, ich lüge nicht.«

»Hat Janine Ihnen gegenüber etwas in dieser Richtung erwähnt?«

»Ganz sicher nicht. Sie kennen Paula nicht. Halten Sie Janine da raus, die Kleine ist viel zu verletzlich. Ich will mir gar nicht vorstellen, wie schwer es sie trifft, wenn Sie ihren Vater verhaften.«

»Wir haben gar nicht gesagt, dass wir Herrn Hess verhaften.«

»Jetzt lügen Sie aber«, blaffte Julian. »Paula hatte eine Affäre mit einem erfolgreichen älteren Mann, der auch noch verheiratet ist, und kurz darauf stirbt sie. Da muss man kein Polizist sein, um sich den Rest zu denken. Die arme Janine.«

»Gab es zwischen Ihnen und Paula ein weiteres Treffen, nachdem Sie sich im Haus der Böhms gesehen haben?«

»Nein, gab es nicht. Da war nichts. Mich würde es nicht wundern, wenn sie ihren Tod provoziert hat mit ihrer unausstehlichen Kälte.«

»Eine junge Frau wurde brutal ermordet. Eine Frau, für die Sie Gefühle hatten, Sie sollten sich schämen, so etwas auch nur zu denken«, ermahnte ihn Aydin eindringlich.

Brandt hätte die Worte unkommentiert gelassen, denn sie hatten fast, was sie wollten, obwohl er gehofft hatte, dass Julian von der Affäre wusste. Der letzte Beweis, dass es sich bei Paulas Liebschaft nur um Ludwig Hess handeln konnte, fehlte leider. Sie hatten zwar eindeutige Indizien, aber keine wasserdichten Beweise. Aufgrund dieser Sachlage würde weder der Staatsanwalt noch der Haftrichter einen Haftbefehl ausstellen und Bender würde dem sicherlich auch nicht zustimmen.

»Es tut mir leid. Ich wollte Paula nicht …«, reagierte Julian kleinlaut auf Aydins Belehrungen.

»Das sollte es auch. Können Sie uns die Anschrift von Ludwig Hess nennen?«, fragte Aydin. Brandt wäre die Frage fast durchgerutscht. Gut, dass Aydin daran gedacht hatte, so mussten sie nicht Fischers wertvolle Zeit in Anspruch nehmen.

»Klar. Sie wohnen in Marienburg. Nette Villa.«

Aydin notierte die Adresse. Brandt bedankte sich und beendete die Unterhaltung, er sah keinen Grund, hier weitere Zeit zu verlieren.

»Marienburg. Wenn du da eine Villa hast, hast du es geschafft«, bemerkte Aydin, als Brandt den Wagen aus Deutz heraus fuhr.

»Das stimmt. Aber Geld ist nicht alles. Erst recht nicht, wenn man ein Mörder ist.«

»Immerhin kann sich die Schickeria mit Geld die besten Anwälte kaufen.«

»Auch das ist richtig. Zum Glück leben wir in Deutschland, wo ein Mörder, egal welch teuren Anwalt er hat, noch immer ins Gefängnis muss, und ich hoffe, dass sich das niemals ändern wird.«

»Glaubst du denn, er ist es?«

»Der Verdacht liegt sehr nahe. Dabei haben wir nicht einmal den Beweis, ob er tatsächlich unser gesuchter Ludwig ist.«

»Es wäre schon sehr unwahrscheinlich, dass er es nicht ist. Diesmal passt alles zusammen. Dass es ausgerechnet der Vater von Julians Affäre ist, ist garantiert kein Zufall.«

»Ich sehe das wie du, dennoch haben wir keinen Beweis.«

»Daran könnte ich mich gewöhnen.«

»Woran?«

»Dass du mir so oft recht gibst.« Aydin grinste und fuhr sich mit der rechten Hand über seinen Sechstagebart.

»Na, dann gewöhn dich nicht zu sehr daran. Und nur fürs Protokoll: Ich gebe gerne meinem Kollegen recht, wenn er richtig liegt, was ja leider nicht oft der Fall ist.« Diese kleine Steilvorlage konnte sich Brandt nicht entgehen lassen. Aydin lachte.

»Glaubst du, dass Julian wirklich nichts von der Affäre wusste?«

»Keine Ahnung. Er hat Züge eines notorischen Lügners, der sich gerne aus der Schusslinie bringt, und weil er so viel Charme besitzt, kommt er im wahren Leben damit durch. Nur kapiert er nicht, dass er es jetzt mit der Polizei zu tun hat. Wenn er uns erneut angelogen hat, kümmern wir uns um ihn. Seine Aussage könnte uns helfen, den Druck auf Hess zu erhöhen, wenn dieser das Verhältnis leugnet.«

»Ich wette um eine Currywurst, dass Hess alles abstreiten wird«, sagte Aydin. »Wenn er schon nicht auf unsere Anrufe und die Nachricht, die wir auf sein Handy geschickt haben, reagiert, warum sollte er es dann zugeben?«

»Die Wette nehme ich an, du Keks. Du vergisst nämlich etwas Wesentliches: *Ich* verhöre ihn.«

Nun konnte Aydin nicht mehr an sich halten. Er brach in lautes Gelächter aus.

»Was ist daran so komisch?«

»Das war ja fast wie Arnolds berühmtes: *I'll be back.*« Aydin lachte weiter.

»Scherzkeks. Die Currywurst ist leicht verdient.«

Wenig später erreichten sie die Zielanschrift. Brandt parkte vor der Villa, beide stiegen aus und gingen zu der imposanten Haustür, wo Brandt auf die Klingel drückte.

»Es fängt an zu schneien«, sagte Aydin. Brandt nickte nur, ihm war gerade eine Schneeflocke genau in den Nacken gefallen, wo sie einen kalt-feuchten Gruß hinterließ.

»Ja, bitte?« Mit diesen Worten öffnete eine junge Frau die Tür, vermutlich Janine Hess. Sie war groß, Brandt schätzte sie auf knapp einen Meter achtzig, und trug ihre langen braunen Haare zum Zopf. Man sah ihr an, dass sie viel Sport trieb.

»Guten Abend. Sind Sie Janine Hess?«

»Das bin ich. Und wer sind Sie?« Janine wirkte irritiert und ihre Haltung signalisierte Vorsicht, als würde sie es bereuen, die Tür geöffnet zu haben.

»Wir sind von der Kölner Kriminalpolizei. Das ist mein Kollege Emre Aydin und mein Name ist Lasse Brandt«, begann Brandt die Vorstellung. Beide Beamten zeigten ihre Dienstausweise, die sich Janine nur oberflächlich anschaute. Sie wirkte plötzlich sehr nervös.

»Und was kann ich für Sie tun?«

»Wir müssen mit Ihrem Vater Ludwig Hess sprechen.«

»Der ist noch in der Firma.«

»Um diese Zeit?«

»Das ist der Preis der Selbständigkeit. Worum geht es denn? Kann ich ihm etwas ausrichten?«

»Nein, das müssen wir persönlich besprechen«, antwortete Brandt, obwohl ihm für einen Moment die Frage auf der Zunge lag, ob Janine etwas von dem Seitensprung ihres Vaters wusste. Er entschied sich jedoch dagegen, er bewegte sich damit auf sehr dünnem Eis und wollte Janine noch nicht in die Ermittlungen einbeziehen.

»Ist etwas Schlimmes passiert?«, bohrte sie weiter nach.

»Wir ermitteln im Mordfall Paula Böhm«, erklärte Brandt nun doch, er hatte eine Idee.

»Was hat mein Vater mit einem Mordfall zu tun?« Janine schien nicht zu verstehen. Ihre Nervosität gewann an Intensität, das war nicht zu übersehen. Angespannt kaute sie auf ihrer Oberlippe.

»Sagt Ihnen der Name etwas?«

»Nein, warum sollte er?«

»Sie war die Exfreundin von Ihrem Freund Julian Ruge.«

Janines Augen weiteten sich, sie wirkte benommen und ihre rechte Hand zitterte, weshalb sie sie hastig hinter den Rücken legte.

»Und was hat mein Papa damit zu tun?«

»Wir ermitteln nur und gehen jedem Hinweis nach. Reine Routine«, erklärte Aydin. »Wo finden wir die Firma Ihres Vaters?«

»Die ist in Zollstock.« Sie nannte ihnen die genaue Anschrift.

»Glaubst du ihr?«, fragte Aydin, als sie wieder im Auto saßen.

»Dass sie Paula nicht kennt?«

»Genau.«

»Sie stand unter Schock. Möglich, dass sie sie wirklich nicht kennt. Genauso möglich ist, dass sie die Frage gar nicht richtig wahrgenommen hat. Aber an sich weiß man doch von der Ex des neuen Freundes, oder?«

»Eigentlich schon. Außer, der Freund erwähnt sie nicht, und wie wir wissen, hatte Paula keine Profile in irgendwelchen sozialen Netzwerken.«

»Also glaubst du ihr?«, fragte Brandt.

»Ich bin geneigt, es zu tun. Sie war echt total neben der

Spur, so was spielt man nicht. Ich nehme übrigens an, dass sie ein sehr gutes Verhältnis zu ihrem Vater hat.«

Brandt nickte nur. Tief in seinem Innern blieb dennoch ein kleiner Zweifel daran, dass Janine wirklich nicht wusste, wer Paula Böhm war.

Die Fahrt zur Firma von Ludwig Hess verlief ohne Verzögerungen, der Kölner Verkehr legte ihnen keine Steine in den Weg, was viel zu selten der Fall war – das war eben die Achillesferse einer jeden Großstadt.

In einigen Räumen des Firmengebäudes brannte noch Licht. Da die Eingangstür verschlossen war, betätigte Brandt die Klingel. Kurz darauf wurde ihnen von einem Securitymitarbeiter geöffnet, zumindest ließ seine Kleidung darauf schließen.

»Was wollen Sie?«, fragte der Mann, dabei kaute er auf einem Kaugummi herum. Seine Freundlichkeit hatte er anscheinend nicht mit zur Arbeit genommen. Brandt konnte so ein Verhalten überhaupt nicht leiden. Beim Sprechen Kaugummi zu kauen, war absolut unhöflich.

»Wir sind von der Kölner Kriminalpolizei und wollen uns mit Ludwig Hess unterhalten.«

»Dienstausweise?«, fragte der Kaugummikauende und schmatzte laut.

Aydin zückte seinen als Erster, Brandt tat es ihm gleich und bemerkte, während er den Ausweis weiterreichte: »Können Sie bitte das Kauen sein lassen, wenn Sie sich mit uns unterhalten?« Den Hinweis, dass er dieses Verhalten widerlich fand, behielt er vorerst für sich.

Tatsächlich zeigten seine Worte Wirkung, der Mann schob das Kaugummi in die Backentasche und wirkte geradezu beschämt. Mit so einer Ansage hatte er sicherlich nicht gerechnet.

»Kleinen Augenblick bitte, ich rufe im Büro von Herrn Hess an.« Kaum hatte er das gesagt, wollte er auch schon die Tür zuschlagen, aber Brandt war schneller. Er hatte seinen

Fuß bereits in die Türöffnung geschoben und drängte ins Innere des Gebäudes, dabei wäre der Securitymitarbeiter fast gestolpert.

»Es liegt sicherlich auch in Ihrem Interesse, dass wir bei der Kälte und dem Schnee nicht draußen warten müssen.«

Der Mitarbeiter nickte nur und ging mit schnellen Schritten Richtung Telefonanlage.

Das Telefonat dauerte nicht lange. »Herr Hess erwartet Sie, wenn Sie mir bitte folgen wollen?«

Wortlos folgten sie seiner Aufforderung. Vor dem Büro von Hess drehte der Mann um und verschwand. Brandt klopfte an die Tür und gemeinsam traten die Beamten ein.

»Guten Abend«, grüßte sie ein sichtlich gut gelaunter Ludwig Hess und reichte ihnen die Hand.

Hess hatte einen kräftigen Händedruck, der signalisierte, dass hier jemand vor ihnen stand, der anpackte. Sein Büro war weder dekadent noch überaus luxuriös im Bauhausstil ausgestattet. Klare Linien, das gefiel Brandt.

»Was verschafft mir die Ehre zu so später Stunde? Möchten Sie etwas trinken?«, erkundigte sich Hess.

»Nein, danke. Wir sind im Dienst.«

»Einen Kaffee? Wasser?«

»Vielen Dank, nicht nötig«, antwortete Brandt.

»Gut, wie Sie meinen. Und was verschafft mir nun die Ehre?«

»Wir sind die leitenden Ermittler im Mordfall Paula Böhm.«

»Verstehe. Was hat das mit mir zu tun, Herr Brandt? Das ist doch Ihr Name, richtig? So jedenfalls hat Herr Klausen von der Security Sie angekündigt. Und Sie sind dann sicherlich Herr Aydin.«

Aydin nickte.

Dass Hess so ruhig blieb, wurmte Brandt etwas, denn der leise Zweifel, ob sie wirklich den richtigen Ludwig und nicht schon wieder eine Niete erwischt hatten, meldete sich. Was, wenn sich Kramer geirrt hatte und Paula nie vorgehabt hatte, sich an Julian auf diese doch sehr perfide Weise zu rächen?

Brandt beschloss, direkt auf Angriff zu schalten. Hess machte den Eindruck, als könnte man ihn schwer aus der Reserve locken, wenn man zu lange taktierte.

»Wir haben Informationen, dass Sie eine Affäre mit Paula Böhm hatten.«

»Ich?« Hess zog die Augenbrauen hoch. Dann lächelte er. »Und wie kommen Sie auf so eine absurde Behauptung?«

Brandt hätte ihm zu gerne eine listige Antwort gegeben, aber er verkniff sie sich, weil er wusste, dass ihm das später um die Ohren fliegen würde. Leute wie Hess hatten sehr gute Anwälte, die seine Aussage dazu verwenden würden, die Polizei anzugreifen. Was bei jemandem wie Julian funktionierte, klappte noch lange nicht bei jemandem wie Hess, dessen Blick scharf wie der eines Habichts auf der Jagd war.

»Wir haben Ihre Kontaktdaten und wir haben Nachrichten, die bezeugen, dass Sie eine Affäre mit Paula Böhm hatten.«

»Das ist nicht wahr. Beweisen Sie mir das bitte. Wie kommen Sie auf so einen Unsinn?«

»Das ist kein Unsinn. Paula Böhm war die Exfreundin von Julian Ruge, der Paula mit Ihrer Tochter betrogen hat. Paula wiederum hat Sie benutzt, um sich an ihrem Exfreund zu rächen«, erklärte Aydin.

»Das wird ja immer absurder. Ich bin seit dreißig Jahren glücklich verheiratet. Ich denke, Sie sollten jetzt gehen.«

»Das wäre ein Fehler. Wenn Sie mit uns kooperieren, müssen Sie nichts befürchten. Eine Affäre ist nicht strafbar. Aber wenn Sie uns anlügen und wir Ihnen das beweisen können, was glauben Sie, wie sich das auf Ihre Position auswirkt? Sie sollten wissen, dass wir jede Menge DNA gefunden haben.«

»Ich kann mich nur wiederholen, ich kenne diese Frau nicht. Ich möchte Sie kein zweites Mal bitten, meine Firma zu verlassen.«

Brandt hätte Hess aufs Präsidium mitnehmen können, da ein Verdachtsmoment vorlag, das reichte als Grund aus. Hess' Anwälte fürchtete er nicht, doch sein Gefühl sagte ihm, dass er eine andere Taktik brauchte.

»Wir kommen morgen wieder. Bis dahin überlegen Sie sich genau, was Sie sagen wollen, mit allen Konsequenzen«, drohte er stattdessen und wich dem Blick von Hess nicht aus. Er wirkte ungemein überheblich.

14

Janine hatte sich nicht anders zu helfen gewusst, als Julian anzurufen. Sie zitterte am ganzen Körper.

»Hallo«, nahm Julian das Gespräch an.

»War die Polizei bei dir?«

»Wie wäre es mit einem Hallo?«

»Dafür habe ich jetzt echt keinen Nerv«, blaffte Janine ihn an. »War die Polizei bei dir?«

»Ja, war sie. Was ist los?«

»Was los ist? Die waren bei uns und wollten zu Papa.«

»Okay, und dann?«

»Was hast du denen erzählt?«, wurde Janine laut.

»Nichts, was soll ich ihnen denn erzählt haben?«

»Und warum wollten sie zu Papa? Was hat deine Psycho-Ex mit meinem Vater zu tun?« Ihre Stimme bebte. Wenn es um ihren Vater ging, kannte Janine nichts. Es gab keinen Menschen, den sie mehr bewunderte und liebte, sie schaute zu ihm auf. Jede Kritik gegen ihn war schlimmer als Kritik an ihr. Ihre Mutter hatte ihr deshalb schon des Öfteren geraten, nicht allein auf den Papa zu hören, sondern auf eigenen Beinen zu stehen. Aber Janine hatte all diese Ratschläge in den Wind geschlagen, vor allem weil ihr Vater nie Anstalten gemacht hatte, sie nicht mehr als Daddys Prinzessin zu behandeln. Sie fühlte sich wohl in dieser Rolle und ihr Vater auch. Das war das Einzige, was zählte. Trotzdem fand sie, dass sie nicht zu verwöhnt war, dass sie sehr bodenständig sein konnte.

»Ich weiß es nicht.«

»Du lügst mich doch an«, schrie Janine nun beinahe verzweifelt. So gut kannte sie Julian, dass sie anhand seiner

Stimmlage heraushörte, wenn er log oder herumdruckste.

»Möchtest du nicht zu mir kommen? Das am Telefon zu besprechen, ist suboptimal.«

»Nein, möchte ich nicht. Ich warte hier auf meinen Vater. Verstehst du nicht, was hier gerade vor sich geht? Die Polizei wird nicht einfach so mit ihm sprechen wollen. Was hast du denen erzählt?«

»Nichts, das sagte ich doch. Was willst du denn von mir hören, damit du zufrieden bist?«, reagierte Julian nun ebenfalls deutlich gereizt.

»Das, was du ihnen erzählt hast«, beharrte Janine und verdrängte einen flüchtigen Gedanken aus ihrem Bewusstsein.

»Mensch, Janine, sei doch nicht so naiv«, platzte Julian heraus.

»Was heißt naiv?«

»Ich habe der Polizei nichts erzählt, warum auch? Was glaubst du denn, weshalb sie ausgerechnet ihn sprechen wollen?«

Janine schluckte, ihre Augen wurden feucht, aber noch weinte sie nicht. »Sag es mir, bitte.« Jetzt klang ihre Stimme deutlich weicher, denn sie kannte die Antwort, sie wollte sie nur nicht wahrhaben.

»Sie nehmen an, dass Paula eine Affäre mit deinem Vater hatte, um sich an mir zu rächen.«

Jetzt weinte Janine. Die Wahrheit war mehr als offensichtlich.

»Mein Vater ist treu, das hat sich dieses Psychobiest doch nur ausgedacht. Niemals würde mein Vater Mama betrügen. Niemals«, antwortete sie dennoch und legte auf.

Julian rief sie kurz danach wieder an, aber sie nahm das Gespräch nicht entgegen, sie steckte das Handy weg und legte sich in ihr Bett, wo sie hemmungslos weinte, denn noch eine andere Erkenntnis übermannte sie, die sie nur schwer ertragen konnte.

»Wenn ich mit Julian keinen Sex gehabt hätte, hätte sie niemals meinen Vater verführt und er hätte Mama niemals betrügen müssen. Es ist alles meine Schuld.«

In diesem Moment ging die Tür zu ihrem Zimmer auf und ihre Mutter trat ein. »Habe ich dich eben weinen gehört? Was ist los?«

Janine schluckte die Tränen herunter, wischte sich übers Gesicht und antwortete: »Julian hat eben mit mir Schluss gemacht.« Sie konnte ihr unmöglich die Wahrheit sagen.

15

Julian war außer sich vor Wut. Wie von Sinnen schlug er mit der Faust gegen die Wand, irgendwie musste er seine Wut rauslassen.

»Was glaubt die eigentlich, wer sie ist? Dieses verwöhnte Mistding«, regte er sich auf.

Diese Sache mit Ludwig war der Super-GAU. Janine würde ihn dafür verantwortlich machen, dabei hatte er der Polizei gar nichts erzählt. Aber die Polizisten waren nicht dumm, sie hatten ihre Hausaufgaben gemacht, und das bereitete ihm viel mehr Sorgen. Wer weiß, was sie alles herausfinden würden.

Julian spürte ein flaues Gefühl in der Magengegend. Die Gedanken, die durch seinen Kopf kreisten, waren mächtig, zu mächtig, als dass er sie einfach verdrängen konnte. Das ungute Gefühl wurde immer stärker und etwas anderes kam noch hinzu. Seine Schultern wurden schwer, als hätte jemand ein Gewicht darauf gelegt.

»Verdammt, Paula«, rief er. »Wie konntest du mir das nur antun?«

Sein Handy klingelte, er nahm das Gespräch an.

»Hallo, Andy.«

»Hallo. Sag mal, kann es sein, dass die Tote, von der der Express berichtet, deine Ex ist?«

»Ja, ist sie. Und?«

»Das tut mir echt leid. Mein Beileid.«

»Entspann dich, wir waren kein Paar mehr.«

»In der Zeitung steht, dass ihr Schädel mit einem harten, spitzen Gegenstand zerschmettert wurde. Wer tut nur so was Krankes?«

»Woher soll ich das wissen?«, wurde Julian ungehalten. Er hatte den Artikel im Express nicht gelesen.

»Entspann dich. Hängst du immer noch an Miss Chucky?«

»Nein, tue ich nicht. Aber warum nennst du sie so? Lass das.«

»Weil die echt weird war. Sie konnte einem wirklich Angst einjagen. Einmal hat sie mir nach dem Sport aufgelauert.«

»Dir? Davon wusste ich gar nichts.«

»Ich habe es dir nicht erzählt.«

»Und warum nicht?«

»Keine Ahnung, du schienst sie echt gerne zu haben und ich wollte das Ganze nicht dramatisieren.«

»Was ist denn geschehen?«

»Plötzlich stand sie vor mir. Sie war sehr blass und hatte ihre Augen so komisch geschminkt. Ich weiß nicht, woher sie kam, aber sie stand mit einem Mal einfach vor mir, wie aus dem Nichts. Und dann flüsterte sie mir ins Ohr: *Julian gehört zu mir, ich werde keine Männerabende mehr dulden.*«

»Echt? Das hat sie gesagt?« Julian bekam eine Gänsehaut.

»Ja, ohne Scheiß. Echt spooky.«

»Du hättest mir das erzählen sollen.«

»Ist doch jetzt egal, habe ich halt nicht. Sei froh, dass du sie los bist. Die hatte echt einen Dachschaden. Ich hatte das Gefühl, dass sie alles über dich wusste.«

»Wie kommst du darauf?«

»Na ja, egal wo du warst, sie war auch da. Selbst wenn ihr gar nicht verabredet wart.«

»Du übertreibst. Das ist so, wenn man verliebt ist, da verbringt man gerne Zeit miteinander.«

»Nein, das war anders. Ich habe es in ihren Augen gesehen.«

»Und was hast du in ihren Augen gesehen, du Spinner?« Julian versuchte zu lachen, aber es missglückte. Ihm war einfach nicht zum Lachen zumute.

»Sie war besessen von dir.«

Jetzt lief es Julian eiskalt den Rücken herunter, weil er wusste, was Andy meinte, auch wenn er sich das nie hatte eingestehen wollen.

»War die Polizei schon bei dir?«, fragte Andy.

»Ja, natürlich.«

»War mir sofort klar. Diese dummen Bullen sehen dich bestimmt als einen Verdächtigen.«

»Möglich, aber ich habe ein Alibi«, log Julian. »Außerdem war ich ja von ihr getrennt. Und ich glaube, die haben schon ihren Verdächtigen.«

»Echt? Wen?«

»Kann ich dir nicht sagen.«

»Komm schon. Ich bin dein bester Freund. Lass mich nicht dumm sterben.«

»Ich kann es wirklich nicht.«

»Verstehe, du kennst die Person.«

Julian konnte Andy nichts vormachen. Sie kannten sich seit dem Kindergarten, sie waren wie Brüder. Nur als er mit Paula zusammengekommen war, war der Kontakt ein wenig eingeschlafen. Doch danach war er wieder aufgelebt, als wäre nie etwas vorgefallen.

»Gut, aber du musst das echt für dich behalten«, antwortete Julian, der hoffte, dass ihm damit ein wenig Druck genommen würde.

»Schieß los. Habe ich dich je verpfiffen?«

»Willst du darauf echt eine Antwort?«

»Ja.«

»Na, ich sage nur, Nina damals …«

»Das war doch was ganz anderes. Die hat nie auf dich gestanden«, fiel er Julian ins Wort.

»Aber nur, weil du reingegrätscht bist und ihr den größten Müll erzählt hast, damit du sie in die Kiste kriegst.«

»Wir waren siebzehn. Dass du diese olle Kamelle noch rausholst. Also, wer ist es?«

»Versprich mir, dass du es wirklich niemandem erzählen wirst.«

»Indianerehrenwort mit Doppelverschluss«, lachte Andy. Er war schon immer der Humorvollere von ihnen gewesen, er nahm die Dinge, wie sie kamen. Julian hatte nie erlebt, dass Andy mal wegen irgendetwas in Sorge gewesen war.

»Ludwig Hess.«

»Du machst Witze?«

»Nein, das würde mir bei so einer Sache garantiert nicht einfallen.«

»Der Vater von Janine?«

»Ja.«

»Und wie kommen sie auf den?«

»Er hatte eine Affäre mit Paula.«

»Was? Das wird ja immer kranker. Dich lässt sie nicht ran, aber so einen alten Sack schon?« Julian hörte durch das Handy, wie Andy laut atmete. »Geld, ich sags ja. Diese jungen Weiber stehen auf Kohle, da kannst du auch ein Tattergreis sein.«

»Das glaube ich nicht. Ich vermute, Paula wollte mir eins auswischen. Immerhin habe ich sie mit der Tochter von Ludwig betrogen.«

»Verdammt. Das macht Sinn, was für ein beklopptes Luder.« Bevor Julian etwas erwidern konnte, fügte Andy hinzu: »Sei echt froh.«

»Warum?«

»Du bist aus der Schusslinie. Wenn sie Hess haben, wird die Polizei dich nicht behelligen. Was Besseres kann dir doch gar nicht passieren.«

»Na ja, Janine glaubt, ich hätte ihren Vater bei der Polizei verpfiffen.«

»Ehrlich, Julian, scheiß auf diese verwöhnte Göre. Möchtest du lieber ins Gefängnis gehen?«

»Nein, was für eine Frage.«

»Na also. Sei froh, dass dieser notgeile alte Bock eine

Affäre mit ihr hatte. Einen besseren Täter findet die Polizei nicht.«

Julian überlegte kurz. Er musste Andy recht geben. Am Ende spielte ihm das Ganze in die Hände, auch wenn es bedeutete, dass seine Beziehung zu Janine vor dem Aus stand. Ab jetzt war er kein Verdächtiger. Besser konnte es doch nicht laufen, erst recht, da er kein Alibi hatte. Oder?

16

Köln, 30. Januar

Samstage waren wie Montage oder Dienstage, wenn man wie Brandt und Aydin einen Fall aufzuklären hatte. An diesem Vormittag saßen sie daher bei Bender im Büro, um die weitere Vorgehensweise abzustimmen.

»Wir können ihn nicht zu einem DNA-Test drängen, das macht weder der Staatsanwalt noch ein Richter mit«, sagte Bender.

Brandt hatte Mühe, seine Enttäuschung zu kontrollieren. »Das wäre aber die beste Option, um ihn dranzukriegen. Er muss es sein, alles andere ergibt keinen Sinn.«

»Ihr habt nur einen Vornamen«, gab Bender zu bedenken.

»So viel Zufall kann es doch nicht geben«, blieb Brandt bei seinem Standpunkt.

»Ich sehe das auch so«, kam Aydin ihm zu Hilfe. »Ludwig Hess ist der Vater von dem Mädchen, das mit Julian Sex hatte. Es wäre schon ein sehr seltsamer Zufall, wenn nicht der Vater unser Täter wäre.«

»Dann müsst ihr Hess dazu bewegen, es zuzugeben, oder Zeugen finden, die das bestätigen. Was ist mit Julian?«

»Der weiß von nichts«, antwortete Aydin, er klang resigniert.

»Redet noch mal mit ihm«, schlug Bender vor. »Oder mit dem Nachbarn. Vielleicht hat er Hess ja doch gesehen, wenn ihr ihn mit der Frage konfrontiert.«

»Das werden wir, dabei liegt die Antwort direkt vor unserer Nase: ein DNA-Test.«

»Den es per Beschluss nicht geben wird. Außer, Hess willigt freiwillig ein.«

»Der? Niemals.« Brandt schüttelte den Kopf. »Der macht gar nichts, was ihn belasten könnte.«

»Vielleicht findet Fischer einen Hinweis, der ihn uns packen lässt.«

Das war auch Brandts Hoffnung. Noch gab es jede Menge Informationen auszuwerten und Fischer war akribisch dabei, diese zu sichten.

»Ich denke, ihr solltet erneut mit Julian und Lesch sprechen«, schlug Bender vor.

»Das machen wir«, antwortete Aydin.

»Gut, von mir aus war's das. Habt ihr noch was?«

»Nein, von uns aus war das auch alles.«

»Wie geht's Schmoll?«

»Deutlich besser. Als wir mit ihr telefoniert haben, hat sie sich viel fitter angehört«, antwortete Brandt. Er war überrascht, dass Bender augenscheinlich noch nicht mit ihr gesprochen hatte.

»Gut. Wenn was ist, meldet euch sofort bei mir.«

»Machen wir.« Mit diesen Worten verabschiedeten sich die beiden Beamten und verließen Benders Büro.

»Manchmal ist es wirklich nervig, Polizist zu sein«, sagte Brandt, als sie zu ihrem Wagen gingen, um zu Julian zu fahren.

»Warum?«

»Weil die Hürden so hoch sind. Wir beide wissen, dass der DNA-Test Hess überführen wird, dennoch haben wir keine Möglichkeit, einen anzuordnen.«

»Das ist aber im Rechtsstaat so. Erst kürzlich hast du gesagt, dass du es gut findest, dass bei uns Recht und Ordnung gelten, und jetzt …«

»Du weißt, wie ich das meine. Es ist offensichtlich, noch offensichtlicher geht es doch nicht«, fiel Brandt seinem Kollegen ins Wort.

»Wir finden schon einen Weg, Hess zu überführen. Wenn er es ist, wird das Kartenhaus zusammenbrechen.«

»So langsam fühlt sich das wie ein Abo an«, ätzte Julian, als die beiden Beamten ein weiteres Mal bei ihm in der Wohnung standen.

»Wir machen es kurz«, antwortete Brandt.

»Das sagen Sie immer und dann kommen tausend Fragen. Ich weiß gar nicht mehr, wo mir der Kopf steht, ich kann kaum noch schlafen …«

»Dafür sehen Sie aber ganz schön fit aus«, unterbrach ihn Brandt, er nahm ihm die Show nicht ab. »Wir sind wegen Ludwig Hess hier.«

»Was habe ich denn mit ihm zu tun? Wieso unterhalten Sie sich nicht mit ihm persönlich?«

»Das haben wir, aber er bestreitet, eine Affäre mit Paula Böhm gehabt zu haben.«

Julian wirkte überrascht, etwas schien ihm auf der Zunge zu liegen, doch er sagte nichts, stattdessen presste er die Lippen zusammen und antwortete merklich verspätet: »Und was hat das mit mir zu tun?«

»Versuchen Sie sich bitte zu erinnern: Kann es sein, dass Paula die Affäre Ihnen gegenüber erwähnt hat?«, versuchte Aydin auf freundliche Weise zu Julian durchzudringen.

»Nein, hat sie nicht. Sie können mich noch so oft fragen, ich wusste nichts davon, das hatte ich Ihnen doch schon gesagt.«

»Herr Ruge, wir verstehen, dass Sie der Tochter von Herrn Hess zugetan sind, dennoch befreit es Sie nicht von der Verpflichtung, uns die Wahrheit zu sagen. Sie machen sich strafbar, sollten wir später herausfinden, dass Sie doch Kenntnis davon hatten«, ermahnte ihn Aydin noch immer in freundlich respektvollem Ton. Brandt hätte den jungen Mann am liebsten gepackt und ihn durchgeschüttelt.

»Paula hat mir wirklich nichts erzählt, sonst würde ich es Ihnen sagen. Ich möchte doch mein Leben nicht wegen einer Lüge verpfuschen, das müssen Sie mir glauben.« Seine Augen wurden plötzlich feucht und Brandt war geneigt, ihm tatsächlich zu glauben, denn er wirkte gerade sehr sensibel.

»Wissen Sie, ob Paula eine Bezugsperson hatte?«, fragte er stattdessen.

»Nein, sie hatte keine Freunde. Ich sagte Ihnen doch bereits, dass Paula anders war als andere Mädchen in ihrem Alter. Sie mochte am liebsten mit sich allein sein.«

»Danke«, gab Brandt enttäuscht zurück. Hier gab es wohl nichts mehr zu gewinnen. Sie verabschiedeten sich von Julian und verließen die Wohnung.

Als sie aus dem Haus traten, stach ihnen die Kälte ins Gesicht. Kleine Schneeflocken machten es sich auf Brandts Winterjacke gemütlich.

»Ein Glühwein wäre jetzt nicht schlecht«, kommentierte Aydin das Wetter auf seine Art.

»Dafür ist es noch zu früh«, erwiderte Brandt mit einem Augenzwinkern. »Glaubst du Julian?«

»Irgendwie schon. Er weiß, mit welchen Konsequenzen er zu rechnen hat, wenn er uns anlügt. Ich glaube, das Risiko geht er nicht ein.«

»Das Gefühl habe ich auch. Aber er ist gleichzeitig ein guter Selbstdarsteller und sicherlich will er es sich weder mit Janine noch mit ihrem Vater verscherzen. Egal, Julian wird keine andere Aussage machen, damit müssen wir leider leben.«

»Noch haben wir Lesch.«

»Große Hoffnung habe ich bei dem Vogel ehrlich gesagt nicht.«

»Abwarten«, blieb Aydin optimistisch. Brandt warf ihm einen skeptischen Blick zu. Manchmal wünschte er sich, dass er etwas von Aydins Optimismus hätte.

Keine zehn Minuten später parkte Brandt den Wagen vor der Anschrift von Markus Lesch. Aydin klingelte bei ihm, doch es passierte nichts.

»Ausgeflogen?«

»Möglich. Ist immerhin Samstag.«

»Soll ich ihn anrufen?«

»Wäre wohl das Beste.«

»Wollen wir ins Café Rico? Was Warmes trinken?«

»Warum nicht. Ein Kaffee wäre gut bei diesem Wetter. Warte …« Brandts Blick wanderte auf die andere Straßenseite. »Ist das nicht Lesch?«

»Das ist er. Kommt vom Einkaufen.« Lesch trug eine Tüte in der rechten Hand, auf der das Logo einer Supermarktkette prangte.

Die beiden Kommissare warteten vor dem Eingang auf ihn.

»Guten Tag«, sagte Brandt, als Lesch vor ihnen stand.

»Guten Tag, wollen Sie zu mir?«

»Das wollen wir. Wir haben noch ein paar Fragen.«

»Kommen Sie doch rein«, bat Lesch freundlich. Er wirkte gut gelaunt. Die beiden folgten ihm in die Wohnung und warteten im Wohnzimmer, bis Lesch seinen Einkauf verstaut hatte.

»Vielen Dank, dass Sie Zeit für uns haben«, sagte Aydin, als Lesch das Wohnzimmer betrat.

»Wie kann ich Ihnen denn helfen?«

»Sagt Ihnen der Name Ludwig Hess etwas?«, kam Brandt sofort zum Grund ihres Besuches.

»Ludwig Hess?« Lesch überlegte. »Nein, wer soll das sein?«

»Wir wissen, dass er eine Affäre mit Paula Böhm hatte.«

»Gut, und warum sollte ich davon wissen?«

Aydin zückte sein Handy und suchte ein Foto von Hess. »Das ist der Mann. Es wäre doch denkbar, dass Sie ihm in den letzten Wochen begegnet sind.«

Lesch schaute sich das Foto auf dem Handy genauer an. Plötzlich wurden seine Augen schmal, es schien, als gefiele ihm nicht, was er da sah. »Nein, ich kenne diesen Mann nicht. Tut mir leid.«

»Sicher?«, bohrte Brandt nach.

»Ganz sicher. Ich kann Ihnen nicht helfen.« Leschs Worte klangen streng, als wollte er ihnen zeigen, dass es keinen Zweifel an seiner Aussage gebe.

»Danke trotzdem für das Gespräch«, antwortete Brandt. Jede weitere Frage hatte sich damit erledigt. Weder Julian noch Lesch würden Hess belasten. Somit hatten sie nichts erreicht. In diesem Moment hätte Brandt statt Kaffee gerne etwas Hochprozentiges getrunken, der Frust war sehr groß.

Sie verabschiedeten sich und gingen die Treppe hinunter zum Ausgang.

»Guten Tag«, grüßte sie eine ältere Frau im unteren Hausflur.

»Guten Tag«, antwortete Brandt.

»Sie sind doch die Herren von der Polizei.«

»Das sind wir.«

»Haben Sie schon eine heiße Spur?«

»Leider nicht. Seltsamerweise kann sich niemand im Haus hier erinnern, ob Paula Böhm in der besagten Nacht Besuch hatte«, machte Brandt seinem Unmut Luft.

Die Frau hieß Gerda Schmitt. Sie hatten bereits mit ihr gesprochen, doch auch sie wollte nichts gesehen haben.

»Die Hausgemeinschaft ist anonym, aber das war nicht immer so. Vor dreißig Jahren kannte hier jeder jeden und wir hatten eine überaus aktive Nachbarschaft. Leider ist das nicht mehr so, was sicher an den vielen jungen Mietern liegt. Die Frau Böhm war ja auch nicht einfach. Manchmal hat sie einen gegrüßt und an anderen Tagen ist sie an einem vorbeigegangen, als wäre man ein völlig Fremder, das hatte ich Ihnen ja bereits gesagt. Ich glaube, sie hatte selbst jede Menge Probleme.«

»Wissen Sie, ob Frau Böhm in den letzten Wochen Besuch von einem älteren Mann hatte?«

Die Nachbarin hatte ihnen zwar beim letzten Gespräch gesagt, sie könne sich an keinen Kontakt in den vergangenen Wochen und Tagen erinnern, aber sie war nicht mehr die

Jüngste. Sie hatten schließlich nichts zu verlieren, wenn sie die Frage erneut stellten.

»Nicht, dass ich wüsste …«, antwortete sie, dann hielt sie ihre Hand ans Kinn und schien zu überlegen. »Warten Sie, da war doch ein Mann, ein etwas älterer. Jetzt, wo Sie es sagen. Es war komisch, ich dachte, er wäre ihr Vater, aber er berührte sie am Po, das fand ich merkwürdig.«

»Sind Sie sicher?« Brandt wollte seinen Ohren nicht trauen. Konnte es sein, dass der Zufall ihnen gerade wirklich half?

»Ja, schon. Aber kommen Sie doch bitte in meine Wohnung. Das lange Stehen belastet mich zu sehr.«

»Gerne.«

Brandt und Aydin folgten Schmitt in ihre Wohnung im Erdgeschoss. Kaum waren sie eingetreten, hörten sie ein Hundebellen und kurz darauf rannte ein Dackel auf die beiden Beamten zu.

»Mensch, Oscar, ist ja gut. Das sind doch die beiden netten Polizisten vom letzten Mal«, sagte Schmitt und streichelte Oscar. Aydin ging in die Hocke und streichelte den Dackel ebenfalls, der das sichtlich zu genießen schien.

Brandt warf Aydin nur einen kurzen Blick zu, damit er der Nachbarin endlich das Foto von Hess auf seinem Handy zeigte. Es war ein Foto aus dem Internet, da Hess als Unternehmer bekannt war.

»Verzeihen Sie, aber ich muss mich setzen. Meine Beine machen mir seit einiger Zeit mächtig Ärger. Altwerden ist nicht schön. Jeder, der das Gegenteil behauptet, hat keine Ahnung.« Sie seufzte und nahm auf einem Sessel Platz.

»Frau Schmitt, sagt Ihnen der Name Ludwig Hess etwas?«

»Ludwig Hess? Nein, wer soll das sein?«

Brandt stutzte. Eben noch hatte sie gesagt, dass sie einen älteren Mann bei Paula gesehen habe, und jetzt konnte sie mit dem Namen nichts anfangen.

Entspann dich, nur weil sie ihn gesehen hat, heißt es nicht, dass sie auch seinen Namen kennt. Sie ist doch ziemlich zerstreut, ermahnte er sich, nicht zu hart mit der alten Dame ins Gericht zu gehen.

Aydin trat zu ihr und zeigte ihr das Foto auf dem Handy. »Wir meinen diesen Mann.«

Sie schaute auf das Display. »Wären Sie so freundlich, mir meine Lesebrille zu bringen? Ich sehe leider sehr schlecht.«

»Wo ist sie denn?«

»Neben dem Fernseher.«

Aydin holte die Brille und reichte sie Schmitt. Sie setzte die Brille auf und schaute sich erneut das Handyfoto an. »Das ist dieser Ludwig Hess?«, fragte sie.

»Genau. Ist das der Mann?«, stellte Brandt die entscheidende Frage.

»Ehrlich gesagt …«, begann sie. Sie wirkte unsicher und sah sich das Foto genauer an.

17

Die Polizei ist absolut blind, dachte Ludwig Hess zufrieden. Er war überzeugt, dass er richtig gehandelt hatte, als er den Beamten gegenüber nicht zugegeben hatte, eine Affäre mit Paula Böhm gehabt zu haben.

Die können dir nichts. Trotzdem blieb das komische Gefühl, das ihn seit dem Gespräch mit den Beamten nicht verlassen wollte. Ein Gefühl, das ihm sagte, dass es vielleicht doch ein Fehler gewesen war, der Polizei nicht gestanden zu haben, dass er ein Verhältnis mit Paula gehabt hatte. Denn sollte es ihnen gelingen, das herauszufinden, machte er sich erst recht verdächtig, weil die Polizei glauben würde, er wolle den Mord vertuschen und tische ihnen deshalb all diese Lügen auf.

Aber hier ging es um viel mehr. Es ging um sein Lebenswerk und es ging um seine Ehe. Er wusste nicht, wie Tanja darauf reagieren würde. Würde sie weiter zu ihm stehen oder würde sie die Scheidung einreichen? Das wäre für ihn der Super-GAU. Nicht nur, weil sie damit ihre dreißig Jahre Ehe verriete, sondern weil es keinen Ehevertrag gab und ihr somit die Hälfte des Unternehmens zustand.

Dass sie ihre Anteile verkaufen könnte, trieb ihm die Schweißperlen auf die Stirn.

»Ich werde das zu verhindern wissen«, sagte er.

»Was wirst du zu verhindern wissen?«, wurde er von seiner Tochter unterbrochen, die gerade in sein Arbeitszimmer gekommen war, ohne dass er es bemerkt hatte, so sehr war er in Gedanken vertieft.

»Hast du mich erschreckt«, sagte Hess, dann trat er zu seiner Tochter. Sie schaute ihn mit großen Augen an, als suchte sie Trost und Halt, wie so oft. »Ich werde zu verhindern wissen, dass uns jemand ein Bein stellt«, antwortete er. Sie hatte ihm erzählt, dass die Polizei zuerst in der Villa nach ihm gesucht hatte und dass sie den Beamten die Anschrift der Firma gegeben hatte.

»Mama weiß von nichts«, sagte Janine.

»Das muss auch so bleiben, hörst du?«

»Ja, ich weiß, du hast mir das schon erklärt. Aber meinst du nicht, dass es besser wäre, wenn wir mit Mama sprechen?«

»Wofür? Du weißt, wie schnell sich solche falschen Gerüchte verselbständigen.«

»Aber wenn es herauskommt, wird Mama sehr wütend sein, und das zu Recht.«

»Das lass mal meine Sorge sein. Ich habe Mama doch bisher immer beruhigen können.«

»Ja, aber diesmal ist es anders. Diese Paula ist der Teufel. Was, wenn sie das mit deiner angeblichen Affäre rumerzählt hat?«

»Da war nichts, deswegen mache ich mir auch keine Gedanken.«

»Das solltest du aber. Vielleicht solltest du mit deinem Anwalt sprechen?«

»Ganz sicher nicht, das käme doch einem halben Schuldeingeständnis gleich. Die Polizei hat nichts gegen mich in der Hand, weil es da nichts gibt. Wen immer die suchen, ich bin nicht diese Person. Du solltest deinen schönen Kopf nicht mit solch unnötigen Dingen quälen.«

»Ich habe große Angst um dich, Papa«, gestand Janine und umarmte ihren Vater. Er gab ihr einen Kuss auf die Wange.

»Alles gut, mach dir keine Sorgen. Das ist schon sehr bald vorbei.«

Es klingelte an der Tür.

»Das ist sicher Julian.«

»Julian?«

»Ja, wir hatten ein bisschen Streit. Er will sich bestimmt bei mir entschuldigen.« Ihre Augen strahlten.

»Na, dann lass ihn nicht warten. Wenn er mag, kann er mit uns zu Mittag essen.«

Janine gab ihrem Vater einen Kuss auf die Wange und verließ das Arbeitszimmer. Etwas später trat seine Frau ein.

»Julian ist da. Das Essen ist fertig, kommst du?«

»Bin sofort da«, antwortete Ludwig. Der seltsam abwesende Blick seiner Frau entging ihm nicht.

Ahnt sie etwas?, überlegte er, wischte diesen Gedanken aber sogleich beiseite. Er kannte seine Frau, sie gehörte nicht zu denen, die akribisch Dinge hinterfragten und herumschnüffelten.

18

Eigentlich hatte Julian keine große Lust gehabt, Janine und ihre Eltern aufzusuchen, aber ein Gefühl hatte ihn ermahnt, es doch zu tun, sonst wäre die Beziehung nicht mehr zu retten.

Nun saß er mit Janine auf der Couch, sie hielten Händchen.

»Ich war echt wütend auf dich, aber jetzt ist alles wieder okay«, flüsterte sie ihm ins Ohr.

»Das freut mich«, antwortete er. Die Bemerkung, dass es überhaupt keinen Anlass gegeben hatte, wütend auf ihn zu sein, da sie ihre schlechte Laune vollkommen grundlos an ihm ausgelassen hatte, verkniff er sich.

»Und mich auch.« Sie gab ihm einen Kuss auf die Lippen, den er erwiderte. Janine konnte schon verdammt süß sein, wenn sie wollte. Ihre Launen und dieses Prinzessinnengetue nervten jedoch manchmal arg. Gerade war sie aber nur süß, so, wie er sie am liebsten hatte. Für einen Moment hatte er sogar das Gefühl, dass Paulas Tod sie vielleicht noch enger zusammenschweißen könnte. Es hörte sich verrückt an, aber Julian wollte jung Papa werden und mit Janine konnte er sich sehr gut eine Familie vorstellen.

»Hallo, Julian«, machte sich Janines Vater bemerkbar, er hatte mit seiner Frau das Wohnzimmer betreten.

Julian stand auf und reichte ihm die Hand. Ludwig Hess hatte einen kräftigen Händedruck, viel kräftiger als er, und diesmal dauerte der Druck etwas länger, dabei warf Hess ihm einen besonders prüfenden Blick zu, als wollte er ihm unterschwellig eine Botschaft mit auf den Weg geben. Julian konnte sich schon denken, welche: *Kein Wort über Paula!*

»Ich hoffe, ihr habt alle Hunger«, sagte die Mutter und schaute auch Julian an. Ihr Blick war ebenfalls sonderbar, aber Julian konnte nicht deuten, was der Grund dafür war.

Er nickte lächelnd und sie nahmen am Esstisch Platz, die Mutter servierte das Essen.

»Schön, dass ihr beiden euch wieder vertragen habt«, sagte Tanja Hess, während sie ein Stück Brot in ihre Suppe tunkte.

»So ist das bei jungen Leuten. Man streitet sich und liebt sich«, stimmte Janine zu.

»Nicht nur bei den Jungen«, entgegnete Ludwig Hess und drückte zärtlich die Hand seiner Frau, die ihm dafür ein Lächeln schenkte. »Streit kann eine reinigende Wirkung haben, wie ein Gewitter.«

»Jeden Tag brauche ich das aber nicht«, bemerkte Julian. »Egal, jetzt ist alles gut.«

»Sicherlich wisst ihr nicht einmal mehr so genau, warum ihr euch gestritten habt«, sagte der Vater. Kaum hatte er das ausgesprochen, spürte er einen Tritt gegen das Schienbein. Es war Janine, und er wusste auch, was sie ihm damit sagen wollte: Er solle sich auf keinen Fall verplappern. Aber für wie dumm hielt sie ihn?

»So ist es. Keine Ahnung, warum wir uns gestritten haben. Weißt du den Grund?«, fragte Julian Janine.

»Ehrlich gesagt nicht. Ist mir aber auch egal. Wir sind alle zusammen hier, das ist das Einzige, was zählt. Du weißt ja noch gar nicht das Neueste: Papa und Mama fliegen bald für einen Monat auf die Seychellen, ist das nicht schön?«

»Das ist sehr schön. Da würde ich auch gerne mal hin.«

»Ihr könnt gerne die letzten zehn Tage dazustoßen. Ich bezahle euch die Tickets und natürlich das Hotel.«

»Das ist sehr lieb von dir, Papa. Julian, was meinst du?«

»Ein wirklich großzügiges Angebot«, gestand Julian, der sich so eine Reise niemals hätte leisten können, dafür verdiente er nicht genug. So wie er Janines Eltern kannte, flogen sie bestimmt Businessclass und übernachteten in einer teuren Suite.

»Dann nimm es an«, sagte Ludwig. »Es wird euch beiden dort gefallen.«

»Das würde ich sehr gerne, aber ich weiß nicht, ob ich Urlaub bekomme«, entgegnete Julian. Tief in seinem Inneren spürte er, dass er in Wirklichkeit so wenig Zeit wie möglich mit Janines Vater verbringen wollte.

»Frag deinen Chef, er wird dir so eine Chance sicherlich nicht verwehren.« Ludwig lächelte und zeigte dabei seine strahlend weißen Zähne, doch das Lächeln wirkte gestellt, es schien, als wäre sein Mund eingefroren.

»Das werde ich.«

»Das wäre so toll, wir alle zusammen auf den Seychellen!«, sagte Janine. »Dein Chef muss dir freigeben«, fügte sie hinzu und gab ihm einen Kuss. Voller Vorfreude lächelte sie ihn an. Alle schienen guter Laune zu sein, nur bei Julian wollte sich keine Vorfreude einstellen.

Seine Gedanken waren bei Paula, er konnte sich nicht dagegen wehren. Dass dieser Widerling mit ihr Sex gehabt hatte, war ihm unbegreiflich, vor allem, weil sie ihn auf dem Trockenen hatte sitzen lassen, und das, obwohl sie doch Gefühle für ihn gehabt hatte. War das fair?

Für Julian nicht. Plötzlich spürte er eine Enge in der Brust, das ganze Getue hier wurde ihm zu viel. Er konnte nicht mit ihnen an einem Tisch sitzen und so tun, als wäre nichts geschehen. Die Einzige, die von all dem nichts zu wissen schien, war die naive Mutter, die die letzten Minuten allerdings recht teilnahmslos gewirkt und dem Gespräch stumm zugehört hatte.

Das Gefühl der Enge wurde immer stärker, je länger er sitzen blieb. Ihm war, als würde er keine Luft mehr bekommen, es schnürte ihm den Hals zu.

»Ich muss kurz raus«, sagte er deshalb, stand auf und eilte nach draußen. Die Kälte holte ihn schnell wieder runter und er spürte Leben in seinen Adern. Das beklemmende Gefühl ließ nach. Er nahm ein paar tiefe Atemzüge, da hörte er, wie Janine zu ihm trat.

»Was ist los?«, fragte sie besorgt.

»Alles gut. Mir war nur gerade etwas schwindelig. Sauerstoffmangel oder so. Die frische Luft tut gut.«

»Frische Luft? Es ist saukalt. Was war das denn eben?«

»Ich sagte doch, nichts. Mir war nur etwas schwummrig.« Julian gefiel Janines abwertender, herablassender Ton nicht.

»Du wirst doch keine Dummheiten machen?«, reagierte Janine streng, anstatt verständnisvoll auf ihn einzugehen.

»Was soll das? Mir ging es kurz schlecht, da bin ich raus und du giftest mich sofort wieder an. Ich finde das nicht okay.«

»Nicht okay? Was sollen denn meine Eltern denken, wenn du wie von der Tarantel gestochen nach draußen rennst? Komischerweise ist niemandem von uns schwummrig geworden.«

»Dass du das hier alles so kannst.«

»Was kann ich?«

»Na, das hier. Diese ganze Scharade. Tut dir deine Mutter nicht leid?«

»Lass meine Mutter aus dem Spiel. Ich tue das auch für sie und weil ich die Ehe meiner Eltern retten möchte.«

»Meinst du nicht, dass sie selbst darüber entscheiden sollte und nicht ihre Tochter?«

»Du hast doch überhaupt keine Ahnung als Scheidungskind.«

»Jetzt gehst du zu weit«, wurde Julian ungehalten. »Was, wenn dein Vater wirklich eine Affäre mit Paula gehabt hat?«

»Lass das. Mein Vater hatte keine Affäre, und wehe, du sprichst das auch nur mit einer Silbe meiner Mutter gegenüber an.«

»Was dann?«

»Dann beende ich die Beziehung, aber endgültig.«

19

Gerda Schmitt hielt es für fast ausgeschlossen, dass sie sich irrte.

Fast!

Brandt allerdings reichte ihre Aussage, um sich Ludwig Hess endlich richtig vorknöpfen zu können. Inzwischen saßen er und Aydin wieder in ihrem Dienstwagen, sie waren auf dem Weg zu Ludwig Hess und besprachen auf der Fahrt die weitere Vorgehensweise.

»Du weißt, wenn es hart auf hart kommt, wird Frau Schmitt ihre Aussage vermutlich nicht halten können. Ein guter Anwalt wird sie einschüchtern«, gab Aydin zu bedenken.

»Mag sein. Aber noch steht ihre Aussage, deshalb ist es jetzt unsere Aufgabe, Hess dazu zu bewegen, die Affäre einzugestehen, dann benötigen wir ihre Aussage nämlich nicht mehr.«

»Der ist ein harter Hund.«

»Das bin ich auch.« Brandt ballte seine Faust, so leicht wollte er es Hess nicht machen. Mit der Aussage der Nachbarin Gerda Schmitt gab es keinen Zweifel mehr daran, dass Hess der Ludwig war, den sie suchten.

Brandts Autotelefon klingelte. Es war Bender.

»Hallo, Jungs, ihr habt versucht, mich anzurufen.«

»Genau«, antwortete Aydin.

»Worum geht's?«

»Wir haben eine Zeugin, die Ludwig Hess mit Paula Böhm gesehen haben will.«

»Eine Nachbarin?«

»Genau. Gerda Schmitt.«

»Und warum hat sie sich beim ersten Gespräch nicht daran erinnert?«

»Na ja, sie ist schon älter. Vermutlich lag es an der Nervosität. Außerdem vergessen ältere Menschen Dinge schneller.«

»Verstehe. Ihr glaubt ihr also?«

»Unbedingt«, antwortete Brandt. »Wir sind gerade auf dem Weg zu Ludwig Hess, wir werden ihn mit den neuen Anschuldigungen konfrontieren. Wenn er nicht kooperiert, nehmen wir ihn mit aufs Präsidium.«

»Gut, macht das. Meine Rückendeckung habt ihr. Wichtig ist, dass die Zeugin nicht fällt, falls Hess noch immer auf stur schaltet. Ist das gewährleistet?«

»Klar, warum sollte sie ihre Aussage zurückziehen? Sie hat sich sehr genau an diese Szene erinnert«, antwortete Brandt. An Aydins Gesichtsausdruck sah er, dass er seinen Worten nicht bedingungslos folgte, aber diese kleine Notlüge gegenüber Bender musste sein. Er wollte nicht das unnötige Risiko eingehen, dass sie ihnen keine freie Hand gab.

»Wenn das so ist, unterhaltet euch mit ihm. Sollte er sich noch immer weigern, werde ich mit dem Staatsanwalt sprechen. Mit einer Zeugin haben wir gute Chancen, dass wir Hess zu einer DNA-Probe bewegen können.«

»Danke«, antwortete Brandt und Bender beendete das Gespräch.

»Das ist sehr dünnes Eis, auf dem wir uns da bewegen«, merkte Aydin an.

»Wir hatten schon dünneres Eis«, blieb Brandt entspannt. Er wollte diese Gelegenheit um keinen Preis aufs Spiel setzen.

Zwanzig Minuten später standen sie ein weiteres Mal vor der imposanten Haustür und Aydin betätigte die Klingel.

Kurz darauf wurde sie geöffnet.

»Was wollen Sie denn hier?«, grüßte sie eine sichtlich genervte Janine Hess.

»Frau Hess, wir müssen mit Ihrem Vater sprechen.«

»Es ist Samstag«, erwiderte sie patzig.

»Das ist mit herzlich egal. Wollen Sie Ihren Vater rufen?«

»Kind, wer ist das?«, hörte Brandt eine weibliche Stimme aus dem Hintergrund.

»Niemand, die wollten gerade gehen«, antwortete Janine, was Brandt ganz schön frech fand.

»Wir gehen nirgendwohin, bis wir Ihren Vater gesprochen haben«, wurde er daher deutlich. Im Flur erschien eine weitere Frau, augenscheinlich Hess' Ehefrau.

»Wer sind Sie?«, fragte sie sichtlich irritiert.

»Wir sind von der Kölner Kriminalpolizei. Das ist mein Kollege Emre Aydin und mein Name ist Lasse Brandt. Wir möchten gerne mit Ihrem Ehemann sprechen.«

»Mit meinem Mann? Worum geht es denn?«

»Es geht um laufende Ermittlungen.«

»Wie meinen Sie das?«

»Das möchten wir mit Ihrem Ehemann besprechen. Würden Sie ihm bitte Bescheid geben?«

Die Mutter schien durch den Besuch der Beamten etwas aus der Bahn geworfen zu sein. Ihre Blicke wanderten zwischen den Polizisten und ihrer Tochter, die auffallend rote Wangen bekommen hatte und sich nicht traute, ihre Mutter anzuschauen, hin und her.

»Er ist im Arbeitszimmer. Ich bringe Sie zu ihm.«

»Mama«, platzte Janine heraus.

»Du bist jetzt still«, ermahnte die Mutter sie. »Kommen Sie doch bitte rein. Nur die Schuhe bitte abklopfen, ich habe erst gestern Staub gesaugt.«

Brandt und Aydin taten ihr den Gefallen, dann folgten sie ihr ins Arbeitszimmer. Frau Hess klopfte kurz an und trat mit den beiden Beamten ein.

Hess saß an seinem Schreibtisch, ihm gegenüber Julian, der sich bis eben vermutlich einen Monolog hatte anhören müssen, so jedenfalls schien es Brandt. Er überlegte für einen

Augenblick, ob das Verhältnis zwischen den beiden der Grund war, warum Julian ihnen gegenüber nicht hatte eingestehen wollen, dass Paula ihm von ihrer Affäre erzählt hatte. Und so, wie Brandt die beiden hier sah, meldete sich erneut der Gedanke, dass Julian Janines Vater mit einer Falschaussage schützte.

Es sprach sehr viel dafür, dass Paula es ihm anvertraut hatte. Wie sonst sollte sie sich an Julian rächen, wenn dieser nicht von der Affäre erfuhr? Das ergab einfach keinen Sinn, egal wie Brandt die Sache drehte und wendete.

»Was wollen Sie in meinem Haus? Es ist Samstag«, reagierte Hess ungehalten.

»Ermittlungen kennen kein Wochenende«, antwortete Brandt gelassen.

»Ich glaube, ich gehe lieber«, sagte Julian. Er stand auf, und ehe jemand etwas erwidern konnte, hatte er schnellen Schrittes das Arbeitszimmer verlassen.

»Schatz, lässt du uns kurz fünf Minuten alleine?«, bat Hess seine Frau.

»Muss ich mir Sorgen machen?«

»Nein, reine Routine«, schien er sie beschwichtigen zu wollen. Zu gerne hätte Brandt eine Bemerkung dazu gemacht, aber er hielt sich zurück.

Kaum waren sie allein, stand Hess ebenfalls auf. »Was fällt Ihnen ein, am Wochenende unangekündigt in mein Haus zu platzen? Sind Sie von allen guten …«

»Jetzt entspannen Sie sich«, fiel Brandt ihm scharf ins Wort. »Wenn Sie nicht lügen würden, müssten wir das hier nicht tun. Glauben Sie allen Ernstes, dass wir gerne am Wochenende unterwegs sind, um dienstliche Gespräche zu führen?«

»Was unterstellen Sie mir? Das hier wird ein Nachspiel haben. Sie wissen nicht, mit wem Sie es zu tun haben.«

»Wir wissen genau, mit wem wir es zu tun haben: mit einem notorischen Lügner, der sich seiner Verantwortung nicht stellen will und die Ausgangslage für sich dadurch nur schlechter macht.«

»Was soll das heißen?« Hess hatte einen knallroten Kopf, er stand zweifellos unter Strom. Brandt war das nur recht, hoffte er doch, dass sich der arrogante Schnösel in diesem Zustand verplappern würde.

»Dass eine Nachbarin von Paula Böhm Sie und Paula gemeinsam im Treppenhaus gesehen hat.«

»Was? Das ist unmöglich!«, sagte Hess und machte unwillkürlich einen Schritt auf Brandt zu.

»Atmen Sie tief durch und beruhigen Sie sich. Sie haben jetzt zwei Möglichkeiten: Entweder folgen Sie uns friedlich zum Wagen oder wir bringen Sie in Handschellen raus«, zeigte Brandt ihm seine Optionen auf.

Es war höchste Zeit, dass er ihm klarmachte, wer hier die Gesprächsführung innehatte und die Spielregeln aufstellte.

»Das wagen Sie nicht«, polterte Hess, aber die Schärfe in seiner Stimme hatte deutlich abgenommen.

»Herr Hess, wir scherzen nicht. In Ihrem eigenen Interesse sollten Sie friedlich bleiben«, antwortete Aydin. »Eine Zeugin hat bestätigt, dass sie Paula und Sie gesehen hat, und sie ist bereit, ihre Aussage vor Gericht zu bezeugen, sollte es notwendig sein.«

Hess' Lippen bewegten sich, er wollte etwas sagen, wirkte jedoch plötzlich irritiert und wurde schlagartig blass. Statt zu antworten, atmete er schnell und unregelmäßig, dann fuhr er sich über die vollen dunklen Haare, die eindeutig gefärbt waren, das war an seinem grauen Haaransatz deutlich zu erkennen. Er schluckte, setzte erneut zum Sprechen an, doch ihm versagte die Stimme und er gab ein komisches Geräusch von sich, als hätte er einen Frosch im Hals.

Aydin schaltete als Erster. Er eilte zum Tisch, wo eine Flasche Wasser stand, die er öffnete, und reichte sie Hess. Der nahm das Getränk entgegen und trank einen Schluck.

»Danke«, antwortete er und setzte die Flasche erneut an.

Die Farbe kehrte in sein Gesicht zurück.

»Können wir uns darauf verlassen, dass Sie keine Dummheiten machen?«, fragte Aydin.

»Wieso führen wir das Gespräch nicht hier?«, brachte Hess endlich hervor. »Ich möchte nicht wie ein billiger Dieb abgeführt werden. Meine Familie würde das niemals verstehen. Vor allem, weil ich nichts verbrochen habe.«

»Was Ihre Familie denkt, ist uns herzlich egal«, antwortete Brandt. »Das wird ein längeres Gespräch auf dem Präsidium.«

»Ich bitte Sie, von Vater zu Vater.« Hess' Augen wurden feucht.

Diese weiche Seite passte so gar nicht zu ihm, dennoch würde sich Brandt nicht erweichen lassen, zumal es denkbar war, dass sie im Präsidium noch einen DNA-Test machen würden, und dort waren sie im Vorteil, es war ihr Revier.

»Nein, ausgeschlossen.«

»Und wenn ich Ihnen gestehe, dass ich eine Affäre mit Paula Böhm hatte? Im Präsidium können Sie lange auf das Geständnis warten. Da steht Aussage gegen Aussage.«

Aydin warf Brandt einen fragenden Blick zu, vermutlich war er geneigt, das Angebot anzunehmen. Brandt war nicht sicher, ob sie darauf eingehen sollten, so verlockend es auch war. Wie es schien, war die Angst vor der Schmach, vor den Augen seiner Familie abgeführt zu werden, so groß, dass er ihnen ein derart unmoralisches Angebot machte.

20

»Was ist hier los?«, fragte Tanja ihre Tochter. Sie war gleich zu ihr gegangen, nachdem Ludwig sie aus dem Arbeitszimmer geschickt hatte.

»Woher soll ich das wissen?«, reagierte Janine gereizter als beabsichtigt. Kein Wunder, ihre Nerven lagen blank. Nervös strich sie über den Rand der Wohnzimmercouch.

»Geht es um die Firma?«

»Mama, ich weiß es nicht«, wurde sie noch lauter. »Komm, Julian, lass uns in mein Zimmer gehen, sonst drehe ich hier durch.«

»Verdammt, Janine, warum bist du so?«

»Wie bin ich denn, Mama?«

»Na, so kalt. Ich spüre doch, dass du mehr weißt.«

»Und woher soll ich es wissen? Glaubst du, Papa spricht mit mir über seine Geschäfte? Wer weiß, welcher Kunde ihn angezeigt hat.«

»Und deswegen kommt die Polizei in unser Haus?« Die Mutter warf Julian einen fragenden Blick zu, als hoffte sie, dass er ihr eine Antwort geben könnte, aber Julian schaute nur weg. Dass er verstört war wie sie, war nicht zu übersehen.

»Ich weiß es nicht. Papa wird es uns bestimmt nachher sagen.« Janine sah zu Julian. »Kommst du?«

Julian stand auf und folgte ihr, ohne ein Wort zu sagen.

»Die nervt«, schnaubte Janine, als sie draußen waren.

»Wer?«

»Mama, wer sonst?«

»Sie macht sich halt Sorgen.«

»Glaubst du, ich mache mir keine Sorgen?« Wütend knallte Janine die Tür zu ihrem Zimmer hinter sich zu.

»Doch, nur im Gegensatz zu dir weiß sie überhaupt nicht, worum es geht. Ich kann ihre Reaktion sehr gut verstehen.«

»Du bist echt ein Depp, aber du hattest ja schon immer den besseren Draht zu meiner Mutter als zu meinem Vater.«

»Na und?«

»Versteh doch, Mama darf es niemals erfahren, das wäre eine Katastrophe.«

»Jetzt bist du ganz schön naiv.«

»Warum?«

»Was glaubst du denn, warum die Polizei hier ist?«

»Woher soll ich das wissen.«

»Lüg nicht, du weißt es genau. Die Polizei hat Beweise, dass dein Vater eine Affäre mit Paula hatte.«

»Niemals! Und erwähne ihren Namen nie wieder in meiner Gegenwart.«

»Sonst was?«

»Dann ...« Janine kochte innerlich. Am liebsten hätte sie ihm gesagt, dass sie in dem Fall die Beziehung mit ihm beenden würde, aber sie sah in seinen Augen, dass ihm gerade alles ziemlich egal zu sein schien, daher bremste sie sich. Sie brauchte Julian noch. Schließlich war es möglich, dass irgendjemand mit Dreck nach ihrem Vater werfen und die Affäre so herauskommen würde. Wenn sie dann mit Julian Schluss machte, wer weiß, wozu der eitle junge Mann imstande wäre. Immerhin hatte er Paula betrogen und so das Ganze erst ins Rollen gebracht.

Janine merkte, wie ihre Wut auf Julian immer größer wurde, so sehr sie auch dagegen ankämpfte.

»Versteh mich nicht falsch«, begann Julian. »Aber ihr solltet euch langsam mit dem Gedanken anfreunden, dass dein Vater eine Affäre mit Paula hatte, bevor ihr alles noch schlimmer macht.«

»Was soll denn jetzt noch schlimmer werden?«, reagierte Janine sauer. Julian wollte einfach nicht verstehen, wie viel auf dem Spiel stand. Für ihn war es leicht, er hatte nichts zu verlieren. Ihr über alles geliebter Vater dagegen hatte alles zu verlieren.

»Na ja, er könnte der Mörder sein.«

»Jetzt spinnst du total. Mein Vater hat weder eine Affäre mit Paula gehabt noch so etwas Abartiges getan. Nie im Leben!«

»Wenn du es sagst. Und es gibt lila Elefanten.« Julian schüttelte den Kopf. »Ich will dir doch helfen, aber dazu gehört auch, dass ich die Wahrheit nicht einfach ausblenden kann. Ludwig ist die Person, von der die Polizei die ganze Zeit sprach. Was glaubst du, wie viele Ludwigs es gibt?«

»Lass das, du machst mich nur wütend.«

»Immer, wenn es unangenehm wird, fährst du die Krallen aus. Du bist kein bisschen kritikfähig, wie solltest du auch ...«

»Lass das. Ich wiederhole mich nicht noch mal.«

»Ich bin nicht deine Mutter, dass du so mit mir umspringen kannst.«

»Julian, du gehst zu weit! Wenn wir ehrlich sind, ist das sowieso alles allein deine Schuld.«

»Meine Schuld? Spinnst du komplett?«

»Ja, deine. Du warst mit dieser Psychotante zusammen. Wenn du nicht wärst, wäre mein Vater nie in diese Situation gekommen«, fuhr Janine ihn an.

»Es reicht. Leb doch weiter in deiner Fakewelt«, antwortete Julian und eilte aus dem Zimmer.

Janine dachte nicht daran, ihn aufzuhalten, aber kaum war sie allein, legte sie sich aufs Bett und fing hemmungslos an zu weinen. Es brach über sie herein, sie konnte es nicht kontrollieren.

Ihre Mutter trat ins Zimmer.

»Alles wird gut, mach dir nicht zu viele Sorgen«, versuchte ihre Mutter sie zu trösten.

Janine wischte schnell ihre Tränen fort und nickte nur.

»Du hattest schon immer eine besondere Bindung zu Papa, ich weiß. Schon als Baby wollest du immer nur von ihm auf den Arm genommen werden, und sobald er im Raum war, hast du übers ganze Gesicht gestrahlt.«

Janine konnte sich natürlich nicht daran erinnern, aber sie glaubte ihrer Mutter jedes Wort. Ihre Bindung zu ihrem Vater war sehr stark und etwas ganz Besonderes.

»Du hast recht, Mama.«

»Womit?«

»Dass alles gut wird. Es ist bestimmt eine Nichtigkeit und Papa hat die besten Anwälte, was soll ihm schon passieren?«

Tanja nickte nur, ihre Augen wirkten schwer und müde. Etwas lag ihr scheinbar auf der Zunge, doch sie schwieg und atmete nur aus. In diesem Moment kam es Janine vor, als wäre ihre Mutter plötzlich um Jahre gealtert.

Da klopfte es an der Tür und ihr Vater trat ein.

»Was ist denn das für eine Stimmung?«, fragte er gut gelaunt.

Janine sprang vom Bett auf und umarmte ihn.

»Was wollte die Polizei von dir?«, fragte die Mutter. Sie wirkte weniger erleichtert.

»Nichts Dramatisches. So ein Idiot hat mich angezeigt, ich hatte das schon ganz vergessen.«

»Warum?« Tanja wirkte nicht überzeugt.

»Schon ein paar Wochen her. So ein dämlicher Radfahrer, er hat mir die Vorfahrt genommen und ich habe ihm aus Wut den Mittelfinger gezeigt. Er hat das zur Anzeige gebracht.«

»Schön, das sollten deine Anwälte hinkriegen, du hast ja die besten.«

»Das habe ich der Polizei auch gesagt.«

Tanja verließ das Zimmer, Janine umarmte ihren Vater und gab ihm einen Kuss auf die Wange. »Ich hatte Sorge, die nehmen dich mit.«

»Kind, dafür gibt es überhaupt keinen Grund. Du kennst doch Papa.«

Janine nickte nur und drückte ihren Vater noch fester. Er

hatte immer für alles eine Lösung, deswegen schaute sie zu ihm auf und nicht zu ihrer Mutter, die wie ein ängstliches Reh daherkam. Jetzt würde sie nur noch Julian wieder auf Kurs bringen müssen, und sie wusste auch schon, wie: Versöhnungssex.

21

»Was habt ihr?«, fragte Walter ungläubig.

»Wir haben uns auf seinen Deal eingelassen«, erklärte Aydin und biss ein Stück von seiner Rindswurst ab.

»Jungs, wenn das mal kein Fehler war.«

»Ein gewisses Risiko besteht«, antwortete Brandt. Er ließ das letzte Stück seiner Currywurst im Mund verschwinden und spülte mit einem Schluck Bier nach.

»Und was ist, wenn er sich in den nächsten Flieger setzt und nach Brasilien, Chile oder sonst wohin abhaut?«

»Das wird er nicht.«

»Das sagst du. Der hat doch nichts mehr zu verlieren. Er weiß, dass ihr ihm auf den Fersen seid. Die meisten würden das Weite suchen.«

»Ludwig Hess haut nicht ab, so ein Mensch ist er nicht. Er lässt seine Familie nicht im Stich. Sein Ansehen ist ihm sehr wichtig. Der bleibt hier, sonst hätten wir uns niemals auf den Deal eingelassen.«

»Ich weiß nicht …« Walter schüttelte den Kopf und gönnte sich einen Schluck Kölsch. »Aber gut, ihr seid die Profis, ihr wisst schon, was zu tun ist. Glaubt ihr, dass er es war?«

»Schwer zu sagen. Er ist sehr von sich eingenommen und unglaublich stolz auf das, was er erreicht hat. Er hat bei null angefangen, ohne Vitamin B oder einen Gönner, so jedenfalls seine Aussage. Würde so jemand alles, was er sich erarbeitet hat, wegen einer Affäre aufs Spiel setzen?«, antwortete Aydin.

»Ich traue es ihm zu. Vielleicht hat sich Paula über ihn lustig gemacht, ihn aufgezogen und provoziert. Wir wissen, dass sie psychische Defizite hatte und sehr kalt sein konnte.

Wenn so eine einen arroganten erfolgreichen Mann wie Ludwig Hess nur lange genug traktiert, kann alles passieren.«

»Das Gefühl habe ich auch«, nickte Walter. »Vor allem, warum hat er so lange ein Geheimnis um die Affäre gemacht? Wenn man nichts zu verbergen hat, sagt man doch die Wahrheit. Erst recht, wenn die zwei besten Polizisten der Stadt ermitteln.«

»Das hast du sehr nett gesagt. Danke«, sagte Aydin lächelnd und stieß mit Walter an, Brandt tat es ihm gleich. »Bevor die leckere Rindswurst auf dem Grill zu stark anbrät, nehme ich sie.«

»Dein Wunsch ist mir Befehl. Ich höre die Kasse klingeln.«

»Da habe ich große Zweifel. So viel, wie du seinem jüngeren Bruder Tolga spendierst, verdienst du nix mehr an den Aydins. Aber ich nehme auch noch eine Currywurst, die Aydin sehr gerne bezahlt, weil er nämlich seine letzte Wette verloren hat.«

»Sag nichts gegen meinen Buddy Tolga, du weißt, da reagiere ich empfindlich. Allein, dass er meine leckeren Currywürste so liebt, ist für mich das größte Kompliment, das es gibt. Da kann kein Geld der Welt mithalten«, brummte Walter und warf Brandt einen strengen Blick zu.

Dabei wussten alle, dass Brandt nur Spaß machte, weil er wie Walter in den Bruder von Aydin vernarrt war, war er doch einer der liebenswertesten jungen Männer, die er kannte.

»Wieso habe ich die Wette verloren?«, hakte Aydin ein. »Ich habe gesagt, dass Hess die Affäre nicht zugeben wird.«

»Hat er doch.«

»Ja, aber nicht, kurz nachdem wir die Wette abgeschlossen hatten, das war, als wir zu seiner Firma gefahren sind.«

»Wir haben kein Datum festgelegt.«

»So habe ich es aber verstanden«, blieb Aydin bei seiner Meinung.

»Wenn du deine Wettschulden …« Brandt ließ den Satz unvollendet und seine Mundwinkel hoben sich.

»Nein, ist ja gut. Ich zahle, aber das war nicht eindeutig.«

»Du musst nicht zahlen«, zog Brandt Aydin weiter auf, weil es ihm im Grunde überhaupt nicht wichtig war, er wollte seinen besten Freund nur ärgern.

»Doch. Walter, das geht alles auf meinen Deckel.«

»Nicht streiten, Jungs, aber gefühlt bin ich eher auf Aydins Seite. Brandt hat sich wieder einen Vorteil erschlichen.«

»Das kann man so nicht sagen.« Brandt hob die Hände und konnte sich ein Lachen nicht mehr verkneifen.

»Wie dem auch sei«, sagte Walter, »wenn ihr wollt, höre ich mich gerne mal für euch um.«

»Inwiefern?«

»Na, jemand wie Hess dürfte doch Feinde haben, wer weiß, was für Infos da zu Tage kommen.«

»Das ist sehr nett von dir, aber hier geht es nicht um den Mord an einem Konkurrenten, sondern um den Mord an einer jungen Frau. Ich wüsste nicht, wie deine Unterweltkontakte uns da helfen könnten«, entgegnete Brandt.

»Wie ihr meint. Falls doch, könnt ihr auf mich zählen. Ihr habt schon länger meine Dienste nicht mehr in Anspruch genommen, nicht, dass ich einroste.«

»Sei froh. Du gehst dabei immer ein Risiko ein«, gab Aydin zu bedenken.

»Das bisschen Adrenalin hat Onkel Walter noch nie geschadet.«

»Sagt der mit der roten Nase«, lachte Brandt, diese Steilvorlage konnte er nicht ungenutzt lassen.

»Das liegt immer noch an der kaputten Heizung. Es waren gefühlt null Grad in meiner Wohnung«, verteidigte sich Walter und reichte beiden ihre Würstchen auf den Tellern, die sie ihm vorab gegeben hatten.

»Funktioniert sie denn wieder?«, erkundigte sich Aydin.

»Klar, sonst wäre seine Nase noch röter, du Keks.«

»Ja, sie geht. Gott sei Dank. Und sei nett zu Emre.«

»Ich bin immer nett, aber ich kann einfach nicht anders bei den vielen Steilvorlagen, die Junior mir serviert.«

»Witzig.«

»Entspannt euch. Aber vergesst nicht, Onkel Walter brennt darauf, euch zu helfen. Behaltet das im Hinterkopf.«

»Machen wir«, antwortete Aydin. Brandt konnte an seinem Blick allerdings erkennen, dass er es nicht ernst meinte. Im Gegensatz zu ihm wollte Aydin nicht, dass Walter in die gefährliche Ermittlungsarbeit miteinbezogen wurde, weil er wusste, dass Walter körperlich nicht in bester Verfassung war, und er deshalb kein Risiko eingehen wollte. Brandt hingegen hatte nichts dagegen, auch wenn er darauf achtete, dass Walter sich zurückhielt. Er wusste, dass den Imbissbudenbesitzer solche kleinen Aufträge ungemein motivierten, und das war es doch, was am Ende zählte. Bevor Walter seinen Grill eröffnet hatte, hatte er sich als Kleinkrimineller in der Unterwelt herumgetrieben, seit einigen Jahren dieser zweifelhaften Laufbahn jedoch abgeschworen. Seine Kontakte bestanden trotzdem fort und hatten sich für Brandt und Aydin inoffiziell schon manches Mal als nützlich erwiesen.

Brandts Handy klingelte. Er nahm das Gespräch an und stellte es auf Lautsprecher.

»Wieso habt ihr mich nicht angerufen?«, fragte Bender.

»Wir wollten dich nicht stören«, antwortete Brandt, doch im selben Moment war ihm klar, dass das eine sehr dumme Antwort war.

»Mich nicht stören? Was für eine Dummheit habt ihr angestellt, dass euch der Mut gefehlt hat, mich anzurufen?«

»Keine Dummheit. Wir haben Ludwig Hess jetzt da, wo wir ihn haben wollten.«

»Und das heißt?« Ihre Chefin hörte sich nicht überzeugt an.

Walter hob nur die Schultern und sagte kein Wort, schließlich sollte Bender nicht wissen, dass er das Gespräch mithören konnte. Brandt und Aydin hatten keine Geheimnisse vor ihm, und Brandt hatte in der Kälte nicht rausgehen wollen, daher führten sie das Telefonat offen in Walters Imbiss.

»Ludwig Hess hat zugegeben, eine Affäre mit Paula Böhm gehabt zu haben. Seine Bedingung für das Geständnis war, dass er das Wochenende bei seiner Familie bleiben darf und Montag um 9 Uhr freiwillig ins Präsidium kommt.«

»Und ihr glaubt, dass er Wort halten wird.«

»Davon sind wir überzeugt. Sein Ruf und seine Familie bedeuten ihm alles. Er wird kommen und nicht fliehen.«

Bender atmete hörbar. »Ihr hättet mich sofort anrufen sollen.«

»Wir wollten …«

»Erzähl keine Märchen. Gut, ihr habt so entschieden. Wollen wir hoffen, dass uns das nicht um die Ohren fliegt.«

»Es war ein sehr guter Deal. Gerda Schmitt ist alt, und das Risiko, dass sie vor Gericht ihre Aussage zurückzieht, ist da. Hess hätte die Affäre niemals zugegeben, das hat er glaubhaft dargelegt. Es war wirklich ein guter Deal.«

»Ist ja gut«, reagierte Bender genervt. Sie schien nicht der gleichen Meinung zu sein wie die beiden Beamten. »Wir sehen uns Montag um 8 Uhr zur Besprechung im Büro. Ich möchte nicht, dass ihre ohne ein Briefing in das Verhör geht.«

»Machen wir.«

»Gut, dann gönnt euch den Sonntag und tankt Kraft. Wir sehen uns am Montag.«

»Bis dann.« Brandt beendete das Gespräch.

»Junge, Junge. Ich mag eure Bender. Die hat echt Dampf unterm Kessel, da wird selbst ein eitler Jeck wie Brandt handzahm.«

»Sie ist wirklich gut, sehr kompetent und eine Eins-a-Chefin«, bestätigte Aydin. Er schob sich das letzte Stück Rindswurst in den Mund und gönnte sich einen Schluck Kölsch.

»Auch wenn sie schimpft, am Ende steht sie immer hinter uns und das macht eine gute Vorgesetzte aus.«

»Das hast du schön gesagt«, nickte Walter.

»Aydin lobt die Leute ja selbst dann, wenn er einen Einlauf kriegt.«

»Wieso? Sie hat doch recht, wir hätten sie anrufen sollen, das hatte ich dir auch gesagt, aber du meintest, wir sollten uns noch etwas Zeit lassen.«

Brandt antwortete nicht, weil Aydin recht hatte. Eventuell hätten sie Bender wirklich informieren sollen.

»Das stimmt«, räumte er daher ein, »aber nur, weil ich kein Risiko eingehen wollte und Bender vielleicht doch gewollt hätte, dass wir Hess aufs Präsidium mitnehmen, das hatte ich dir ja erklärt.«

»Jungs, ihr könnt echt nur hoffen, dass Hess der Täter ist«, unterbrach Walter die Diskussion der beiden Kommissare.

»Warum?«

»Weil ihr sonst wieder bei null anfangt. Außer Hess habt ihr doch niemanden, der zur Tatzeit auch nur in der Nähe der Wohnung war.«

Brandt nickte nachdenklich. Wenn Hess nicht ihr Täter war, standen sie mit leeren Händen da. Brandt würde am Montag alles geben, damit das nicht so bliebe.

22

Köln, 31. Januar

Auch die vergangene Nacht hatte Ludwig Hess kein Auge zugetan, zum Glück war seine Frau bei einer Freundin in Baden-Baden gewesen und hatte es nicht mitbekommen, sonst hätte sie sich unnötig Sorgen gemacht.

Immer wieder kreisten seine Gedanken um das Versprechen, das er diesen Polizisten gegeben hatte, am Montag im Präsidium zu erscheinen und über seine Affäre zu berichten.

»Vielleicht war das ein Fehler«, sagte er zu sich. Nachdenklich starrte er auf die Liste der E-Mails, die er gerade in seinem Büro zur Beantwortung aufgerufen hatte.

»Jetzt haben sie dich in die Ecke gedrängt.« Er spürte, dass seine Miene angespannt war. Sein Nacken schmerzte und er presste die Lippen zusammen.

Aber er hatte doch keine Wahl gehabt. Sie hatten eine Zeugin, und er wusste auch, wer das war: Diese alte Schachtel aus dem Erdgeschoss. Sie hatte ihn mit Paula gesehen und sie entsetzt angeschaut.

Seine augenblickliche Lage schmeckte ihm gar nicht, andererseits hätte er auf keinen Fall gewollt, dass die Polizei ihn am Samstag mitnahm. Da wäre ihm eine Erklärung gegenüber seiner Frau sehr schwergefallen.

Vielleicht sollte er ihr reinen Wein einschenken, nach dreißig Jahren Ehe hatte sie es doch verdient.

Er schüttelte den Kopf. »Nein und nochmals nein. Das könnte eine Lawine lostreten, denk an Peter.«

Sein Freund war fast vierzig Jahre verheiratet gewesen, und als er seinen Seitensprung gebeichtet hatte, hatte seine Frau Helga ihn verlassen. Und nicht nur das, sie hatte auch ihre Anteile am Unternehmen, die ihr nach der Scheidung zugefallen waren, verkauft. Peter war nur noch ein Häufchen Elend. Dass ihm selbst so etwas passierte, würde er niemals zulassen.

Wie konnte man in seiner Position auch wissen, was richtig oder falsch war? Gar nicht! Man konnte nur taktieren, schauen, dass der Schaden möglichst gering und vor allem kontrollierbar blieb.

Aber war das nicht auch nur Wunschdenken?

Hess wusste es nicht, sein Bauchgefühl sagte ihm nur, dass ihm die Sache immer mehr entgleiten würde. Es würde doch nur jemand von der Polizei der Presse etwas stecken müssen, um den Druck auf ihn zu erhöhen. Diesem Brandt traute er das ohne Weiteres zu.

»Das wäre der Super-GAU«, murmelte er und fuhr sich mit der Hand übers Haar.

Was die Polizei wohl noch alles wusste? Sicherlich hatten sie inzwischen herausgefunden, dass er an dem Tag, an dem Paula ermordet worden war, Sex mit ihr gehabt hatte. Machte ihn das nicht zu einem Hauptverdächtigen?

Kalter Schweiß trat ihm auf die Stirn und er spürte noch etwas anderes, was er so von sich gar nicht kannte: Panik!

Richtige Panik!

Herzrasen, kalter Schweiß und die Gedanken spielten verrückt.

»Hau ab«, sagte er zu sich. »Was machst du noch hier? Steig in den nächsten Flieger und hau ab, verdammt. Dann holst du die Familie nach.«

Chile und Brasilien lieferten nicht aus, soviel er wusste. Er spann den Gedanken weiter.

»Nur, wie erklärst du das Tanja und Janine?«

Sein Atem wurde immer schneller und er fühlte eine Enge im Hals, als würde er keine Luft mehr bekommen. Hess öffnete zwei Hemdknöpfe. Es half, sein Atem wurde etwas ruhiger.

»Du sagst ihnen, dass die Polizei dich in eine Falle gelockt hat, das werden sie glauben. Und dass du das Spiel nicht mitspielst.«

Nein. Er schüttelte den Kopf. So ein Schwachsinn, er konnte nicht fliehen, das wäre wie ein Schuldeingeständnis. Und überhaupt, seit wann war er jemand, der abhaut? Er war ein Kämpfer, ein Alphatier. Er musste der Polizei nur mit Klagen drohen, falls etwas an die Presse durchsickerte, und selbst dann würde er immer noch dementieren können. Kein Mensch vertraut heute blind den Medien.

»Du machst dir unnötig Sorgen.« Trotzdem konnte Hess keinen klaren Gedanken mehr fassen, die E-Mails zu beantworten, war unmöglich. Er fuhr den Computer herunter, zog seine Jacke an und verließ das Büro. Er war der Einzige, der sonntags hier war, bis auf den Sicherheitsdienst.

Draußen ging er eine Runde spazieren, die kalte, klare Luft half ihm, ein wenig runterzukommen, seine Gedanken zu sortieren und wieder seinen Verstand zu benutzen. So eine Panikattacke wie vorhin durfte ihn nicht erneut erwischen, das war weder klug noch gesund.

»Sei vernünftig, denk nach«, sagte er zu sich und plötzlich kam ihm Julian in den Sinn. Ob er von der Affäre wusste? Immerhin war Paula seine Exfreundin, was er zu dem Zeitpunkt nicht gewusst hatte. Er musste mit Julian sprechen, ohne dass der einen Verdacht schöpfte. Er durfte nicht zum Wackelkandidaten werden.

Hess ging zurück zur Firma und stieg in sein Fahrzeug, dann fuhr er nach Deutz, zur Anschrift von Julian. Die hatte er vor einigen Wochen von Janine erfahren.

»Komm doch bitte rein.« Julian hielt Hess die Wohnungstür auf. Er wirkte sehr überrascht und verlegen, dass der Vater seiner Freundin ihn besuchte. »Verzeih, es ist nicht so richtig aufgeräumt.«

»Nicht schlimm. Ich war in deinem Alter auch etwas unordentlich. Schön hast du es dir eingerichtet.«

»Danke, ist zwar klein, aber dafür mein.«

»Ach, hast du die Wohnung gekauft?« Hess war überrascht, so viel Geschäftssinn in so jungen Jahren hatte er ihm gar nicht zugetraut.

»Ich finanziere sie noch. Das war meine erste große Investition. Ich habe die Wohnung vor drei Jahren günstig angeboten bekommen und zusammen mit dem Ersparten hat die Finanzierung geklappt.«

»Sehr löblich. Schwarzes Gold, damit macht man nie etwas falsch.«

»Danke.«

»Ich hatte von Anfang an ein gutes Gefühl, als Janine dich uns vorgestellt hat. Ihr vorheriger Freund war eine totale Flasche, aber in deinen Augen habe ich Ehrgeiz gesehen.«

»Danke. Das von einem so erfolgreichen Mann zu hören, bedeutet mir sehr viel.«

»Für Erfolg muss man fleißig sein und die Extrameile laufen, wo andere lieber zu Hause sind und nichts tun.«

»Das tue ich. Ich möchte erfolgreich sein.«

»Nichts anderes habe ich erwartet. Da ich sehe, dass es mit dir und Janine sehr gut klappt, möchte ich dir etwas anbieten«, antwortete Hess und änderte damit spontan seinen Plan, denn er hatte plötzlich eine viel bessere Idee, als ihn nach Paula auszufragen.

»Und das wäre?« Julian wirkte interessiert und neugierig, was Hess mit Wohlwollen zur Kenntnis nahm.

»Was hältst du davon, wenn du bei mir einsteigst, als mein Assistent?«

»Ich? Traust du mir das denn zu?«

»Nach einer kurzen Einarbeitung, ganz bestimmt. Als Anfangsgehalt würde ich 56.000 Euro vorschlagen. Ist das fair?«

Julians Augen wurden riesig. Hess war sich sicher, dass er das Angebot nicht ausschlagen würde. Mit Speck fing man bekanntlich Mäuse, und solange Julian für ihn arbeitete, würde er sicherlich niemandem, vor allem nicht Janine, von seiner Affäre mit Paula erzählen. Falls er überhaupt etwas darüber wusste. Das Risiko, zu hoffen, dass Julian nicht informiert war, konnte Hess jedoch nicht eingehen, daher hielt er seinen Plan für die beste Option.

»Haben wir einen Deal?« Er streckte die Hand aus.

Julian zögerte kurz.

23

Köln, 1. Februar

Das Gespräch mit Bender hatte nicht lange gedauert und der befürchtete Einlauf war ausgeblieben. Für ihre Verhältnisse und dazu an einem Montagmorgen war sie sogar sehr freundlich gewesen.

»Noch zwanzig Minuten. Glaubst du, er ist pünktlich?«

»So jemand? Bestimmt.«

»Ob er mit seinem Anwalt kommt?«, argwöhnte Aydin.

»Keine Ahnung, aber mein Bauchgefühl sagt mir, eher Nein. Er ist sich seiner Sache sehr sicher.«

»Vielleicht hat er sie auch gar nicht getötet.«

»Möglich. Wir werden es herausfinden. Seit wir wissen, dass er an dem Tag, an dem sie ermordet wurde, Sex mit ihr hatte, kommt er um eine DNA-Probe und Fingerabdrücke nicht herum. Du hast Bender gehört, wir haben Rückendeckung durch den Staatsanwalt.«

»Der über unsere Vorgehensweise nicht erfreut war.«

»Der soll sich um seinen Job kümmern und wir uns um unseren. Wäre ja noch schöner, wenn ein Schlipsträger uns vorschreibt, wie wir zu ermitteln haben.«

»Wenn wir ehrlich sind, fehlt bei dir nur der Schlips. Mit Hemd und Anzughose siehst du längst aus wie einer von denen.«

»Du hast echt keine Ahnung. Was ich hier anziehe, ist zeitlos und hat rein gar nichts mit Schlipsträgern zu tun. Mein Ausbilder hätte dir was gehustet, wenn ich so schludrig zum Dienst erschienen wäre.«

»Zum Glück liegt das alles mehr als hundert Jahre zurück«, amüsierte sich Aydin.

»Scherzkeks.«

Es klopfte an der Tür und Fischer trat ein.

»Hallo, Lutz. Was gibt es?«

»Hallo, ihr beiden. Ich bin da vielleicht auf etwas gestoßen.«

»Schieß los.«

»Paula Böhm war Mitglied in so einem Forum mit einer privaten Cloudfunktion, in dem man Gedanken, Gedichte und andere Dinge veröffentlichen, aber auch für sich privat schreiben kann. Ein Urban-Fantasy-Forum.«

»Sehr interessant. Was hast du da gefunden?«

»Ihr Zugang ist passwortgeschützt, aber ich versuche über den Anbieter an die Zugangsdaten zu kommen, da sie über ihr Tablet keine Cookies gesetzt hat, das die Passwörter speichert.«

»Über den Anbieter?« Brandt war etwas überrascht. »Du? Der beste Informatiker und Hacker, den ich kenne, hat keine anderen Möglichkeiten?«

Fischer schmunzelte und antwortete vielsagend: »Ich schau mal. So gut bin ich übrigens auch wieder nicht.«

»Doch, doch. Mach dich nicht kleiner, als du bist. Wenn ich daran denke, wo du uns schon eingehackt hast – das ist nicht von schlechten Eltern.«

»Das kommt euch nur so vor, weil ihr euch in der Hackerszene nicht auskennt. Da gibt es Koryphäen, die sind echt nicht von dieser Welt. Wenn ich beispielsweise an den Japaner Haruto denke oder natürlich an Joe – was die hinbekommen, ist der helle Wahnsinn.«

»Der gute Joe und sein Superheldenfreund Peter Walsh. Lange nichts von den beiden gehört, sie scheinen wie vom Erdboden verschluckt.«

»Sie sind sehr aktiv, allerdings nicht in Köln. Ich hatte vor drei Wochen mit Joe Kontakt.«

»Echt? Wie geht's denen? Ist Walsh wieder an so einem Superding dran?«, erkundigte sich Aydin, dessen Interesse an dem Team an Schwärmerei grenzte.

»Ja, ein Riesenskandal in Asien. Die chinesische Regierung vertuscht da irgendetwas, ich habe aber nicht gefragt, was genau. Joe ist da auch sehr verschwiegen.«

»Grüß ihn mal. Ich werde nie vergessen, wie Walsh auf den Hubschrauber gesprungen ist und sich an den Kufen des Landegestells festgehalten hat. Das war schon …«

»Du und dein Walsh. Fanboy«, lachte Brandt.

»Ich bin kein Fanboy, es war einfach total beeindruckend.«

Aydins Telefon klingelte und er nahm das Gespräch an. »Bringt ihn in Verhörraum 3, wir kommen dann gleich. Danke.«

»Ist er da?«, fragte Brandt.

»Pünktlich auf die Minute.«

»Fischer, wir müssen. Wenn du den Zugang hast, sag uns bitte sofort Bescheid.«

»Mach ich, könnte aber etwas Zeit in Anspruch nehmen.«

»Kein Problem. Vielleicht kriegen wir heute noch unser Geständnis.«

24

Ludwig Hess war ohne seinen Anwalt gekommen, was Brandt wohlwollend zur Kenntnis nahm. Er trug einen teuren, maßgeschneiderten Anzug, der jedoch nicht darüber hinwegtäuschen konnte, wie müde und angespannt er war.

Vermutlich hatte er eine sehr schlechte Nacht hinter sich. Diese Tatsache würde ihnen in die Hände spielen. Hess sollte sich hier keine Komfortzone aufbauen, er sollte wissen, dass er der Hauptverdächtige in einem grausamen Mordfall war und dass man ihn nicht mit Samthandschuhen anfassen würde, egal wie erfolgreich er im Berufsleben war.

»Guten Morgen. Möchten Sie einen Kaffee oder Tee?«, begann Aydin die Begrüßung.

»Guten Morgen, die Herren«, antwortete Hess, stand von seinem Sitz auf und reichte beiden Beamten die Hand. »Einen Kaffee, schwarz bitte, wenn es keine Umstände macht.«

»Das tut es nicht.« Aydin verließ den Raum.

»Wir sollten uns setzen«, sagte Brandt und nahm Platz. »Das Gespräch wird aufgezeichnet. Als Video und Audio.«

»Damit habe ich gerechnet. Genau so habe ich mir immer einen Verhörraum vorgestellt. Grau, kalt und beengt. Die Tatort-Filme beschönigen in der Hinsicht nichts.«

»Es geht hier um Inhalte, nicht um Komfort«, antwortete Brandt.

»Darf ich Sie etwas fragen?«

»Nur zu.«

Hess' Augen schienen kurz zu funkeln. Eine Beobachtung, die Brandt in diesem Moment noch nicht so recht einschätzen konnte.

»Lieben Sie Ihren Beruf?«

»Im Großen und Ganzen Ja.«

»Also sind Sie aus Überzeugung zur Polizei gegangen?«

»Das bin ich.«

»Und ich bin aus Überzeugung Unternehmer. Schon als Zehnjähriger habe ich einen kleinen Laden gehabt, in dem ich Süßigkeiten verkauft habe. Für mich gab es nichts anderes. Ich liebe meinen Beruf und ich liebe meine Familie. Deswegen bin ich hier. Haben Sie Kinder?«

»Nein.«

»Das ist sehr schade, Sie sind vermutlich in meinem Alter.«

»So ungefähr.«

»Janine ist das größte Glück, das ich besitze. Vor allem ihretwegen tue ich das hier. Ich will nicht, dass sie schlecht über ihren Papa denkt, denn dazu gibt es keinen Grund, und ich hoffe, dass nach dem Gespräch alle Missverständnisse aus der Welt geschafft sind.«

»Das wird sich zeigen«, blieb Brandt zweideutig. Was Hess hier vorbrachte, hörte sich wie in einem Bewerbungsgespräch an, als wollte er Eindruck schinden. Bei Brandt bewirkte diese Art der oberflächlichen Konversation allerdings gar nichts.

Aydin trat mit einem Becher in der Hand ein und reichte ihn Hess, der sich bedankte und gleich einen Schluck nahm. Dann lehnte er sich zurück und wartete, dass einer der Kommissare eine Frage stellte.

»Wie haben Sie Paula Böhm kennengelernt?«, begann Brandt.

»Das war vor zwei Monaten. Sie hat mich angesprochen.«

»Und wo war das?«

»Vor der Firmenzentrale, ich wollte gerade nach Hause. Sie hat mich abgefangen, hatte eine Bewerbungsmappe bei sich.«

Das war interessant zu hören. Paula hatte demnach den Kontakt bewusst hergestellt, was für die Rachetheorie sprach. Nur stellte sich die Frage, warum Julian nichts davon gewusst haben wollte.

Weil er lügt, dachte Brandt.

»Und wie wurde der Kontakt enger?«, fragte Aydin.

»Ihre Bewerbung war frech und irgendwie anders, ebenso ihr Auftreten. Dass sie den Mut hatte, mich direkt anzusprechen, hat mir imponiert. Ich habe sie zu einem Vorstellungsgespräch eingeladen.«

»Was ist da passiert?«

»Die Chemie hat einfach gestimmt. Mein Gefühl, dass sie interessant ist, hat sich bestätigt, und irgendwie ist es dann passiert. Am Ende bin ich auch nur ein Mann und sie war eine junge, überaus attraktive Frau, die weder dumm noch langweilig war und vor allem, was mich sehr fasziniert hat, ausgesprochen experimentierfreudig und belastbar im Bett. Das schätze ich am meisten an meinen Affären.«

»Haben Sie nie einen Gedanken daran verschwendet, dass sie Ihnen eine Falle stellen könnte?«, fragte Aydin.

»Nein, warum sollte ich? Da konnte ich ja noch nicht wissen, dass sie die Exfreundin von Julian ist.«

»Wann haben Sie es erfahren?«

»Sehr spät. Vor drei Wochen.«

»Hat sie es Ihnen verraten?«

»Ja. Jetzt, wo ich darüber nachdenke, hat sie den Moment, in dem sie es mir gesagt hat, tatsächlich voll ausgekostet. Sie muss von Anfang an gewusst haben, dass ich Janines Vater bin.«

»Wie haben Sie reagiert?«

»Mir war es egal. Was hatte ich mit Julian zu schaffen? Ich war mir zudem nicht sicher, wie ernst Janine die Sache mit Julian war. Sie wissen ja, wie Teenager sind. Außerdem war Paula nur eine Affäre, nichts Besonderes.«

»Empfand sie das auch so?«

Hess antwortete nicht sofort. Er gönnte sich einen Schluck Kaffee und gab sich, als würde er nachdenken, als würde er ernsthaft versuchen, sich zu erinnern.

»Ich denke schon. Sie hat mir nie den Eindruck vermittelt, dass sie Gefühle für mich hat. Ich habe lange überlegt, welchen Vorteil sie sich von der Sache erhoffte.«

»Vielleicht einen Job bei Ihnen? Immerhin hat sie sich bei Ihnen beworben«, antwortete Aydin.

»Die Bewerbung hat sie zurückgezogen.«

Darüber war Brandt nicht überrascht, es passte zu der Theorie, dass Paula nur Rache gewollt hatte und keinen neuen Job, trotzdem fragte er: »Waren Sie nicht erstaunt deswegen?«

»Ein wenig.«

»Und wie hat sie Ihnen erklärt, warum sie nicht mehr bei Ihnen eingestellt werden wollte?«

»Sie meinte, sie könne nicht in der Firma arbeiten, in der sie Sex mit dem Chef hat.«

»War das, bevor sie Ihnen gestanden hat, die Exfreundin von Julian zu sein?«

»Das war eine Woche davor, aber nageln Sie mich bitte nicht fest.«

»Hat Paula versucht, Sie unter Druck zu setzen?«

»Unter Druck?« Hess schaute Brandt irritiert an, augenscheinlich verstand er die Frage nicht, weil er sich Paula gegenüber vermutlich überlegen gefühlt hatte.

»Genau. Immerhin hatten Sie Sex mit der Ex von Julian. Hat sie Ihnen nicht gedroht, es Janine zu erzählen oder Ihrer Frau?«

Hess schnaufte kurz, dann ließ er seine weißen Zähne aufblitzen. »Nein, hat sie nicht. Hätte sie auch nicht zu versuchen brauchen. Ich lasse mich nicht erpressen, erst recht nicht von meinen Affären.«

»Das heißt, Sie hatten mehrere?«, hakte Aydin nach.

»Ja, aber nicht parallel. So ein, zwei im Jahr, mehr nicht.

Ich liebe meine Frau und mir würde es nie in den Sinn kommen, all das, was wir zusammen aufgebaut haben, wegen einer anderen, jüngeren Frau aufzugeben. Am Ende ist es nur der Sex, der mich in diese Affären treibt. Aber Sex ist keine Basis für eine echte, tiefe Partnerschaft.«

Aydin wirkte erstaunt. Brandt hingegen sah nur bestätigt, was er die ganze Zeit angenommen hatte: Hess war durch und durch eitel und arrogant und dermaßen von sich überzeugt, dass er seinen eigenen Worten vermutlich sogar Glauben schenkte und nichts Verwerfliches darin sah, seine Frau zu betrügen.

»Wie lange geht das schon?«, wollte Aydin wissen.

»Was?«

»Na, diese Affären.«

»Keine Ahnung, schon sehr lange. Ich bin ein Mann und habe Freude an fremder Haut.«

»Sind Sie nie auf die Idee gekommen, dass Sie Ihre Frau damit zutiefst verletzen?«

»Nein, bin ich nicht, weil ich zwischen Liebe und Sex trennen kann. Ich könnte stattdessen auch in den Puff gehen, das hat rein gar nichts mit der Liebe und Loyalität zu meiner Frau zu tun. Sie ist bedingungslos.«

»Dürfte Ihre Frau dasselbe tun?«, bohrte Aydin nach. Er wirkte keineswegs überzeugt.

»Sie scherzen!«, wurde Hess laut. »Warum sollte meine Frau so einen Unsinn wollen? Sie ist eine Frau, ihre sexuellen Bedürfnisse sind ja wohl nicht mit denen eines Mannes zu vergleichen. Das sollten Sie als Mann wissen, oder hat Ihre Frau …« Hess unterbrach sich und verkniff sich eine weitere Provokation Aydin gegenüber. Brandt ahnte, was er hatte sagen wollen.

»Lassen Sie uns zurück zu Paula und Ihnen kommen.«

»Was wollen Sie noch wissen?«

»Nachdem Paula Ihnen gestanden hat, dass sie die Ex von Julian ist, hat sich ihr Verhältnis da verändert?«

»Ob wir weniger Sex hatten?«

»Das zum einen, aber wurde sie vielleicht auch reservierter, kälter oder hat den Kontakt reduziert?«

»Das ist schwer zu sagen. Sie war nicht so durchschaubar oder greifbar wie meine anderen Affären. Ich konnte sie nicht einfach zu mir ins Hotel oder in die Zweitwohnung bitten, obwohl ich ihr versprochen habe, dass es nur zu ihrem Vorteil wäre. Einmal ist sie ausgerastet und hat gefragt, warum ich nicht gleich eine Hure buchen würde, und gefordert, ich solle niemals wieder versuchen, sie zu kaufen.«

»Das heißt, sie hat die Termine bestimmt?«

»Mehr oder weniger. Ich habe einen vollen Terminkalender, da konnte ich mich nicht immer nach ihr richten.«

»Wollte sie Sie oft treffen?«

»Nein, das nicht. Wenn ich auf das alles so zurückblicke, gab es da einige Ungereimtheiten. Wir haben uns selten getroffen. Möglich, dass sie irgendwelche Absichten verfolgt hat, die ich nicht durchschaut habe.«

»Vermutlich wollte sie sich an Julian rächen. Wusste er von der Affäre?«, fragte Aydin.

»Ich denke nicht. Er hätte mich sicherlich darauf angesprochen.«

»Wie kommen Sie darauf?«

»Julian ist sehr direkt, er kann auch überaus stur und eitel sein. Wenn er erfahren hätte, dass seine Ex eine Affäre mit mir hat, hätte er mich gefragt, ob das stimmt. Hat er aber nicht. Julian hat mit dem Ganzen hier nichts zu tun.«

Brandt war sich dessen nicht so sicher, hatte jedoch nichts in der Hand, was das Gegenteil bewies. Julian hatte zwar gesagt, dass er es nicht gewusst habe, und Hess' Argument klang nicht abwegig, dennoch blieb es wahrscheinlich, dass Paula sich an Julian hatte rächen wollen. Das wiederum hätte nur Sinn ergeben, wenn er von der Affäre erfahren hätte. Brandts Gefühl, dass er irgendetwas übersah, wurde immer stärker.

Nur, was war es?

»Irgendetwas passt hier nicht«, bemerkte er daher.

»Was soll nicht passen?«, erkundigte sich Hess.

»Paula Böhm wollte weder Geld noch Geschenke oder einen Job von Ihnen. Sie hat Ihnen gestanden, dass sie die Ex von Julian ist, und sie war es, die den Kontakt zu Ihnen gesucht hat. Welchen Vorteil hatte sie also durch die Affäre mit Ihnen?«

»Vielleicht fand sie mich interessant.«

»Jetzt werden Sie nicht albern«, entgegnete Brandt. »Sie sind doch ein intelligenter Mann und hatten schon einige Seitensprünge. Warum hat sich Paula die Mühe gemacht, eine Affäre mit Ihnen zu starten, wenn sie es für sich behielt? Das passt nicht.«

»Sie hat es aber nicht verraten und sie hat mich auch nicht erpresst, wenn Sie darauf hinauswollen. Das hätte ja gar keinen Sinn ergeben.«

»Warum?«, fragte Aydin etwas vorschnell für Brandts Dafürhalten. Er kannte die Antwort bereits.

»Weil sie keine finanziellen Interessen hatte. Ich war immerhin bereit, sie großzügig zu beschenken, aber sie ist ausgeflippt deswegen, hören Sie mir denn nicht zu?« Hess schüttelte verständnislos den Kopf. Sein Blick wanderte zu seinem Kaffeebecher, doch er griff nicht danach.

»Mal angenommen, sie hat es Julian erzählt und er hat es Ihnen nicht verraten, wegen Janine?«, fragte Brandt.

»Das glaube ich nicht. Paula hätte ihn doch anlügen können. Julian wäre zu mir gekommen und hätte mich gefragt, ob an der Sache was dran ist. So gut kenne ich ihn schon. Akzeptieren Sie es einfach: Paula hat die Affäre für sich behalten. Sie war ein komisches Mädchen. Möglich, dass sie sich an Julian rächen wollte, ja. Vermutlich hat sie den Plan dann aber fallen gelassen, weil ich einen guten Draht zu ihr hatte. Ich hatte einen Zugang zu ihr gefunden, was bei ihr alles andere als leicht war. Wer sagt denn, dass sie die Zeit mit mir nicht genossen hat? Paula war kein normales Mädchen. Sie hat sich nicht von der Jugend anziehen lassen, sondern vom Intellekt.«

So gut ausgefeilt Hess diese Theorie auch darlegte, Brandt glaubte seinen Ausführungen nicht. Paula hatte Rache gewollt, und falls sie es Julian tatsächlich nicht erzählt hatte, konnte das doch nur bedeuten, dass etwas schiefgelaufen war. Nur, was?

»Hat Paula mit Ihnen über private Dinge gesprochen, über Probleme oder Schwierigkeiten, die sie hatte?«

»Nein, das mochte sie nicht. Ich habe ab und zu versucht, ein paar private Dinge von ihr in Erfahrung zu bringen, aber sie wollte nichts preisgeben. Sie sagte einmal zu mir, dass das doch alles nur Belanglosigkeiten seien, dass man sich selbst nicht zu wichtig nehmen dürfe. Vom Universum aus betrachtet, sei jeder Mensch gleich unwichtig.«

Diese Antwort fand Brandt interessant, sie bestätigte das Bild, das er von Paula gewonnen hatte. Eine junge Frau, die ihren Platz im Leben noch nicht gefunden hatte.

»Wo haben Sie sich mit ihr getroffen?«

»Die meiste Zeit in meiner Zweitwohnung in Düsseldorf, die ich vor Jahren gekauft habe. Zwei-, dreimal bei ihr.«

»Und hatten Sie jedes Mal Sex?«

»Nein, manchmal haben wir nur geredet. Über die Welt, darüber, wie wichtig sich Menschen nehmen. Nicht, dass ich keinen Sex wollte, aber sie konnte einen mit ihren Worten so in den Bann ziehen, dass einem der Sex nicht mehr wichtig war.«

Paula und Hess hatten eine ausgesprochen seltsame Affäre gehabt, befand Brandt, allerdings glaubte er Hess auch nicht jedes Wort. Es lief alles zu glatt, zu harmonisch.

»Wann hatten Sie das letzte Mal Sex mit ihr?«

Hess schaute Brandt verwundert an, so als hätte er mit dieser Frage nicht gerechnet.

»Am 25. Januar. Ich war bei ihr, aber das wissen Sie doch sicherlich.«

»Wann waren Sie bei ihr?«, fragte Brandt und ging auf Hess' Frage nicht ein. Sie hatten genug Höflichkeiten ausgetauscht, jetzt konnte es langsam ans Eingemachte gehen. Immerhin hatte Hess nicht gelogen, was den Geschlechtsverkehr anbelangte.

»Das muss gegen 17 Uhr gewesen sein. Ich hatte einen Termin in Deutz, und da ich in der Nähe war, habe ich sie kontaktiert und gefragt, ob sie Zeit hätte. Das hatte sie.«

Auch diese Angabe stimmte, schließlich hatten sie den Chatverlauf vom Handy und somit log Hess noch immer nicht.

»Was ist dann geschehen?«

»Wir hatten Sex, mehr nicht. Ich war um 19 Uhr draußen.«

»Und das wissen Sie genau?«

»Ja, ganz genau.«

»Warum? Hatten Sie einen Termin?«

»Nein, hatte ich nicht, aber ich habe auf die Uhr geschaut, weil ich rechtzeitig zu Hause sein wollte. Meine Frau wollte sich um 20 Uhr mit einer Freundin treffen.«

»Kann Ihre Frau das bezeugen?«

»Leider nicht. Meine Frau weiß nur, dass ich es zeitlich nicht geschafft habe. Ich habe sie kurz angerufen, da ich im Stau feststeckte, wegen so eines dämlichen Unfalls. Der Verkehr in Köln kann manchmal schrecklich sein. Als ich zu Hause war, war sie schon weg.«

»Demzufolge haben Sie kein Alibi?«

»Nein, aber ich habe Paula nicht getötet. Es gab überhaupt keinen Grund dazu. Wir beide hatten keine Probleme, weil sie eben nur eine Affäre war.«

»Wir müssen Fingerabdrücke und eine DNA-Probe von Ihnen nehmen. Sie hatten kurz vor der möglichen Tatzeit Geschlechtsverkehr mit Paula Böhm und Sie haben keine Zeugen, die beweisen können, dass Sie um 19 Uhr ihre Wohnung verlassen haben.«

»Glauben Sie, ich lüge Sie an? Denken Sie wirklich, dass ich das nötig habe? Ich bin hergekommen, weil ich eine weiße Weste habe. Ich hätte Ihnen doch auch sagen können, dass meine Frau mein Alibi ist. Meinen Sie, dass meine Frau das nicht bestätigt hätte, wenn ich sie darum gebeten hätte? Habe ich aber nicht. Und wissen Sie, warum? Weil ich ein ehrlicher und anständiger Mensch bin«, wurde Hess laut, er fuhr sich mit der Hand über die Nase, dann über die Haare und schnaufte.

»Dass Sie Ihre Frau nicht als Alibi genannt haben, könnte auch daran liegen, dass Sie nicht wollen, dass Ihre Frau den wahren Grund für dieses Gespräch erfährt.«

»Das ist doch lächerlich«, reagierte Hess ungehalten, seine Stimme war jedoch nicht mehr so fordernd und laut wie eben.

»Wirklich? Wenn Sie einen Rat wollen: Suchen Sie sehr bald das Gespräch mit Ihrer Frau. Sie können diese Dynamik nicht mehr stoppen. Ihre Frau wird es bald erfahren.«

»Sicher nur, wenn einer von euch Polizisten den Medien etwas steckt. Aber seien Sie versichert, wenn Sie auf so einen dummen und gefährlichen Gedanken kommen, verklage ich nicht nur die Polizei Köln, sondern auch Sie beide persönlich. Ich lasse mir von niemandem ans Bein pinkeln.« Hess schäumte vor Wut.

»Bitte beruhigen Sie sich«, antwortete Aydin. »Von uns gibt niemand irgendwelche Informationen an die Presse weiter. Dennoch gibt es natürlich Dinge, die wir mit der Öffentlichkeit teilen werden, und es müsste in Ihrem eigenen Interesse liegen, dass Sie mit Ihrer Frau über Ihre Affäre sprechen.«

»Warum? Das hat Sie nichts anzugehen. Nehmen Sie Ihre DNA-Probe und die Fingerabdrücke, aber ich sage Ihnen eins: Ich bin nicht der Mörder und eine Affäre ist nicht strafbar. Halten Sie also meine Familie von all dem hier fern.«

»Das können wir Ihnen nicht versprechen«, antwortete Brandt. Er war verblüfft, dass Hess sich so kooperativ zeigte. Bedeutete das vielleicht, dass er tatsächlich kein Mörder war, oder verzockte er sich gerade völlig?

»Warum nicht? Was hat meine Frau mit diesem ganzen Mist zu tun? Sie kannte Paula Böhm nicht. Wenn Sie meine Frau behelligen, verklage ich Sie.«

»Jetzt entspannen Sie sich«, wurde Brandt deutlich. »Sie können uns so oft verklagen, wie Sie wollen, das wird nichts daran ändern, dass wir gewissenhaft unserer Arbeit nachgehen …«

»Gewissenhaft? Indem Sie eine Ehe zerstören wollen?«, fiel Hess ihm scharf ins Wort. Er fuhr sich erneut mit der Hand über die Haare. Seine Nerven lagen sichtlich blank. Die Angst, dass seine Frau von der Affäre erführe, war übermächtig, geradezu irrational.

»Wir gehen stark davon aus, dass Paula ein Motiv hatte, als sie Sie angesprochen hat, vermutlich Rache. Ob sie sich an Julian rächen wollte, wissen wir nicht. Sollten Ihre Fingerabdrücke nicht auf der Tatwaffe sein, können Sie sich darauf verlassen, dass wir weder Ihre Frau noch Ihre Tochter in die Ermittlungen einbeziehen werden. Aber nur weil Sie glauben, dass Ihre Frau und Ihre Tochter nichts wissen, heißt das nicht, dass dem auch so ist«, stellte Brandt klar und er konnte regelrecht verfolgen, wie die Farbe aus Hess' Gesicht wich und er wie zu einer Säule erstarrte.

25

Das Angebot von Ludwig Hess war verlockend gewesen, extrem verlockend. Trotzdem hatte Julian sich Bedenkzeit erbeten. Er wollte Hess in den nächsten Tagen Antwort geben, dabei hatte er seine Entscheidung längst getroffen.

Er würde das Angebot ablehnen, weil er sich nicht in die Abhängigkeit von Janines Vater begeben wollte.

»Der will mich bestimmt nur kaufen und mundtot machen«, sagte er sich. Er stand im Bad und machte sich gerade frisch.

Konnte es sein, dass Hess Angst hatte? Oder dass er etwas wusste, was ihm gefährlich werden könnte, etwas, was mit Paula zu tun hatte?

Julian wollte es nicht ausschließen. Dieses Angebot war ein Eingeständnis, dass da was im Busch war. Leider hatte er keine Idee, wie er der Wahrheit auf die Spur kommen könnte.

Er ging ins Schlafzimmer und zog sich ein schwarzes Hemd und einen schwarzen Anzug an, weil er Paulas Eltern einen kurzen Besuch abstatten wollte, das gehörte sich so. Gleichzeitig hatte er einen Hintergedanken. Vielleicht wussten die Eltern etwas über die Affäre zwischen Ludwig und ihrer Tochter. Hess hatte ihm gegenüber zwar keine Anstalten gemacht, etwas in dieser Richtung zuzugeben, doch Julian glaubte der Polizei. Es wäre ein seltsam dämlicher Zufall, wenn Paulas Affäre nicht Janines Vater wäre. Zudem war seit dem Jobangebot in Julian die Ahnung gewachsen, dass er sich würde absichern müssen, sich aus dem Schussfeld bringen, und wie ging das besser, als wenn er etwas gegen Hess in der Hand hatte?

Ihm war bewusst, dass Paulas Verhältnis zu ihren Eltern nicht das beste gewesen war, dennoch war es nicht ausgeschlossen, dass die Böhms etwas wussten. Einen Versuch war es wert. Er verlor nichts dabei.

Eine Stunde später saß er im Wohnzimmer von Paulas Eltern, nur ihre Mutter war zu Hause.

»Es tut mir schrecklich leid«, sagte er und hatte Mühe, seine Tränen zurückzuhalten.

»Das muss es nicht«, antwortete Andrea Böhm. Sie wirkte ungemein gefasst. »Schön, dass du gekommen bist. Das bedeutet mir sehr viel.«

»Das ist das Mindeste, was ich tun konnte. Paula wird immer etwas Besonderes für mich bleiben.«

»Danke.« Böhm räusperte sich. »Die Polizei gibt die Leiche noch nicht frei. Wir wissen nicht, wann wir die Beerdigung …« Sie sprach nicht weiter, weil ihr die Stimme versagte. Julian gab ihr Zeit, sich zu sammeln.

»Hat die Polizei denn schon eine heiße Spur?«

»Das wissen wir nicht. Man hat doch bestimmt auch mit dir gesprochen.«

»Ja, es waren zwei Beamte bei mir, aber ich fürchte, dass ich keine Hilfe bin. Paula hatte ja keinen Kontakt zu mir. Ich wünschte, ich wüsste mehr. Der Gedanke, dass da ein Mörder frei rumläuft, ist entsetzlich. Was ist mit euch? Habt ihr denn keinen Verdacht? Hat euch Paula nichts anvertraut?«

»Du kanntest doch Paula. Unser Verhältnis war nicht so, wie wir es uns erhofft hatten. Leider. Ich wünschte, ich hätte sie öfter bedrängt, mir zu erzählen, was sie beschäftigt, mit wem sie sich trifft oder was sie tut.«

»Mach dir keine Vorwürfe. Niemand konnte wissen, dass etwas so Schreckliches passieren würde«, versuchte Julian, die Mutter zu beruhigen. Leider verstärkte sich sein Gefühl, dass er hier keine Informationen erhalten würde, die ihn weiterbrachten. Die Sache hatte aber auch etwas Gutes, er wusste nun, dass Paula nicht über ihn gesprochen hatte. Somit hatten die Eltern nichts, was ihn belasten könnte.

Hoffentlich kann die Polizei beweisen, dass Ludwig die Affäre ist, dachte er, weil ihm bewusst war, dass er, je länger die Ermittlungen andauerten, stärker in den Fokus der Polizei rücken würde.

26

Bender hatte die Besprechung spontan einberufen. Das Team saß bereits am Besprechungstisch und erwartete sie gespannt.

»Danke, dass ihr es einrichten konntet«, sagte Bender und setzte sich. »Ich denke, es ist angebracht, dass wir uns noch einmal kurz persönlich abstimmen. Erst recht, weil Brandt und Aydin vorhin Ludwig Hess zum Verhör im Präsidium hatten.«

»Wie war das Gespräch?«, erkundigte sich Rech sogleich und nahm sich einen Keks vom Teller neben sich.

»Interessant und aufschlussreich«, antwortete Brandt.

»Geht es auch etwas detaillierter?«

»Ihr hättet mich dabei haben sollen«, bemerkte Kramer, bevor Brandt etwas erwidern konnte.

»Seit wann haben wir dich bei Verhören dabei? Ich denke, zwei Beamte sind mehr als genug«, entgegnete Brandt.

»Ich hätte im Nebenraum zuhören und die Körpersprache von Hess sowie seine Aussagen analysieren können.«

»Vielleicht hat Kramer recht, vielleicht wäre das sinnvoll gewesen, aber es war meine Entscheidung, dass die leitenden Ermittler den Verdächtigen befragen. Wir hatten ein Briefing vor dem Verhör«, erklärte Bender.

Kramer warf Brandt einen leeren Blick zu.

»Das ist jetzt auch unerheblich«, fuhr sie fort, »erzählt uns bitte von den Ergebnissen eures Verhörs.«

»Im Großen und Ganzen war Hess recht kooperativ, nur wenn es um seine Familie ging, hat er Zähne gezeigt und wurde ungehalten. Er hat zugegeben, eine Affäre mit Paula Böhm gehabt zu haben.«

»Und wie hat er sie kennengelernt?«

»Sie hat ihn angesprochen …«, antwortete Brandt und berichtete, was Hess ausgesagt hatte.

»Das hat ja was von einer Femme fatale. Die wollte sich damit doch sicherlich an Julian rächen«, schlussfolgerte Rech.

»Das glauben wir auch. Nur hat das Ganze einen Haken, den wir uns noch nicht erklären können.«

»Julian behauptet, dass er nichts von der Affäre gewusst habe«, fuhr Aydin fort, »was für uns überhaupt nicht logisch erscheint. Warum geht man eine Affäre zu dem Vater ein, mit dessen Tochter der Ex einen betrogen hat, wenn man es ihm nicht erzählt?«

»Gute Frage. Vermutlich lügt Julian«, überlegte Rech. Er nahm sich noch einen Keks. »Wer möchte, darf sich auch gerne bedienen.« Er deutete auf den Teller.

»Ich nehme einen. Die sind doch bestimmt von deiner Frau.«

»Von wem sonst.« Rech schmunzelte und reichte Aydin den Teller, der sich gleich zwei Kekse nahm.

»Die sind phänomenal.«

Bender schaute dem Treiben etwas irritiert zu, sagte aber nichts.

»Welchen Grund sollte Julian haben, zu lügen? Es wäre für ihn doch vorteilhafter, es der Polizei gegenüber zu erwähnen«, dachte Fischer laut nach.

»Möglich, allerdings hat er eine Beziehung mit Janine, der Tochter von Hess. Vielleicht möchte er das nicht aufs Spiel setzen und sich aus der Schusslinie bringen.«

»Oder sie hat es ihm wirklich nicht erzählt«, zeigte Kramer eine weitere Option auf.

»Das ergibt keinen Sinn. Sie verführt doch nicht den Vater, um das Ganze für sich zu behalten«, erwiderte Brandt. Diese Sache trieb ihn fortwährend um, und egal, wie oft er darüber nachdachte, er fand keine Antwort, die ihn zufriedenstellte. Immer lief es darauf hinaus, dass Julian log.

»Hat das Gespräch denn in der Richtung nichts ergeben? Hat Hess dazu nichts gesagt?«, erkundigte sich Bender und schaute dabei Brandt an.

»Doch. Paula hat ihm irgendwann gebeichtet, dass sie die Ex von Julian ist. Hess hatte damit kein Problem, weil er in ihr nur eine Affäre gesehen hat und annahm, dass seine Tochter keine ernsten Absichten mit Julian hatte. Außerdem geht er davon aus, dass Paula Julian nichts von der Affäre erzählt hat, denn ihm gegenüber haben beide nichts in der Richtung erwähnt.«

»Vielleicht, weil es eben nie passiert ist«, beharrte Kramer und schob seine Brille hoch.

»Genau. Was, wenn sie einen speziellen Plan gehabt hat?«, warf Aydin in den Raum.

»Einen Plan?«, fragte Rech.

»Ja, vielleicht hatte sie ein bestimmtes Ziel, bevor sie die Bombe platzen lassen wollte, wurde aber vorher ermordet.«

Kramer nickte zustimmend. Brandt hatte an diese Möglichkeit auch schon gedacht.

»Wenn sie einen hatte, wird es sehr schwer, das herauszufinden, fürchte ich, weil sie sich keine Notizen darüber gemacht hat. Ihr habt doch nichts gefunden, oder? Vielleicht sollten wir Julian und die Frage, ob er von der Affäre wusste oder nicht, zurückstellen.« Benders Blick wanderte erst zu Rech, dann zu Kramer.

»Die Spurensicherung hat zumindest kein Tagebuch oder Ähnliches gefunden, worin sie so einen Plan hätte aufschreiben können.«

»Wir von der IT sind noch dran«, schaltete sich Fischer ein. »Ich bin auf ein Portal gestoßen, wo sie Mitglied war. Die Analyse läuft.«

»Also bisher nichts Verwertbares?«

»Nicht wirklich. Das Portal hat mehrere Funktionen. Zum einen den öffentlichen Bereich, wo man sich mit anderen Usern über Fantasy-, Sci-Fi- und andere Filme austauschen kann, aber auch über das Leben allgemein. Man kann dort selbstverfasste Gedichte ebenso wie Erfahrungen über Live-Rollenspiele nachlesen. Und es gibt einen privaten Bereich, wo die Nutzer in ihrer eigenen Cloud Inhalte jeder Art speichern können und auf die die Community keinen Zugriff hat.«

»Scheint ein richtig breit gefächertes Portal zu sein«, kommentierte Brandt. »Wäre doch möglich, dass sie dort ihre Rachepläne notiert hat.«

»Wenn es so ist, finden wir das bald heraus.«

»Da mache ich mir bei dir keine Sorgen.«

»Sehr gut, Fischer. Informiere uns bitte, sobald du mehr Informationen hast«, sagte Bender und warf wieder Brandt einen Blick zu. »Welche Neuigkeiten hat das Verhör noch gebracht?«

»Wie gesagt, Hess hat gestanden, dass er eine Affäre mit Paula Böhm hatte, und er ist der festen Überzeugung, dass niemand davon wusste. Wenn es nach ihm ginge, soll es auch so bleiben. Ludwig Hess ist ein Mensch, dem sein Image wahnsinnig wichtig ist. So wichtig, dass er freiwillig zugestimmt hat, ins Präsidium zu kommen, um die Affäre zuzugeben.«

»Was ist mit einem DNA-Test? Er hatte immerhin Sex mit ihr, an dem Tag, an dem sie ermordet wurde«, sagte Rech.

»Dem hat er freiwillig zugestimmt, somit ist kein richterlicher Beschluss notwendig. Vorhin wurden ihm Fingerabdrücke abgenommen und es erfolgte eine DNA-Entnahme. Das Ganze müsste dir bald von den Kollegen auf den Tisch gelegt werden.«

»Wieso habt ihr mich nicht darüber informiert?«

»Weil du nicht am Platz warst und es schnell gehen musste, danach hat Bender schon die Besprechung anberaumt.«

Rech nickte und griff sich einen weiteren Keks. »Gut, ich

war in einer anderen Besprechung, jetzt verstehe ich. Ich kümmere mich darum, sobald ich am Platz bin.«

»Danke«, sagte Bender. »Ich frage mich, warum er nicht seinen Anwalt konsultiert hat, bevor er der Sache zugestimmt hat.«

»Weil er hofft, dass die Angelegenheit damit erledigt ist. Wenn er die Tatwaffe nicht benutzt hat, dürften dort keine Fingerabdrücke von ihm zu finden sein«, erklärte Aydin.

»Und weil er weiß, dass wir die richterlichen Beschlüsse eh bekommen hätten, um ihm die Fingerabdrücke abzunehmen und die DNA zu prüfen. Wie Aydin gesagt hat, er möchte das alles schnell hinter sich bringen, ohne dass sein Image Schaden nimmt.«

»Dann ist er nicht der Mörder«, sagte Rech. »So verrückt kann doch keiner sein, der ein Mörder ist.«

»Was, wenn er die Fingerabdrücke auf der Tatwaffe entfernt hat?«, fragte Aydin.

»Sehr unwahrscheinlich, weil er dann auch Blut entfernt hätte. Die Bronzefigur war blutverschmiert. Das hätten wir bemerkt.«

»Und wenn er Handschuhe trug?«

»Das wäre möglich, würde aber nicht zu dem Ablauf passen, da wir es nicht mit einem geplanten Tötungsdelikt, sondern mit einem Mord im Affekt zu tun haben«, kommentierte Kramer.

»Wir müssen die Ergebnisse abwarten«, sagte Bender. »Rech, ist es ausgeschlossen, dass an der Tatwaffe eine spätere Manipulation vorgenommen wurde?«

»Ja, nichts deutet darauf hin, dass Fingerabdrücke entfernt wurden, das hätten wir bei der Spurensicherung bemerkt.«

Bender nickte nur, sie schien Zweifel zu haben, dass Hess der gesuchte Mörder war, so weit konnte Brandt ihr Schweigen schon einschätzen. Sie dachte vermutlich darüber nach, wie man am besten weiterverfahren solle.

»Vielleicht wäre es klug, Julian aufs Präsidium zu bitten«, sagte sie dann.

»Und warum?«, fragte Brandt. Sie hatten den jungen Mann schon so oft verhört, dass er nicht wusste, was sie ihn noch fragen sollten.

»Das Präsidium, unsere Verhörräume, vermitteln eine ganz andere Atmosphäre als ein Gespräch bei ihm zu Hause. Das könnte ihn mental unter Druck setzen und er könnte womöglich zugeben, dass er doch von der Affäre wusste.«

»Ich dachte, wir sollten das zurückstellen?«, fragte Aydin.

»Ja, das hatte ich eingangs gesagt, jetzt sehe ich das anders. Nach derzeitiger Sachlage werden wir auf der Tatwaffe wohl keine Fingerabdrücke von Ludwig Hess finden, somit bleibt vorerst nur Julian als potenzieller Täter übrig. Oder habt ihr weitere Personen in petto?«

»Leider nicht«, gestand Aydin und Brandt musste seiner Chefin recht geben.

Sollte wirklich der Fall eintreten, dass Hess sich als unschuldig erwies, blieb ihnen derzeit nur Julian, der als Verdächtiger infrage kam. Dass Paulas Eltern ihre eigene Tochter getötet haben könnten, wollte Brandt nicht glauben, es gab keinerlei Hinweise, die das auch nur im Entferntesten möglich erscheinen ließen.

Nicht ganz, die Mutter hat einen Schlüssel für die Wohnung und sie ist sehr dominant und herrisch, da kann ein Streit auch außer Kontrolle geraten, meldete sich ein leiser Zweifel.

Bender rieb sich die Stirn und sah nachdenklich in die Runde, als würde sie ihre nächsten Worte genau überlegen. »Sollte Julian von der Affäre gewusst haben, hätte er ein Motiv gehabt: Eifersucht.«

27

Hess fühlte sich erleichtert, dass das Versteckspiel endlich ein Ende hatte, schließlich hatte er nichts Verbotenes oder Kriminelles getan. Er hatte nur eine Affäre mit einer jüngeren Frau gehabt.

Dass er den Schritt gewagt und der Polizei nicht nur reinen Wein eingeschenkt, sondern sich außerdem überaus kooperativ gezeigt hatte, bewertete er als taktische Meisterleistung, denn damit hatte er sicherlich erreicht, dass sie ihn nicht mehr verdächtigen würden.

»Sie werden keine Fingerabdrücke von dir finden und damit war's das«, sagte er zu sich. Dennoch blieb ein kleiner Restzweifel, den dieser Brandt mit seinen letzten Sätzen gesät hatte, dass sie nämlich, wenn sie seine Fingerabdrücke nicht auf der Tatwaffe finden würden, seine Frau und seine Tochter in die Ermittlungen mit einbeziehen würden. In dem Falle hätten sich sein Mut und sein Taktieren nicht ausgezahlt.

»Ob ich ihnen endlich reinen Wein einschenken sollte?«, fragte er sich. Doch dann hatte er eine andere Idee. Er rief seinen Anwalt an.

»Hallo, Ludwig. Was verschafft mir die Ehre deines Anrufs?«

»Hallo, Oliver. Ich muss dich sprechen. Du hast nicht zufällig Zeit?«

»Ich bin gerade beim Italiener.«

»Wo?«

»Im La Vite in der Südstadt, da waren wir beide doch schon öfter.«

»Sehr gut. Ich fahre los, bin in fünfzehn Minuten bei dir. Ist dir das recht?«

»Dann muss es dringend sein. Was für eine Frage, klar ist es mir recht. Ich bin alleine hier.«

»Gut, dann bis gleich.« Mit diesen Worten beendete Hess das Gespräch, zog seine Jacke an und eilte zu seinem Wagen.

Er kannte Oliver Lambrecht seit seiner Studienzeit. In heiklen Dingen vertraute er ihm. Es war Zeit, dass er ihn in die Angelegenheit einspannte.

Keine fünfzehn Minuten später betrat er den kleinen edlen Italiener. Der Kellner grüßte ihn und dann sah er auch schon seinen Freund und Anwalt.

Sie begrüßten sich und Hess nahm Platz. Der Kellner nahm seine Getränkebestellung auf, Hess hatte keinen Hunger.

»Was ist los?«, fragte Lambrecht. Er schien besorgt.

»Ich habe da ein ganz großes Problem«, antwortete Hess und schaute sich kurz um, um sicherzugehen, dass keine neugierigen Blicke auf sie gerichtet waren. Aber neben ihnen saß niemand, sodass er sich keine Sorgen machen musste.

»Und was für ein Problem ist das?«

»Du hast doch sicherlich von dem Mord an Paula Böhm gehört.«

»Du meinst die tote junge Frau, deren Gesicht zerschmettert wurde?«

»Genau.«

»Und was hat das mit dir zu tun?«

»Ich hatte eine Affäre mit ihr.«

»Du hattest was?« Lambrecht war schockiert.

»Entspann dich, du weißt doch von meinen Affären«, entgegnete Hess, der Lambrecht gegenüber nie ein Geheimnis daraus gemacht hatte, weil er erstens wusste, dass er ihm vertrauen konnte, und zweitens Lambrecht der einen oder anderen Affäre ebenfalls nicht abgeneigt war.

»Ja, aber hier geht es um einen Mordfall. Warum bist du nicht früher zu mir gekommen?«

»Weil ich dachte, ich kriege das ohne dich hin.«

»Anscheinend nicht. Was ist noch geschehen?« Lambrecht schüttelte verständnislos den Kopf.

»Ich hatte an dem Tag, an dem sie ermordet wurde, Sex mit ihr.«

»Lass mich raten, die Polizei hat deine Spermaspuren und ist dir auf den Fersen.«

»So ungefähr. Ich war bei der Polizei und habe die Affäre gestanden«, erklärte Hess und fügte hinzu, dass er der Abnahme seiner Fingerabdrücke und einer DNA-Entnahme zugestimmt hatte.

»Was ist los mit dir? Wieso hast du mich nicht kontaktiert? Hier geht es um einen Mord. Die werden dich nicht in Ruhe lassen, du bist vermutlich der perfekte Mörder für sie.«

»Ich bin kein Mörder. Auf der Tatwaffe gib es keine Fingerabdrücke von mir, weil ich sie nie in der Hand hatte.«

»Bist du sicher?«

»Ganz sicher. Aber deshalb brauche ich deine Hilfe nicht.«

»Warum dann?«

»Es geht um Janine und Tanja. Sie dürfen nichts von der Affäre und den Mordermittlungen erfahren. Bisher konnte ich sie da raushalten, aber der leitende Ermittler, dieser Widerling Lasse Brandt, hat heute im Verhör gesagt, dass er auch die beiden zu dem Mordfall verhören werde. Das musst du um jeden Preis verhindern.«

Lambrechts Augen weiteten sich. »Ich kann manchmal Wunder bewirken, aber sicherlich kann ich der Polizei nicht vorschreiben, wie sie zu ermitteln hat.«

»Verdammt, Oliver. Ich brauche deine Hilfe. Das ist sehr wichtig.«

»Ich bin der Letzte, der dir nicht helfen würde. Aber wie stellst du dir das vor? Mit welcher Begründung soll ich der Polizei untersagen, deine Tochter und deine Frau zu befragen? Das kann kein Anwalt.«

»Weil sie nichts mit der Sache zu tun haben.«

Der Kellner kam mit der Getränkebestellung und verschwand dezent wieder.

»Ich könnte es mir leicht machen und dir sagen, dass ich mein Bestes gebe, um dir dann eine fette Rechnung zu präsentieren, aber das Resultat wird das Gleiche sein. Die Polizei wird deine Frau und deine Tochter befragen, wenn sie es für notwendig hält. Als dein guter Freund und Anwalt rate ich dir, deiner Familie reinen Wein einzuschenken und mich als Anwalt für deine Interessen zu benennen.«

»Ich kann es ihnen nicht sagen. Ich weiß nicht, wie Tanja reagieren wird.«

»Ludwig, du hast keine Wahl. In den nächsten Tagen wird die Polizei vor deiner Haustür stehen und mit ihnen sprechen. Möchtest du sie so vor den Kopf stoßen?«

Hess wurde schwindelig, er spürte einen Kloß im Hals und trank einen großzügigen Schluck Wasser. Mit dieser Antwort hatte er nicht gerechnet, vielmehr hatte er sich der falschen Hoffnung hingegeben, dass Lambrecht einen Weg finden würde, die Ermittlungen der Polizei zu beeinflussen.

Das Gefühl der Erleichterung, das er nach dem Geständnis im Präsidium verspürt hatte, war wie weggeblasen. An seine Stelle war eine entsetzliche Bedrückung getreten, die ihm große Angst machte.

»Geht's dir gut?«

»Nein, tut es nicht. Verdammt, gibt es keine Möglichkeit, dass wir das verhindern können? Denk bitte nach«, drang Hess in ihn. Er klammerte sich an einen Strohhalm, der gar nicht da war.

»Ich fürchte nicht.« Lambrecht schüttelte den Kopf, aber plötzlich schaute er auf. »Moment, vielleicht doch.«

28

»Paula war eine seltsame junge Frau«, sagte Brandt nachdenklich.

»Worauf möchtest du hinaus?«

»Nun ja, junge Frauen sind doch sehr internetaffin, sie haben Facebook, Instagram, dieses TikTok oder was auch immer. Paula dagegen hat nichts. Keinen digitalen Fingerprint. Keine Freundin, der sie sich anvertraut. Sie ist eine Außenseiterin, verliebt sich aber in einen hübschen jungen Mann, der sie mit Janine betrügt, und ihr fällt nichts Besseres ein, als eine Affäre mit dem Vater von Janine anzufangen und das Ganze für sich zu behalten, weil ...?« Brandt hielt inne. »Sicherlich nicht, weil sie auf reiche, ältere und egoistische Männer steht.«

»So ganz stimmt das aber nicht.«

»Was stimmt nicht?« Brandt schaute zu Aydin auf. Er saß an seinem Schreibtisch, während Aydin vor der Wand stand, an der sie jede Menge Hinweise, Fotos und Querverweise zum Fall Paula Böhm angebracht hatten, und nach neuen Verbindungen suchte.

»Na, dass sie keinen digitalen Fingerprint hat. Sie war auf dieser einen Seite aktiv und vermutlich hat sie dort auch Privates von sich preisgegeben. Diese Plattform für Fantasyspiele-Fans.«

»Ja, stimmt. Aber vielleicht gibt es da ebenfalls keine Hinweise, vielleicht ist es nur unsere naive Hoffnung, damit die Ermittlungen wieder an Dynamik gewinnen, weil wir Sorge haben, dass Hess nicht der Täter ist und wir am Anfang unserer Ermittlungen stehen.«

»Sei nicht so pessimistisch. Ich sehe das wie Bender. Wir

sollten Julian ins Präsidium bestellen und noch mal ins Kreuzverhör nehmen.«

»Das machen wir, und was dann?« Brandt schaute nun auch auf die Wand. »Was steht da, was fehlt da? Was übersehen wir?«

»Was ist mit deiner Idee, die Frau und die Tochter von Hess zu befragen?«

»Das habe ich ihm nur gesagt, um ihn unter Druck zu setzen. Ich kann mir schwer vorstellen, dass eine von ihnen etwas mit dem Mord zu tun hat. Julian und Hess sind die Hauptakteure in diesem Fall.«

»Und wenn du dich irrst? Überleg mal, die Ehefrau, die hinter die Affäre kommt und sich rächt. Wäre nicht das erste Mal.«

»Wie denn? Die weiß ja von nichts. Hess unternimmt doch alles, damit sie nichts erfährt.«

»Mal angenommen, sie weiß es trotzdem, hat aber bis jetzt geschwiegen. Es ist nicht untypisch, dass eine Frau schweigt, um ihre Ehe zu retten. Unterschätze die Frauen nicht, die finden alles heraus.«

»Ja, bei einem Pantoffelhelden wie dir vielleicht.«

»Ich habe keine Geheimnisse vor Nina.«

»Ist auch gesünder für dich«, konnte sich Brandt einen Kommentar nicht verkneifen.

»Als ob du Ylva belügen würdest. Wie geht es ihr eigentlich? Habe sie länger nicht gesehen.«

»Ich habe auch keinen Grund, sie zu belügen, da ich nicht fremdgehe«, antwortete Brandt. Im Gegensatz zu Aydin war er nicht verheiratet, Ylva war seine aktuelle Freundin, die ihm jedoch immer mal wieder zu verstehen gab, dass sie gerne den nächsten Schritt gehen würde, was für Brandt allerdings nicht infrage kam. Er fühlte sich unverheiratet sehr wohl.

»Ylva ist auf einem Lehrgang. Sie kommt nächste Woche zurück.«

»Schön, dann sollten wir danach mal wieder zu viert essen gehen.«

»Gerne.« Nun stand auch Brandt auf und trat zu Aydin. »Glaubst du, wir sollten wirklich mit der Frau von Hess sprechen?«

»Ich halte das nicht für verkehrt. Gut denkbar, dass sie das Handy von Hess gefunden hat und so auf Paula gestoßen ist.«

»Sie hatte aber keinen Kontakt zu Paula. Das hätte Fischer auf ihrem Handy herausgefunden.«

»Nicht, wenn sie die Nachricht nach dem Mord gelöscht hat.«

»Ich weiß nicht. Wir gehen von einem Mord im Affekt aus, nicht von einer geplanten Tat. Glaubst du wirklich, dass sie, wenn sie Paula aus der Wut heraus ermordet hat, dann noch die Nerven hat, ihre Nachrichten auf Paulas Handy zu löschen? Ich gehe eher davon aus, dass sie panikartig den Tatort verlassen hätte.«

»Vielleicht sollten wir Fischer fragen, ob nicht doch Nachrichten gelöscht wurden.«

»Ruf ihn an.«

Aydin wählte Fischers Durchwahl.

»Hallo, was kann ich für euch tun?«, nahm Fischer das Gespräch an.

»Hallo. Brandt und ich diskutieren gerade, ob die Möglichkeit besteht, dass der Täter Nachrichten auf dem Handy der Toten gelöscht haben könnte.«

»Das wäre möglich, wenn der Täter ihre PIN hatte. Er hätte natürlich auch ihren Fingerabdruck nutzen können.«

»Auch als sie tot war?«

»Ja, das geht. Der Körper kühlt ja nicht sofort ab, und der rechte Daumen, der bei Paula als Biometrieauthentifizierung genutzt wurde, war intakt. Die Frage ist nur, wie wahrscheinlich das ist. Immerhin geschah der Mord im Affekt. Der Täter stand vermutlich unter Schock. Wird er in dem Moment daran denken, dass er noch irgendwelche kompromittierenden Daten auf dem Handy des Opfers löschen muss?«

»Eher nicht. Es sei denn, der Täter flieht nicht sofort und versucht, sich vor Ort zu beruhigen. Dann wäre es denkbar«, erklärte Aydin.

»Denkbar ist vieles, das solltet ihr besser wissen als ich.«

»Könntest du auf dem Handy feststellen, ob etwas gelöscht wurde, und es wiederherstellen?«

»Wenn ein Backup erstellt wurde, kann ich das. Ehrlich gesagt, habe ich das noch nicht geprüft.«

»Kannst du das bitte machen? Wenn es kein Backup gab, haben wir vermutlich ein Problem.«

»Dann müsste man WhatsApp direkt kontaktieren, die archivieren alles, auch wenn sie es offiziell nicht zugeben. Aber wie lange es dauern wird, bis wir von denen die Daten bekommen, weiß ich nicht.«

»Egal, kümmere dich bitte darum, das wäre sehr wichtig«, schaltete sich Brandt ein. »Wie schaut es mit dem Portal aus?«

»Bin noch dran. Ich kläre das, gebt mir ein bisschen Zeit.«

»Ich wünschte, die hätten wir«, antwortete Aydin. »Aber wir wissen ja, dass du der Einzige bist, der das hinkriegt.«

»Danke für die Blumen.«

»Dafür nicht.«

»Habt ihr noch was?«

»Nein, das wars«, sagte Aydin und sie legten auf.

»Vermutlich ist es eine Sackgasse und wir verschwenden Fischers knappe Ressourcen«, bemerkte Brandt wenig optimistisch.

»Wir werden sehen.«

»Sie ist zu zierlich«, platzte er dann unvermittelt heraus und zeigte auf ein Foto von Tanja Hess. »Wie groß ist sie? Einen Meter fünfundsechzig? Wie soll sie mit einer knapp zwei Kilo schweren Statue immer wieder auf den Kopf eines Menschen einschlagen?«

»Wut und Hass, dazu Adrenalin – das kann ungeahnte Kräfte freisetzen. Unterschätze die hysterische Energie nicht.

Vielleicht hast du von Lydia Angiyou und dem Eisbären gehört.«

»Nein, habe ich nicht.«

»Ein Eisbär nähert sich ihrem spielenden Kind, da weiß sie sich nicht anders zu helfen, als auf den Eisbären zuzustürmen und sich dem Kampf zu stellen. Der Kampf dauert Minuten, bis ein Jäger den Eisbären erschießen kann, trotzdem trägt die Mutter keine schwerwiegenden Verletzungen davon, nur ein paar Kratzer.«

»Solche Fälle sind sehr selten. Schwer vorstellbar, dass wir es hier mit einem ähnlichen Fall zu tun haben. Aber egal, du hast recht, wir sollten mit Tanja Hess sprechen.«

Sein Blick wanderte weiter und blieb bei dem Foto einer anderen Frau hängen. Sie war groß und kräftig, eine Frau, der er zutraute, genug Kraft zu haben, um mit einem schweren Gegenstand auf eine Person einzuschlagen.

»Paulas Mutter?«, fragte Aydin, der Brandts Blick gefolgt war.

»Sie wäre stark genug. Allerdings kann ich mir beim besten Willen nicht vorstellen, dass sie erst ihre Tochter ermordet und dann die Polizei kontaktiert.«

»Ich eigentlich auch nicht. Aber vielleicht erinnerst du dich, dass Rech sagte, sie sei ins Krankenhaus gefahren worden, weil sie total durch den Wind war. Als wir sie später besuchten, wirkte sie extrem gefasst.«

»Wir suchen nach dem berühmten Strohhalm. Die Mutter sehe ich wirklich sehr weit hinten, auch wenn es von ihrer Statur her passen würde. Sie hat kein Motiv, dann eher Frau Hess. Außerdem hätte sie blutverschmiert sein müssen. Wenn man so brachial auf den Schädel eines Menschen einschlägt, gibt es jede Menge Blutspritzer.«

Aydin nickte nur.

»Lass uns erst mal Julian ins Präsidium bitten. Dann schauen wir weiter.«

»Ich ruf ihn an.«

Zwei Stunden später saß Julian im Verhörraum, ihm gegenüber die beiden Kommissare.

»Schön, dass es zeitlich gepasst hat«, sagte Aydin. Er hatte Julian einen Becher Kaffee gebracht.

»Ich wohne ja auch in Deutz, aber ich verstehe das Ganze hier nicht«, antwortete er. Er wirkte deutlich nervöser als in den Gesprächen davor.

Brandt musste Bender in Gedanken recht geben. Allein, dass sie Julian vorgeladen hatten, schien Eindruck zu hinterlassen.

»Reine Routine. Wir haben noch ein paar Fragen und konnten es zeitlich nicht einrichten, zu Ihnen zu kommen«, erklärte Aydin.

»Und welche Fragen? Ich habe doch alle beantwortet.«

»Bevor Sie auf unsere weiteren Fragen näher eingehen, sollten Sie wissen, dass wir Ludwig Hess zum Verhör hier hatten. Er hat gestanden, dass er eine Affäre mit Ihrer Exfreundin gehabt hat«, erklärte Brandt. Er ließ Julian nicht aus den Augen, er wollte seine Körpersprache lesen. Und Julian reagierte. Seine Mundwinkel zuckten kurz, seine Augen wirkten wütend und für einen Moment war sein Gesicht verspannt, doch dann lockerten sich die Gesichtsmuskeln.

»Ich habe es geahnt. Schon an dem Tag, an dem Sie mich gefragt haben, wer Ludwig ist. Da wusste ich, dass es nur der Vater von Janine sein konnte. Hat er sie ermordet? Dieser Dreckskerl«, platzte er heraus.

»Das wissen wir nicht. Die Untersuchungen dauern an. Er bestreitet es.«

»Verstehe. Werde ich jetzt beschuldigt?«

»Nein, wir ermitteln nur. Aber Sie sind intelligent genug, um zu wissen, dass Eifersucht ein starkes Motiv ist«, antwortete Brandt.

»Eifersucht? Ich? Auf dieses Psychoweib?« Julian wurde laut, er verrenkte den Kopf ganz merkwürdig, als könnte er nicht glauben, dass man ihn wirklich verdächtigte.

»Immerhin haben Sie zugegeben, dass Sie in Paula verliebt waren.«

»Ja, war, aber nicht mehr bin. Ich hatte keinen Kontakt zu ihr. Das letzte Mal, dass wir uns gesehen haben, war im Haus ihrer Eltern. Das wissen Sie ja bereits. Das alles hier ist doch total albern. Warum sollte ich Paula getötet haben?«

»Im Streit kann vieles passieren.«

»Was für ein Streit? Ich war nicht bei Paula. Es gab keinen Streit.« Julian schüttelte ungläubig den Kopf. Er hatte seinen Kaffee bisher nicht angerührt.

»Dann dürften Sie ja nichts dagegen haben, wenn wir Ihnen Fingerabdrücke abnehmen. Wenn Sie in den letzten Wochen nicht bei Paula waren, dürften Sie deshalb keine Sorgen haben.«

»Nein, das tue ich auch nicht, weil ich kein Verbrecher bin, verdammt noch mal«, polterte Julian und wäre fast aufgesprungen. Er fuchtelte mit den Händen durch die Luft und stieß dabei den Kaffeebecher um.

Aydin stellte den Becher schnell auf, der Kaffee rann aber schon über den Tisch auf den Boden. »Ich hole einen Schwamm.«

»Danke«, sagte Brandt. »Und Sie beruhigen sich bitte und nehmen wieder Platz«, wandte er sich dann streng an Julian. »Ich habe Ihnen nur einen Weg aufgezeigt, wie Sie Ihre Unschuld beweisen können.«

»Nein, das haben Sie nicht. Sie wollen mich stigmatisieren wie einen gewöhnlichen Verbrecher. Wer weiß, wie lange solche Beweise gespeichert werden. Ich habe eine reine Weste und werde es garantiert nicht hinnehmen, dass Sie mich wie einen Kriminellen behandeln. Nur fürs Protokoll: Paula hat mir nicht verraten, dass sie eine Affäre mit Herrn Hess hatte. Vielleicht wollte sie es, aber dazu ist es nicht gekommen, weil irgendjemand sie ermordet hat. Und wenn Sie Ihre Arbeit richtig machen würden, wüssten Sie auch, dass Ludwig Hess viel mehr Motive hat, sie zu töten, als ich.«

»Glauben Sie denn, dass es Herr Hess war?«

»Nein, ich glaube gar nichts. Woher soll ich das wissen? Ich war es jedenfalls nicht.«

Aydin kam mit einem Schwamm und einem Eimer zurück und säuberte Tisch und Teppich, dann nahm er wieder Platz.

»Sie haben kein Alibi.«

»Na und? Ich hätte mir locker eins besorgen können, habe ich aber nicht. Weil ich unschuldig bin.«

»Herr Ruge, wir beenden das Gespräch jetzt. Sie können gehen, dennoch sollten Sie über meinen Vorschlag zur freiwilligen Abnahme von Fingerabdrücken noch einmal nachdenken. Und seien Sie unbesorgt, die Daten und Informationen werden, sobald sie im Rahmen dieser Ermittlungen nicht mehr benötigt werden, gelöscht.«

»Ohne meinen Anwalt sage ich gar nichts mehr«, schimpfte Julian und verließ wütend den Verhörraum.

»Ich verstehe ihn«, sagte Aydin.

»Inwiefern?«

»Na, mit den Fingerabdrücken. Ich würde das auch nicht freiwillig tun. Du?«

»Nein, warum auch?« Brandt verstand Julians Reaktion ebenfalls, dennoch hoffte er, dass er genug Druck aufgebaut hatte, damit dieser einlenkte und sich die Fingerabdrücke abnehmen ließ, mit allen Konsequenzen, die das mit sich brachte.

29

Julian schäumte vor Wut.

Er hatte schon ein mulmiges Gefühl gehabt, als dieser Aydin ihn angerufen und ins Präsidium gebeten hatte. Das hatte ja nichts Gutes heißen können. Und sein mulmiges Gefühl hatte sich bestätigt. Sie hatten ihn in eine Falle locken wollen, aber so dämlich war er nicht. Das Erste, was man allein in deutschen Krimiserien lernte, war, der Polizei niemals freiwillig Fingerabdrücke zu geben oder einen DNA-Test machen zu lassen.

Dass er seinen Anwalt einschalten würde, war nur ein Bluff gewesen, das mussten diese beiden Beamten ja nicht wissen. Vor allem diesem arroganten Brandt, der ihn hatte reinlegen wollen, wollte er eins reindrücken.

Warum verdächtigte ihn die Polizei überhaupt mit einem Mal? Es gab doch gar keinen Grund dafür. Er hatte ihnen gegenüber ausgesagt, dass er Paula das letzte Mal in der Wohnung ihrer Eltern gesehen habe, und er hatte ihnen gesagt, dass er nichts von ihrer Affäre mit Ludwig Hess gewusst habe. Warum also verdächtigten sie ihn?

Julian hatte darauf keine Antwort.

Es klingelte an seiner Haustür, er drückte auf den Türöffner und wenig später sah er Andy die Treppe hochgehen.

»Hey, du siehst nicht gut aus«, grüßte der Freund ihn. Er zog sich die Schuhe aus und folgte ihm ins Wohnzimmer.

»Ich fühle mich beschissen, die Sache mit Paula belastet mich total.«

»Wie? Ich dachte, du hast nichts mehr für sie empfunden.«

»Habe ich auch nicht. Aber die Polizei hat mich heute aufs Präsidium bestellt.«

»Echt? Verdammt, warum?«

»Weil sie nicht glauben, dass ich Paula längere Zeit nicht gesehen habe. Sie meinen, Paula hatte eine Affäre mit Ludwig Hess, weil sie sich an mir rächen wollte.«

»Das hast du beim letzten Gespräch schon angedeutet. Wurde Hess jetzt hops genommen?«

»Nein, sie haben eine Befragung mit ihm durchgeführt und es gibt nichts mehr daran zu rütteln. Das Arschloch hatte Sex mit Paula.«

»Gut, aber warum verdächtigen sie dann dich und nicht Hess? Der hat mit der Affäre doch verdammt viel riskiert. Überleg mal, vielleicht hat Paula ihn erpresst? Ich würde der Psychotante das ohne Weiteres zutrauen.«

»Auch wenn ich auf Paula sauer bin, du tust ihr unrecht. Ja, sie war seltsam, aber sie machte sich nicht viel aus Geld. Sie hat das nur getan, um mir eins auszuwischen.«

»Sicher?«

»Ganz sicher.«

»Und wie kommst du darauf?«

»Sie hat mir eine E-Mail geschrieben, vor vier Wochen. Von irgendeiner anonymen Seite aus. Damals habe ich es nicht kapiert, aber sie muss von ihr gewesen sein.«

»Was stand denn drin?« Julian sah in Andys Augen, dass er neugierig war.

»Es war auf Englisch. Es war nur eine Zeile, die lautete: *Ask yourself what you did to me*.«

Andy machte große Augen und sein Unterkiefer klappte für einen Moment nach unten, er war offensichtlich absolut überrascht, das zu hören.

»Verdammt, das kann nur sie gewesen sein. Das ist doch aus dem Film ›Der Joker‹.«

»Echt?«

»Ja, klar. Sie macht dir Vorwürfe.«

»So was habe ich mir auch gedacht. Mist. Die Polizei darf niemals von der Existenz dieser E-Mail erfahren.«

»Du sagtest doch, dass sie es von einer anonymen Seite aus gemailt hat, richtig?«

»Ja, das sind diese Anbieter, von denen aus du E-Mails verschicken kannst, aber der Empfänger dir nicht antworten kann.«

»Dann mach dir keinen Kopf, das finden die Bullen nie raus. Außerdem hast du doch ein Alibi.«

Julian musste husten, seine Kehle wurde plötzlich extrem trocken.

»Hast du mich angelogen?«

»Ja, vielleicht. Mensch, ich weiß doch auch nicht, wo mir der Kopf steht.«

»Warum lügst du mich an? Ich bin dein bester Kumpel.«

»Ich weiß es nicht, das Ganze geht echt an die Substanz.«

»Du hättest mich nicht anlügen sollen, weil ich dir helfen kann.«

»Wie denn?«

»Ich kann dein Alibi sein, was für eine Frage.«

Jetzt war Julian überrascht. Er wusste zwar, dass er sich auf Andy verlassen konnte, aber dass er bereit war, ihm ein Alibi zu geben, hätte er nicht gedacht. Nun konnte er sich nicht mehr gegen die Emotionen wehren, sie überkamen ihn plötzlich und besonders heftig, er begann zu weinen. Es wurde immer schlimmer.

»Lass die Tränen raus, Kumpel, Hauptsache, dir geht's danach besser.« Andy zog zwei Joints aus seiner Jackentasche, einen reichte er Julian. »Das wird dir helfen.«

Julian griff nach einem Feuerzeug, zündete seinen Joint an und reichte das Feuerzeug an Andy. Dann nahm er einen Zug und spürte rasch die Wirkung des Marihuanas. Mit jedem Zug beruhigte er sich ein bisschen mehr.

»Danke«, sagte er. Er war froh, dass Andy hier war. So eine schwere Zeit alleine durchzustehen, war eine schier unlösbare Aufgabe. Auf Janine konnte er auch nicht zählen, weil sie dermaßen fixiert auf ihren Vater war, dass er, wenn es darauf ankam, nur Luft für sie war.

»Dafür nicht. Hast du der Polizei wegen des Alibis schon etwas erzählt?«

Julian nickte und nahm noch einen Zug. »Ich habe einen Fehler gemacht.«

»Was für einen?«

»Ich habe ihnen gesagt, dass ich kein Alibi habe.«

»Mensch, Julian, was ist los mit dir? Du bist doch weder auf den Kopf gefallen noch ein schüchterner oder einfältiger Junge. Das war echt Bockmist.«

»Ich wusste nicht, dass du dich als Alibi …«

»Kennst du mich so schlecht? Ist doch logisch, dass ich das für meinen besten Freund tun würde. Die Bullen hätten dich daraufhin in Ruhe gelassen.«

»Hätten sie vermutlich.«

Andy warf ihm einen merkwürdigen Blick zu, dann hob er eine Augenbraue, zog an seinem Joint und sagte: »Du hast die Psychotante doch nicht getötet, oder?«

»Quatsch. Du kennst mich, ich würde so was niemals tun. Ich liebe mein Leben, warum so eine Dummheit veranstalten?«

»Stimmt.« Andy lachte und reichte Julian die Faust zum Abschlagen.

Julians Handy vibrierte. Er schaute aufs Display. Es war Janine.

»Du solltest ihr den Laufpass geben.«

»Vielleicht hast du recht. Irgendwie alles ganz schön komisch. Die Polizei spricht mit ihrem Vater und kurz darauf bin ich ein Verdächtiger.«

»Meinst du, Ludwig hat den Bullen was gesteckt?«

»Dem traue ich alles zu, wenn es darum geht, sich zu entlasten. Will nicht wissen, wie viele Leichen der im Keller hat.«

»Dann schieß die Kleine ab. Du musst alles, was ein Risiko für dich darstellt, abschütteln. Hast du die E-Mail gelöscht?«

»Nein, warum?«

»Verdammt, Julian«, wurde Andy lauter. »Ich sagte doch, alles löschen, was dich belasten kann. Hat sie dir noch mehr solche komischen Dinge geschrieben?«

Julian antwortete nicht sofort, weil er Andy nicht erneut anlügen wollte.

30

Ludwig Hess hatte es zunächst für einen schlechten Scherz seitens seines Anwalts und Freundes gehalten, weil sich der Vorschlag völlig absurd angehört hatte.

Oliver Lambrecht hatte ihm empfohlen, dass er mit Frau und Tochter verreisen solle. Für mindestens einen Monat. Vielleicht würde die Polizei bis dahin ihren Mörder gefunden haben, denn man hatte ihm ja nicht verboten, das Land zu verlassen.

Die Sache hatte nur zwei Haken: Er konnte seine Firma gerade unmöglich alleine lassen, weil sie mitten in der Implementierung des neuen Kunden steckten, und zweitens würden seine Frau und seine Tochter Verdacht schöpfen, wenn sie so plötzlich verreisten.

»Oder vielleicht doch nicht?«, überlegte er. »Immerhin hast du Tanja versprochen, mit ihr einen Monat auf die Seychellen zu fliegen.«

Er saß in seinem Büro, wollte aber gleich Feierabend machen. Auf dem Bildschirm waren die Zahlen des Vortags zu sehen, er ließ sie sich abends immer kommen, um zu schauen, ob sie einen guten Tag gehabt hatten. Die Zahlen stimmten, kein Grund für schlechte Laune.

»Also, warum nicht?«, sagte er zu sich, nahm den Hörer und bat seine Sekretärin zu sich.

»Ja bitte, Herr Hess?«

»Ich brauche für morgen drei Flugtickets auf die Seychellen und ein Fünfsternehotel für einen Monat.«

»Sie wollen wegfliegen?«, fragte Frau Piontek. Sie war seit fast zwanzig Jahren seine Sekretärin und ebenso zuverlässig wie verschwiegen.

»Ja, ich habe es meiner Frau versprochen. Und Sie kennen mich, ich bin ein Mann der Tat.«

Die Sekretärin lächelte höflich. »Ich hoffe, dass wir so kurzfristig noch drei Flüge für morgen bekommen.«

»Sie kriegen das schon hin. Informieren Sie mich bitte. Ich fahre jetzt nach Hause, um meiner Frau die gute Nachricht zu überbringen.«

»Das mache ich.«

Hess verabschiedete sich, packte seinen Aktenkoffer, nahm seine Jacke und verließ das Büro, dann stieg er in sein Auto und fuhr los, dabei dachte er an das Gespräch mit Oliver Lambrecht zurück. Es lief wie ein Film erneut vor seinem geistigen Auge ab.

»Ganz wichtig, die Handys von deiner Frau und deiner Tochter müssen aus sein«, hatte sein Anwalt ihm geraten.

»Warum?«, hatte er gefragt. *»Damit die Polizei sie nicht auf der Insel anruft und telefonisch befragt.«*

Hess hatte sich bedankt, daran hätte er niemals gedacht. Er konnte sich auf keinen Fall leisten, dass ihm die Geschichte auf den Seychellen um die Ohren flog.

»Wenn du allerdings meinen ehrlichen Rat möchtest …«, hatte Lambrecht zum Schluss noch einmal betont.

»Und der wäre?«

»Erzähl deiner Frau die Wahrheit. Das mit der Reise ist nur ein Aufschub. Solltet ihr zurückkommen und die Polizei den Mörder noch immer nicht haben, werden sie deine Frau und deine Tochter befragen.«

»Du kennst mich, ich bin mein Leben lang Risiken eingegangen. Ohne Risiko kein Erfolg. Ich werde es darauf ankommen lassen.«

Auch wenn er an seinen Plan glaubte, blieb da ein kleiner Zweifel, eine innere Stimme, die ihn anflehte, endlich reinen Tisch zu machen und seine Frau aufzuklären. Sie würde die dreißig gemeinsamen Jahre nicht einfach wegwerfen und ihm verzeihen.

»Das hat Peter auch geglaubt und er war fast vierzig Jahre verheiratet«, sagte er bitter.

Hess presste die Lippen zusammen. Helga war aber nicht Tanja. Helga war schon immer wankelmütig gewesen und Peter gegenüber nicht so bedingungslos loyal wie Tanja ihm gegenüber.

»Du musst mit ihr reden«, ermahnte er sich, dem Thema nicht auszuweichen.

»Hallo, Schatz, wie war dein Tag?«, fragte seine Frau und gab ihm einen Kuss auf die Lippen, als er die Villa betrat.

»Sehr erfolgreich. Die Implementierung des neuen Kunden ist abgeschlossen.«

»So schnell?«

»Ja, bin selbst erstaunt. Heute war alles fix.«

»Das freut mich für dich.«

»Danke. Ich geh mich kurz duschen.«

»Mach das. Hast du Hunger?«

»Ein wenig.«

»Gut, dann bereite ich dir was vor.«

»Danke, bist ein Schatz.«

Hess ging ins Bad und ärgerte sich ein wenig. Das war eben die Gelegenheit gewesen, ihr zu verraten, dass sie schon morgen auf die Seychellen fliegen würden.

»Während des Essens, das passt besser«, sagte er sich, als er sich unter die Dusche stellte.

Zwanzig Minuten später saß er am Esstisch.

Seine Frau nahm neben ihm Platz. Sie trank ein Glas Wein, es war bereits zur Hälfte geleert.

»Ich hoffe, es reicht.«

»So eine Wurst- und Käseplatte ist genau das Richtige für diese Uhrzeit. Dazu ein Gläschen Wein mit meiner Traumfrau, was will ich mehr?« Er nahm sein Glas und stieß mit seiner Frau an. Sie lächelte, aber es wirkte, als wäre sie nicht ganz bei der Sache. In dieser Stimmung würde sie sich erst recht über die Reise auf die Seychellen freuen. Immerhin war es ihre Idee gewesen, und wenn er sie jetzt damit überraschte, würde ihre schlechte Laune oder was immer sie gerade beschäftigen mochte, verfliegen.

»Hattest du einen anstrengenden Tag?«

»Ja, war viel zu tun. Aber du weißt ja, solange man liebt, was man tut, kann es nicht zu anstrengend sein.«

»Das ist schön. Sicherlich warst du den ganzen Tag in der Firma, oder?«

»Selbstverständlich, ich habe mir nur eine kleine Pause gegönnt, um mit Oliver im La Vite etwas zu essen. Wir müssen unbedingt mal wieder dahin. Die Tagliatelle mit italienischen weißen Trüffeln war ein Gedicht.«

»Können wir gerne machen.«

»Ich habe übrigens noch eine Überraschung für dich.«

»Für mich? Was denn?« Sie schaute ihn nachdenklich an. Dann nahm sie einen etwas größeren Schluck aus ihrem Glas.

»Ich hatte dir doch versprochen, dass wir auf die Seychellen fliegen, wenn wir die Implementierung mit dem Kunden erfolgreich hinter uns gebracht haben.«

»Ich weiß, wie könnte ich das vergessen.«

»Und da wir es heute geschafft haben, spricht nichts dagegen, dass wir fliegen.«

»Wirklich? Das ist sehr schön. Du hast dich heute bestimmt den ganzen Tag in der Firma reingekniet, damit es klappt. Richtig, mein Schatz. Nur ein Mittagessen mit Oliver hast du dir gegönnt.«

»So ist es. Aber sag mal, ist alles okay mit dir? Du hörst dich an, als wäre dir irgendeine Laus über die Leber gelaufen.«

»Nein, alles bestens. Wann fliegen wir denn?«

Hess antwortete nicht sofort, er schaute seine Frau prüfend an. Er kannte sie, irgendetwas stimmte hier nicht, er wusste nur nicht, was.

»Hallo, Papa, habe gar nicht gesehen, dass du gekommen bist«, machte sich Janine bemerkbar. Sie umarmte ihren Vater im Sitzen und gab ihm einen Kuss auf die Wange.

»Bin auch noch nicht lange da. Wie war dein Tag?«

»Eigentlich ganz gut. Nur Julian nervt.«

»Warum denn das?«

»Er nimmt meine Anrufe nicht an, keine Ahnung, was mit dem ist.«

»Vielleicht ist er noch auf der Arbeit«, mutmaßte die Mutter.

»Nein, garantiert nicht. Sonst antwortet er auch immer sofort. Er hängt bestimmt wieder mit diesem Nichtsnutz Andy ab, diesem Kiffer.«

»Andy? Von dem hast du uns bisher nichts erzählt. Ich hoffe, Julian ist kein Kiffer«, bemerkte Hess. Am liebsten hätte er ihr vorgeschlagen, sich von ihm zu trennen, aber noch hatte Julian nicht geantwortet, ob er sein Angebot annehmen würde. Davon würde er abhängig machen, ob seine Tochter weiterhin eine Beziehung zu ihm haben durfte oder nicht. So oder so, sie würde auf seinen Rat hören, das wusste er ganz genau.

»Nein, ist er nicht. Aber ihr wisst ja, wie leicht er zu beeinflussen ist. Ich mache mir echt Sorgen um ihn. Dieser Andy ist mir null sympathisch.«

»Dann rede mit Julian«, schlug die Mutter vor.

»Würde ich gerne, wenn er mal antworten würde.«

Ihr Handy klingelte. »Das ist Julian«, sagte sie und eilte aus dem Esszimmer.

»Die jungen Leute«, lachte Hess.

»Wann fliegen wir?«, fragte Tanja.

»Morgen.« Hess setzte sein Sonntagslächeln auf. »Ich sagte doch, dass ich dich diesmal nicht enttäuschen werde.«

»Morgen? Wie stellst du dir das vor? Glaubst du, ich muss das nicht planen?«

»Für was? Wir sind nur einen Monat weg. Ich dachte, du freust dich über die Überraschung.«

»Nein, tue ich nicht«, platzte seine Frau heraus. »Morgen, das ist doch nicht dein Ernst. Warum nicht nächste Woche?«

»Weil ich die Flüge schon gebucht habe und wir sie nicht stornieren können«, log Hess. Mit so einer Reaktion hatte er nicht gerechnet und er musste wieder an seinen alten Freund Peter denken. Frauen handelten manchmal komplett irrational.

»Schön, dass du einfach Flüge buchst, ohne mich zu fragen. Schon mal daran gedacht, dass ich Termine haben könnte?«

Hess unterdrückte ein Lächeln.

»Willst du mir nicht endlich die Wahrheit sagen?«, fragte Tanja und schaute ihn forschend an.

»Was für eine Wahrheit?«

»Warum du morgen fliegen möchtest.«

»Weil ich dir eine freudige Überraschung bereiten wollte. Wie ich sehe, ist mir das nicht gelungen.«

»Lügner«, wurde Tanja laut. »Für wie dumm hältst du mich? Erst kommt die Polizei zu uns nach Hause, dann triffst du dich mit deinem Anwalt beim Italiener und heute Morgen habe ich dein Fahrzeug in Deutz gesehen.«

»In Deutz? Das kann nicht sein.«

»Doch! Sag mir die Wahrheit, was ist los? Ich weiß, dass es dein Auto war, ich kenne das Kennzeichen sehr gut. Ich war mit Anja auf dem Weg in die Köln Arcaden, als du an ihrem Wagen vorbei in den Walter-Pauli-Ring abgebogen bist, wo das Polizeipräsidium liegt.«

»Das muss ein Irrtum gewesen sein, ich war das nicht. Ich war in der Firma.«

»Habe ich es wirklich verdient, dass du mich so anlügst? Anja ist dir hinterhergefahren und wir haben dein Auto auf dem Parkplatz neben dem Präsidium gesehen.« Tanja nahm ihr Handy und öffnete ein Foto. Dann zeigte sie es Hess. Zu sehen war sein Fahrzeug auf dem Parkplatz in unmittelbarer Nähe des Präsidiums.

Hess war zu keiner Reaktion fähig, aber insgeheim ärgerte er sich, dass er nicht in der Tiefgarage geparkt hatte.

»Das war doch sicherlich Anjas Idee?«

»Ja, warum?«

»War mir klar. Sie hat mich noch nie gemocht, diese Kampflesbe.« Hess berappelte sich und beschloss, selbst auf Konfrontation zu gehen, ganz nach dem Prinzip: Angriff ist die beste Verteidigung. »Sie hat schon immer versucht, einen Keil zwischen uns zu treiben, weil sie ihr Leben nicht in den Griff kriegt, diese Alkoholikerin.«

»Du tust ihr unrecht. Sag mir lieber, was du bei der Polizei zu suchen hattest«, antwortete seine Frau.

»Tanja, das war ich nicht. Ich war nicht bei der Polizei.«

»Und dein Auto? Willst du mir weismachen, dass das nicht dein Auto ist?«

»Doch, das ist es.« Hess holte kurz Luft. »Aber das war mein Fahrer. Er musste der Polizei ein paar Unterlagen vorbeibringen, wegen der Anzeige. Ich hatte keine Zeit dafür, weil ich beschäftigt war.« Hess war über diese clevere Antwort, die ihm plötzlich eingefallen war, selbst ein wenig überrascht. Aber in die Ecke gedrängt, war er schon immer am besten gewesen, weil er ein Löwe und kein Lämmchen war.

Seine Frau wirkte kurz irritiert, mit so einer Antwort hatte sie sicherlich nicht gerechnet. Jetzt sah sie ihn verwundert an.

»Dass du noch immer lügst«, sagte sie dann mit ruhiger Stimme. »Bedeutet dir unsere Liebe gar nichts? Die dreißig Jahre, die ich an deiner Seite war?«

»Schatz, das bedeutet mir alles. Ich würde dich wegen so einer Lappalie doch niemals anlügen. Ich weiß nicht, welchen Floh dir Anja ins Ohr gesetzt hat, aber ich werde ihr meine Meinung geigen und von ihr verlangen, dass sie sich nicht in unsere Ehe einmischen soll.«

»Immer sind die anderen schuld, dabei will ich nur die Wahrheit von dir wissen. Warum musstest du ins Präsidium?«

»Ich war das nicht«, wurde Hess lauter. Er wusste, er musste das jetzt durchziehen, sonst würde sein Kartenhaus zusammenbrechen.

Wieder nahm Tanja ihr Handy und öffnete ein weiteres Foto. »Wir haben dort gewartet, weil wir nicht sicher waren, ob nicht jemand anderer dein Fahrzeug gefahren hat. Willst du noch immer leugnen, dass du das bist?«

Auf dem Foto war Hess zu sehen, wie er gerade die Fahrertür seines Fahrzeugs öffnete.

31

Köln, 2. Februar

Julian hatte sich nicht mehr gemeldet, aber Brandt hatte auch sehr wenig Hoffnung gehabt, dass der junge Mann auf seinen Vorschlag eingehen würde.

Aydin und er hatten sich in der Küche Kaffee geholt und gingen nun zu Fischer. Aydin trug zwei Becher.

»Moin«, grüßten Brandt und Aydin zeitgleich, als sie das Büro von Fischer betraten.

»Hallo«, antwortete ihr Kollege aus der IT. »Ist der für mich?«

»Selbstverständlich«, sagte Aydin und reichte ihm den Becher mit Kaffee.

»Danke. Nehmt doch Platz.«

Die beiden holten sich je einen Stuhl und schoben ihn an den Schreibtisch von Fischer, auf dem mehrere Rechner parallel liefen. Auf einem Bildschirm konnte Brandt eine Grafik sehen, die ganz nach Fantasy aussah.

»Ist es das Portal?«

»Genau. Ich bin allerdings noch nicht in ihrer privaten Cloud. Die Betreiber sind echt gut, die haben sich jede Menge Dinge einfallen lassen. Die private Cloud ist besonders abgesichert, mit asymmetrischer Verschlüsselung. Ich habe mich mal als Polizist zu erkennen gegeben, ob mir das hilft, werden wir sehen.«

Brandt war überrascht. Normalerweise hackte Fischer solche Webseiten und Portale überaus schnell und zuverlässig, aber er glaubte ihm, dass diese spezielle Seite besonders geschützt war.

Dass Fischer plötzlich kalte Füße bekommen hatte und sich streng an die Regeln hielt, nahm Brandt nicht an, dafür war das Hacken zu tief in Fischer verwurzelt, das schüttelte man nicht so leicht ab.

»Also hat sie zwei Zugänge? Den für das Forum hast du?«, fragte Aydin.

»Genau. Der war relativ einfach, weil dort nur eine simple Passwortfunktion eingebaut ist, ohne asymmetrische Verschlüsselung. Paula hat zwei unterschiedliche Passwörter benutzt, was eher ungewöhnlich ist.«

»Und was wolltest du uns zeigen?«

»Einen Chat zwischen Paula und einer anderen Userin.« Fischer tippte etwas in die Tastatur, betätigte die Maus und eine neue Seite baute sich auf.

Brandt las den Chat.

Galadriel: Wie gehts dir heute?

Maleficent: Lustlos.

Galadriel: Warum?

Maleficent: Weil ich mich so hintergangen fühle.

Galadriel: Wegen Julian?

Maleficent: Nimm den Namen bitte nicht in den Mund. Nennen wir ihn Kröte.

Galadriel: Kröte ist gut. Willst du es ihm nicht heimzahlen? Immerhin hat er dir das Kostbarste genommen, was man einer Frau nehmen kann: ihre Liebe.

Maleficent: Ich habe einen Plan.

Galadriel: Ich mag Pläne. Was für einen Plan?

Maleficent: Darüber kann ich noch nicht sprechen, aber er ist gut, verdammt gut.

Galadriel: Das glaube ich dir.

Maleficent: Ich muss mich ausloggen. Sprich mit niemandem darüber, frag mich auch nicht mehr nach dem Plan. Ich werde mich von mir aus dazu melden.

Galadriel: Gut. Hoffe, wir treffen uns irgendwann mal persönlich, du bist so anders als die meisten hier im Forum. Das gefällt mir sehr. Ich würde mich wirklich freuen.

Maleficent: Danke. Ich bin dann off.
Galadriel: Ich auch.

»Jetzt haben wir den Beweis, dass sie einen Plan hatte, und jede Wette, wir finden detaillierte Informationen darüber in ihrer privaten Cloud«, sagte Aydin. Brandt sah ihm an, dass er am liebsten die Hand zur Faust geballt hätte.

»Das denke ich auch. Gab es zwischen den beiden noch mehr Gespräche?«, erkundigte er sich bei Fischer.

»Ja, einige. Ich habe eine Kopie davon angefertigt, sie dürfte bereits in eurem Posteingang liegen. In den anderen Chats gab es keine Hinweise auf die Tat oder darauf, dass sie sich rächen wollte, nur, dass Paula von ihrem Freund betrogen wurde. Dies hier ist der einzige Chat, der darauf schließen lässt, dass sie sich rächen wollte«, antwortete Fischer.

»Verstehe. Dann hat es vorerst auch keinen Sinn, sich mit der Identität dieser Galadriel zu beschäftigen«, stellte Brandt fest.

Fischer nickte. »Da Paula aka Maleficent sich nicht mit Galadriel getroffen hat, würde ich mir diese Arbeit auch gerne ersparen.«

»Keine Sorge, wir wissen, wie viel du zu tun hast«, sagte Aydin und klopfte dem Kollegen auf die Schulter.

»Was ich mich frage: Warum erzählt sie so frei von dem Seitensprung ihres Freundes? Sie war doch eher verschlossen und eine Einzelgängerin«, überlegte Brandt laut.

»Das ist nichts Ungewöhnliches. Hier im Forum hat sie einen Avatar. Niemand weiß, wer sie wirklich ist. Da fällt es vielen Menschen leichter, sich zu öffnen. Vermutlich brauchte sie diesmal jemanden, um sich über ihren Freund auszulassen. Ich sehe da keinen Widerspruch«, erklärte Fischer.

»Weil du sehr internetaffin bist. Ich sehe das wie du. Kollege Brandt ist ja leider nicht so bewandert in der Internetwelt«, erlaubte sich Aydin einen Scherz, der bei Brandt nur ein müdes Kopfschütteln auslöste.

»Hat sie sich mit einem der anderen Mitglieder aus dem Forum getroffen?«

»Nein, ich habe nichts gefunden, was darauf schließen lässt. Den meisten Kontakt hatte sie zu Galadriel, die sich sehr zu ihr hingezogen fühlte.«

»Hingezogen? Du willst ja wohl nicht sagen, dass sie sich in Paula verliebt hat?« Brandt ließ seinen Kopf nach hinten sinken und hob die Schultern, um seine Muskulatur zu lockern, er fühlte sich verspannt.

»Doch, genau das nehme ich an.«

»Aber die kannten sich überhaupt nicht.«

»Das stimmt. Trotzdem passiert es, dass sich Menschen in der virtuellen Welt verlieben, ohne sich zu kennen. Ich habe mir die Beiträge von dieser Galadriel durchgelesen und in einem davon schreibt sie …« Fischer hielt inne. »Wartet kurz, dann könnt ihr den Beitrag selbst lesen. Er ist sehr kurz.«

Wieder tippte er etwas in die Tastatur und auf dem Bildschirm erschien ein neuer Text, diesmal eine Art Gedicht.

Galadriel:
Liebe ist allmächtig.
Liebe ist nicht begreifbar,
Liebe ist schmerzhaft,
Liebe ist schön,
Liebe ist echt,
Aber manchmal kann die Liebe auch digital sein.
Dann schmerzt sie, weil man sich nach Nähe sehnt.
Und man begreift, ein Mensch braucht einen Menschen.
Erst recht, wenn er liebt.
Liebe ich?
Ich fürchte schon.
Weil sie wohl nie erwidert wird.

Sie ist nur digital.
Und doch schmerzt es, obwohl ich nicht einmal weiß, wer sie ist.

»Und du glaubst, damit meint sie Paula?« Brandt fand das alles ziemlich schräg. Wie konnte man sich in einen Menschen verlieben, den man nicht kannte, den man noch nie gesehen hatte? Für ihn war das undenkbar. Er musste wissen, wie die Person aussah und wie sie auftrat, um sich zu verlieben. Aber wie es schien, gab es nichts, was es nicht gab. Die Menschen waren in seinen Augen manchmal verdammt eigenwillig.

»Ganz sicher«, nickte Fischer. »Ich habe noch ein paar andere Beiträge ausgewertet. Es kann nur Paula sein, die sie hier meint, weil sie die einzige Person ist, die sie regelmäßig anschreibt, und auch die einzige, bei der sie schreibt, dass sie sie im echten Leben treffen möchte.«

»Wer weiß, vielleicht ist diese Galadriel gar keine Frau?«, machte Aydin einen Scherz.

»Wäre denkbar, ich halte das dennoch für unwahrscheinlich. Wenn man ihre Beiträge liest, ist es vom Inhalt eher das, was Frauen schreiben. Trotzdem ist es selbstverständlich möglich, dass die Person ein Mann ist, sich aber wie eine Frau gibt. Wäre nicht das erste Mal, dass Männer weibliche Avatare nutzen, ebenso wie Frauen männliche.«

»Tja, da frage ich mich jetzt schon, ob es nicht doch sinnvoll wäre, mehr über diese Galadriel zu erfahren.«

»Glaubst du, sie könnte etwas mit dem Mord zu tun haben?«, fragte Aydin skeptisch.

»Ich weiß es nicht, aber wir dürfen nichts ausschließen.«

»Woher soll sie denn die Identität von Paula kennen? Sie hat doch nichts über sich erzählt«, erwiderte Aydin, der Brandts Gedankengang augenscheinlich nicht folgen wollte. »Oder wie siehst du das?«, fragte er an Fischer gewandt.

»Ich bin da bei dir. Paulas Identität ist im Forum nicht bekannt. Sie hat wenig Privates über sich preisgegeben. Selbst der Wohnort, den sie bei der Registrierung angegeben hat, nämlich München, stimmt nicht.«

»Doch, sie hat etwas preisgegeben. Einmal war sie unvorsichtig.«

»Und wann?« Aydin wirkte noch immer nicht überzeugt, doch dann schlug er sich gegen die Stirn und rief: »Wir sehen den Wald vor lauter Bäumen nicht. Klar hat sie einmal einen Fehler gemacht!«

»Und welchen?«, sagte Brandt, es war eine rhetorische Frage.

»Julian. Galadriel weiß, dass Paulas Exfreund Julian heißt.«

»Genau. Stellt sich nur die Frage, ob das ausreicht, um ihre Identität herauszufinden.«

»Es sei denn, sie kennt einen Julian«, überlegte Aydin laut.

»Genau. Wenn dieser unwahrscheinliche Fall zutreffen sollte, haben wir, denke ich, ein großes Problem«, antwortete Brandt, weil dann eine ihnen völlig fremde Person plötzlich eine potenzielle Verdächtige wurde. »Fischer, ich fürchte, wir müssen wissen, wer hinter Galadriel steckt.«

Brandt wollte sich gar nicht ausmalen, dass sie jetzt ein Phantom jagen mussten. Er hoffte, dass er sich irrte und Galadriel nur eine digitale unbedeutende Figur in diesem Fall blieb.

32

»Habt ihr euch gestritten?«, fragte Janine, als sie sich zu ihrem Vater in die Küche gesellte.

Es war kurz nach 8 Uhr und Ludwig Hess trank einen Kaffee.

»War nichts Wildes. Ich hoffe, dass sich Mama wieder beruhigt hat.«

»Warum habt ihr euch denn gestritten?«

»Nichts von Bedeutung.«

»Papa?«, ermahnte Janine ihren Vater, nicht herumzudrucksen. Hess überlegte kurz. Vielleicht war es nicht schlecht, Janine auf seine Seite zu ziehen und seine Frau mit ihr gemeinsam dazu zu bewegen, dem Ganzen weniger Gewicht zu verleihen. Immerhin arbeitete die Zeit gegen sie. Die Polizei könnte schon sehr bald vor der Tür stehen.

»Anja hat Mama irgendeinen Floh ins Ohr gesetzt.«

»Was meinst du damit?«

»Sie sind mir nachgefahren.«

»Ich verstehe nur noch Bahnhof.«

»Dann setz dich zu mir und mach mir bitte noch einen Kaffee.« Er reichte seiner Tochter den Becher. Sie nahm ihn, füllte ihn und schenkte auch sich einen Kaffee ein, anschließend setzte sie sich zu ihm.

»Also, was genau hat Anja mit all dem zu tun?«

»Du weißt ja, Anja und ich sind uns nicht ganz grün.«

»Ist mir nicht entgangen. Du hast sie mal eine überflüssige Öko-Emanze genannt.«

Hess musste schmunzeln. »Ist sie auch. Wenn es nach ihr ginge, würde man die Männer in Ketten legen und kastrieren.«

»So schlimm ist sie gar nicht. Mama kommt gut mir ihr klar.«

»Mama kommt mit allen gut klar, weil sie ungern aneckt.«

»Willst du mir nicht endlich sagen, was los ist?«

»Ist ja gut.« Hess nahm einen Schluck Kaffee. »Ich hatte am Montag einen Termin bei der Polizei …«

»Bei der Polizei?«, unterbrach ihn seine Tochter und trank ebenfalls von ihrem Kaffee.

»Das wusste niemand. Ich wollte es nicht an die große Glocke hängen.«

»Und warum nicht?«

»Mensch, Janine. Ich habe so viel Stress auf der Arbeit, da war das ohne Belang. Es ging um die Anzeige. Die Polizei wollte, dass ich vorbeikomme.«

»Ach, verstehe. Mama war ja am Montag mit Anja in den Köln Arcaden. Dort haben sie dein Auto gesehen, richtig?«

»Kluges Kind. Und nun fällt ihnen nichts Besseres ein, als mir nachzufahren und Fotos zu machen.«

»Warum?«

»Was weiß ich. Weil Anja eine dumme Kuh ist, weil sie gerne ein Mann wäre. Diese Kampflesbe. Such dir was aus.«

»Und warum ist Mama dann so sauer? Hast du sie nicht aufgeklärt?«

»Genau das ist der Fehler, den ich mir zuschreiben muss. Ich habe sie angelogen und gesagt, dass ich nicht bei der Polizei war.«

»Mensch Papa, warum hast du das gemacht?«

»Weil ich nicht wollte, dass sie sich Sorgen macht. Ich habe doch gemerkt, wie aufgewühlt sie war, als die beiden Beamten bei uns im Haus waren. Ich wollte kein Fass deswegen aufmachen, und ich konnte ja nicht ahnen, dass sie jetzt ausgerechnet Fotos schießen. Als wäre ich ein Krimineller, ein Ehebrecher oder was weiß ich.«

»Echt dumm gelaufen. Aber ich kann Mama verstehen. Ich wäre auch wütend, wenn mich mein Ehemann belügt.«

Hess verzog das Gesicht, er antwortete nicht sofort. Sein Atem ging etwas schneller, doch dann hielt er die Luft an, um sie hörbar wieder auszustoßen. »Vermutlich hast du recht. Ich war wohl naiv. Ich wollte halt keine große Sache daraus machen. Wirklich schade, zumal ich eine große Überraschung für euch beide hatte.«

»Was für eine Überraschung?«

»Ich wollte mit euch morgen spontan auf die Seychellen fliegen«, antwortete er und log ein weiteres Mal. Dass er die Tickets für den heutigen Tag gebucht hatte, wollte er Janine nicht sagen.

Du lügst zu viel, das ist nicht gut, ermahnte er sich.

»Wie geil, aber was ist mit der Firma? Ich dachte, du brauchst noch etwas Zeit?« Janine strahlte über das ganze Gesicht.

»Hat sich erledigt. Ich bin frei. Wir können morgen fliegen, wenn wir Mama umstimmen können«, erklärte Hess. Er fühlte sich darin bestätigt, dass es eine gute Idee gewesen war, Janine für seine Zwecke einzuspannen. Zusammen konnten sie seine Frau womöglich überreden und alles würde sich in Wohlgefallen auflösen. Nach dem Streit am vergangenen Abend war ihm noch klarer geworden, dass Tanja niemals von der Affäre wissen durfte. Ihre Reaktion hatte ihm eindeutig gezeigt, dass er überhaupt nicht einschätzen konnte, wie sie den Seitensprung aufnehmen würde.

»Mich umstimmen?«, hörte er seine Frau sagen, sie hatte gerade die Küche betreten. Er sah ihr an, dass sie schlecht geschlafen hatte. Die letzte Nacht war eine der ganz wenigen in den letzten dreißig Jahren gewesen, in der er nicht im Ehebett geschlafen hatte, weil sie zu heftig gestritten hatten. Stattdessen war er in eines der Gästezimmer gezogen, von denen es einige in der Villa gab.

»Ja, weißt du nichts von der Überraschung?« Janine stand auf und gab ihrer Mutter einen Kuss auf die Wange.

»Was für eine Überraschung?«

»Wir können auf die Seychellen fliegen. Papa hat frei! Wenn du mich fragst, sollten wir das sofort eintüten.«

»Wollt ihr mich alle für dumm verkaufen?«, rief Tanja.

Janine zuckte zusammen, selbst Hess war über den aggressiven Ton seiner Frau erschrocken.

»Ich dachte …«, unternahm Janine einen weiteren Vorstoß.

»Du steckst doch mit ihm unter einer Decke. Ihr beide verschweigt mir was. Meint ihr nicht, dass ich das Recht habe, zu erfahren, was los ist?«

»Ich?« Janine wirkte überrascht. »Warum sollte ich dir etwas verschweigen?«

»Ich bin nicht blöd. Vor einigen Tagen hast du abends die Tür geöffnet, und da standen genau dieselben zwei Beamten vor der Tür, die Samstag in unserem Haus gewesen sind. Als ich dich gefragt habe, wer vor der Tür war, hast du gesagt, niemand.«

»Du …«, druckste Janine herum. »Du musst dich irren, das waren sie nicht«, log sie dann. Hess rechnete es seiner Tochter hoch an, dass sie schnell begriff und wusste, dass eine Notlüge jetzt die beste Lösung war.

»Ich wiederhole mich ungern: Ich bin nicht blöd. Es waren die beiden Polizisten. Sie waren zweimal bei uns und dann fährt dein Papa am Montag ins Präsidium, lügt mir aber ins Gesicht, dass er den ganzen Tag in der Firma war. Außerdem trifft er sich am selben Tag mit seinem Anwalt zum Mittag. Was geht hier vor sich?«

»Ich habe dir das doch erklärt, das war wegen der Anzeige, und ich wollte dich nicht beunruhigen, daher die kleine Notlüge …«

»Ich habe es so satt, dass ich hier fortwährend angelogen werde«, platzte Tanja heraus. »Fliegt doch alleine. Ich gehe nirgendwohin, bis ich die Wahrheit erfahre.« Ihre Augen funkelten gefährlich und Hess sah, dass sie ihre Worte ernst meinte, was ihn in eine brenzlige Situation brachte. Sollte die

Polizei ihre Drohung wahrmachen und bald hier aufschlagen, würde Tanja die Wahrheit erfahren und der Super-GAU wäre unvermeidlich. Hess fing an zu schwitzen.

Sag es ihr endlich, ermahnte er sich, das Lügen zu beenden, bevor alles noch viel schlimmer wurde. Am Ende war die Wahrheit doch die beste Lösung.

33

Julian hatte eine unruhige Nacht hinter sich. Immer wieder hatte er an das Gespräch im Präsidium denken müssen. Normalerweise, wenn er den einen oder anderen Joint geraucht hatte, schlief er wie ein Baby. Aber diesmal waren die Sorgen stärker gewesen als die einschläfernde Wirkung des Joints.

»Du kannst nichts anderes tun als das, was du bereits getan hast«, sagte er zu sich.

Es war ein schwacher Trost, die Schwere auf seiner Seele wollte nicht weichen, denn es gab Dinge, die er zu verdrängen versuchte. Dinge, von denen die Polizei niemals erfahren durfte.

Gerade saß er auf der Couch und aß ein Müsli. Er hatte noch eine halbe Stunde, bis er zur Arbeit musste.

Seine Gedanken wanderten zu Paula, zu einem Moment, wo sie zusammen auf der Couch gesessen hatten. Sie hatte sich an ihn geschmiegt.

»Bilde dir jetzt aber nichts darauf ein«, sagte sie.

»Worauf?«

»Dass ich mich an dich kuschle.«

»Das ist doch schön.«

»Ich bin aber nicht so der Mensch, der gerne kuscheln mag.«

»Vielleicht ist es an der Zeit, es zu mögen. Ich mag diese Seite an dir.«

Sie antwortete nicht sofort, sondern schaute nur zu ihm auf, mit diesem verträumten, aber auch ängstlichen Blick, als wollte sie fragen: Kann ich dir denn vertrauen?

Doch dann sagte sie: »Ich brauche Zeit.«

»Du kriegst alle Zeit der Welt, nur ab und an wünsche ich mir diese Seite häufiger an dir.«
»Ich versuche es«, willigte sie ein. »Aber es ist nicht so einfach.«
Er schaute sie an, zog sie näher an sich und gab ihr einen zärtlichen Kuss. »Ich liebe dich. Gemeinsam können wir alles durchstehen.«
Sie lächelte, er strich ihr eine Strähne aus dem Gesicht. »Es ist nicht leicht für mich«, wiederholte sie. »Mich fallenzulassen, meine ich. Meine Gefühle machen mir manchmal Angst.«
»Das ist okay. Ich bin für dich da.«
»Immer?«
»Immer.« Er küsste sie erneut, wobei er ihre Brust berührte. Er wollte ihre Bluse öffnen, doch sie stoppte ihn.
»Heute nicht, mach diesen Moment bitte nicht kaputt.« Jetzt küsste sie ihn und er ließ von seinem Vorhaben ab, dabei hatte er große Lust auf sie.

Wehmütig schaute er aus dem Fenster. Er vermisste sie, auch wenn es nicht immer einfach mit ihr gewesen war. Dennoch war sie etwas Besonderes, auch oder gerade weil sie sich ihm sexuell nicht hingegeben hatte.

»Du Depp. Von diesem alten Ludwig hat sie sich sofort vögeln lassen. Am Ende hat sie nur mit deinen Gefühlen gespielt«, ermahnte er sich, nicht in Sentimentalität zu verfallen. Und jetzt riskierte er, dass er ihretwegen für lange Zeit ins Gefängnis musste, wenn die Polizei bestimmte Inhalte fände, die in stark belasten würden.

»Lösch endlich ihre Nachrichten. Andy hat recht.«

Kaum ausgesprochen, nahm er seinen Laptop und loggte sich in seinen E-Mail-Account ein, dann suchte er nach Paulas Nachrichten, vor allem nach denen, die sie ihm in den letzten Wochen anonym geschrieben hatte. Es konnte nur Paula gewesen sein, wer sonst sollte ihm so verstörende Nachrichten schicken.

Er öffnete die letzte und las den Inhalt:

»Wenn das schwarze Herz zu Asche wird, wird der Phoenix wieder leben und ein anderes Herz wird zu Asche. Und der Phoenix wird strahlen.«

Bis jetzt hatte Julian die Botschaft nicht verstanden. Aber Paula mochte solche Anspielungen und Andeutungen, die kein normaler Mensch durchschaute.

»Lösch' sie«, ermahnte er sich erneut, die E-Mail nicht aus falscher Gefühlsduselei zu behalten. Also löschte er eine nach der anderen.

»Und was, wenn sie es nicht war?«

Julian schüttelte den Kopf. Es war ausgeschlossen, dass jemand anderer ihm diese Mails geschrieben hatte. Er hatte keinen Ärger mit anderen gehabt und es passte zu gut zu Paula. Diese dunkle Seite in ihr war zu solch bedrückenden und apokalyptischen Nachrichten fähig. Die Seite, die es ihm schwer gemacht hatte, Paula zu lieben. Die Seite, die ihm manchmal regelrecht Angst eingejagt hatte.

Er erinnerte sich an eine Szene. Es war abends, Paula war ihm Bad. Einige Minuten später war er zu ihr getreten, er hatte sich nichts dabei gedacht.

Paula stand vor dem Spiegel, sie hatte ihn nicht bemerkt. In ihrer Hand hielt sie eine Schere und bewegte diese auf ihr Gesicht zu. Ihr Blick war starr auf ihr Spiegelbild gerichtet. Sie trug nur ein weißes T-Shirt und ein Höschen.

Als sie die Schere vor ihre Wange hielt, sagte sie mit monotoner Stimme: »Ich sollte kleine Sterne in mein Gesicht schneiden, viele kleine Sterne. Dann wäre mir der Himmel näher als die Hölle, denn die Hölle, das sagen sie, ist mein Zuhause. Ich weiß, was die anderen über mich denken, aber das stimmt nicht. Der Himmel sollte mein Zuhause sein. Sie sind es, die in der Hölle schmoren sollen.«

Julian erschrak. Paula konnte sich doch nicht einfach so ins Gesicht schneiden! Also machte er sich laut bemerkbar und riss ihr die Schere aus der Hand.

»Bist du verrückt!«, rief er.

Aber Paula lächelte nur und antwortete: »Entspann dich, das war nur die Probe für meinen nächsten Auftritt im Live-Rollenspiel.«

Schon damals war sich Julian nicht sicher gewesen, ob sie die Wahrheit sagte, und jetzt im Rückblick war er es noch weniger.

Ein Gedanke huschte durch seinen Kopf, den er jedoch derart absurd fand, dass er ihn sofort beiseite wischte.

»Unmöglich«, kommentierte er diesen Gedanken. »So ein Psycho war sie nicht. Wie sollte das auch möglich sein?«

Dennoch, so sehr er versuchte, den Gedanken zu verdrängen, zu ignorieren, er verschwand nicht.

»Das ist doch Irrsinn. Warum sollte es Paulas Plan gewesen sein, sich zu töten? Und vor allem: Wie soll sie sich mit der Bronzestatue selbst den Schädel eingeschlagen haben?« Julian schüttelte den Kopf, weil diese Idee von vorne bis hinten keinen Sinn ergab.

Das ist nur Wunschdenken, damit du aus der Schusslinie bist, meldete sich ein anderer, selbstkritischer Gedanke.

Sein Handy klingelte. Es war Janine. Andy hatte ihm zwar empfohlen, sich von ihr zu trennen, aber Julian hatte es nicht getan. Irgendwie mochte er sie, auch wenn sie furchtbar stur, arrogant und dominant sein konnte. Sie hatte etwas, was ihn reizte.

Ihr Körper, gib's doch zu. Sie ist groß, sportlich und verdammt versaut im Bett.

Er grinste und nahm den Anruf an.

»Hallo, Schatz«, meldete er sich.

»Hallo«, antwortete sie, ihre Stimme klang bekümmert.

»Alles gut?«, fragte er daher.

»Nein, nichts ist gut. Bei uns ist gerade die Hölle ausgebrochen.«

»Inwiefern?«

»Papa und Mama liegen sich total in den Haaren. Dabei wollte Papa uns nur eine große Überraschung bereiten.«

»Was für eine Überraschung?«

»Er hatte Flugtickets auf die Seychellen gekauft. Wir sollten morgen fliegen. Aber Mama dreht voll am Rad.«

»So plötzlich? Ich dachte, er hat noch einen wichtigen Neukunden.«

»Den Kunden haben sie schon implementiert. Daher die Überraschung.«

»Und warum ist deine Mama wütend? Das passt doch nicht«, fragte Julian. In Wirklichkeit wunderte es ihn jedoch nicht. Da er vermutlich nicht mehr eingeladen war, schwante ihm etwas.

»Sie und eine Freundin haben Papa vor dem Präsidium gesehen.«

»Gestern, richtig?«

»Ja, woher weißt du das?« Janines Stimme bekam etwas Schrilles.

»Weil die beiden Beamten es mir verraten haben.«

»Welche Beamten?«

»Na, dieser Lasse Brandt und Emre Aydin, die auch bei euch zu Hause waren.«

»Und warum erzählen dir diese Idioten so etwas Vertrauliches?«

»Weil sie mich aufs Präsidium vorgeladen haben.«

»Jetzt kapiere ich gar nichts mehr. Weißt du, warum sie Papa ins Präsidium gebeten haben?«

»Vermutlich aus demselben Grund, aus dem deine Mutter und er sich gefetzt haben.«

»Wie kannst du das wissen? Sie haben sich doch wegen der Vorladung gestritten.«

Julian bereute seinen Satz sofort. Wie es schien, war Janine gerade sehr dünnhäutig, aber ihre Mutter würde schon einen bestimmten Grund gehabt haben, warum sie sich mit ihrem Mann stritt. Vermutlich hatte sie herausgefunden, dass er eine Affäre mit Paula gehabt hatte, das jedenfalls nahm Julian an. Janine wollte er darauf allerdings nicht schon wieder ansprechen, sie glaubte ihm ja doch nicht. Er kannte sie, und so, wie sie reagierte, stand sie kurz vor der Explosion. Auf einen Streit hatte er gerade überhaupt keine Lust.

»Willst du mir meine Frage nicht beantworten?«, wurde Janine nun noch ungemütlicher.

»Keine Ahnung, das war nur geraten, weil du sagtest, sie hätten ihn im Präsidium gesehen, und ich weiß, dass er da war. Möglich, dass deine Mutter jetzt Bescheid weiß.«

»Worüber?«

»Echt jetzt?« So langsam hatte Julian genug. Dermaßen naiv konnte Janine unmöglich sein. Auch wenn er eben noch geglaubt hatte, es wäre besser, keinen Streit vom Zaun zu brechen, dachte er nun wieder anders. Er konnte sich nicht ewig von ihr zum Narren halten lassen.

»Ja, echt jetzt! Was wollte die Polizei von Papa?«

»Es ging um Paula. Dein Vater hatte eine Affäre mit ihr.«

»Du lügst!«, brüllte sie.

»Entspann dich. Ich lüge nicht. Dieser Brandt hat es mir selbst gesagt, als er mich verhört hat.«

»Du Lügner. Was hast du der Polizei erzählt? Hast du meinen Vater in die Pfanne gehauen?« Janine kriegte sich gar nicht mehr ein, sie war wie von Sinnen.

Irgendwie lande ich immer bei den Psychoweibern, dachte Julian resigniert.

»Das ist mir hier echt zu blöd. Glaub doch, was du willst. Die Polizei hat mir verraten, dass dein Vater meine Ex gevögelt hat. Ich lege jetzt auf, du kannst dich melden, wenn du wieder bei Verstand bist.« Und damit legte Julian auf.

Kaum hatte er das Gespräch beendet, bekam er eine Nachricht.

Er öffnete sie und las:

Ich hasse dich!

Die nächste Nachricht ließ nicht auf sich warten.

Du hast der Polizei was gesteckt. Jede Wette.

Und schon folgte die dritte:

Sicher willst du nur von dir ablenken.

Julian dachte nicht daran, zu antworten, aber es leuchtete schon die nächste Nachricht auf:

Das ist alles deine Schuld. Du hast dieses Psychoweib in meine Familie gebracht. Du bist schuld!

Kaum hatte er die Nachricht gelesen, kam noch eine.

Ich hasse dich!

Jetzt wurde es ihm zu bunt, er schaltete sein Handy aus. Das hier wollte und musste er sich nicht geben, zumal er wusste, dass sie sich wieder beruhigen und so tun würde, als wäre nichts geschehen. Er schaute auf seine Armbanduhr. Es war Zeit, zur Arbeit zu gehen.

»Andy hat recht, ich sollte mich von Janine trennen. Sie ist unberechenbar, das wird sich nie ändern. Ein Fall für den Psychologen.«

Julian stellte die leere Schüssel in die Spülmaschine und zog sich an. Wie viele böse Nachrichten Janine ihm wohl noch geschrieben hatte? Sein Handy einschalten wollte er dennoch nicht.

Als er die Tür öffnete, nahm wieder dieser eine Gedanke von ihm Besitz, der ihm viel mehr Angst einjagte als die Nachrichten von Janine oder die gelöschten E-Mails von Paula: Das Wissen, dass es doch ein weiteres persönliches Treffen mit Paula gegeben hatte, von dem weder die Polizei noch sonst wer wusste. Und er hatte furchtbare Angst, dass jemand dahinterkommen würde, denn dann wäre er in großer Erklärungsnot.

34

»Fischer hat recht. Galadriel fühlte sich zu Paula hingezogen«, sagte Aydin, nachdem sie die Anhänge, die Fischer ihnen per E-Mail geschickt hatte, gelesen hatten.

»Aber macht sie das zu einer Verdächtigen? Sie hat keine Ahnung, wer Paula ist. Wie Fischer schon sagte, selbst ihr Wohnort ist Fake.«

»Sie weiß, dass ihr Exfreund Julian heißt.«

»Guter Punkt. Der Teufel liegt ja bekanntlich im Detail. Wenn sie also Julian kannte, wusste sie auch, wer Malefacent ist.«

»Die Hexe heiß Maleficent, nicht Malefacent.«

»Habe ich doch gesagt, du hast dich nur verhört.«

»Bestimmt nicht«, lachte Aydin. »Was hältst du von dieser Theorie: Die beiden kennen sich von den Live-Rollenspielen, ohne es zu wissen, und erst, als Galadriel den Namen Julian hört, ist ihr bewusst, wer hinter dem Avatar Maleficent steckt. Da wittert sie ihre Chance, die andere live zu sehen. Vielleicht möchte sie Paula überraschen und es kommt zum Streit, weil sich Paula in ihrer Privatsphäre verletzt fühlt. Wir wissen ja, sie konnte sehr kühl, berechnend und abweisend sein.«

»An Fantasie hat es dir noch nie gemangelt, aber ich muss zugeben, der Gedanke hat was. Wollen wir hoffen, dass es Fischer gelingt, ihre Identität herauszufinden. Wenn doch nur die Nachbarn etwas gesehen hätten.«

»Haben sie aber nicht. Wir können froh sein, dass Frau Schmitt sich an Hess erinnert hat.«

»Es wäre doch denkbar, dass auch die anderen Nachbarn bloß so einen Schubs brauchen.«

»Sollen die Kollegen von der Streife sie alle erneut aufsuchen?«

»Wäre nicht verkehrt.«

»Kein Ding, ich kümmere mich darum.«

»Danke.«

»Dafür nicht. Was machen wir jetzt?«

Brandt musste plötzlich lachen.

»Was ist los?«

»Wir sind manchmal schon ziemlich dumm.«

»Inwiefern?«

»Wieso schreiben wir Galadriel nicht direkt an, um ihre Identität herauszufinden?«

»Ich denke, Fischer wird das tun.«

»Sicher? Das hat er nicht erwähnt.«

»Ich rufe ihn an.« Aydin wählte Fischers Durchwahl.

»Hallo, Jungs«, meldete sich Fischer.

»Hallo. Sag mal, hast du Galadriel kontaktiert, um ihre echte Identität herauszubekommen, oder wolltest du das über den Provider machen?«

»Der Provider ist zu kompliziert. Ich habe den direkten Weg gewählt und ihr geschrieben, dass wir die Polizei sind und in einem Mordfall ermitteln.«

»Siehste«, sagte Aydin und schaute zu Brandt.

»Gut gemacht, Lutz. Meld dich, sobald du weißt, wer sie ist.«

»Mach ich.«

Aydin bedankte sich ebenfalls, beendete das Telefonat und sagte zu Brandt: »Alles andere hätte mich auch gewundert. Das ist bei unserem Gespräch mit Fischer einfach untergegangen.«

»Du hast recht. Wollen wir hoffen, dass Galadriel kooperiert und nicht wie Hess auf stur schaltet.«

»Wenn sie nichts zu verlieren hat, wird sie es tun.«

Brandt war sich da nicht so sicher. Gerade in der digitalen Welt, wo die Menschen sich hinter Pseudonymen oder Avataren versteckten, war es ein Leichtes, der Polizei aus dem Weg zu gehen.

»Was machen wir jetzt?«, fragte Aydin.

»Ich denke, wir sollten die Frau von Hess besuchen.«

»Wolltest du nicht erst die Ergebnisse der DNA-Analyse und den Abgleich der Fingerabdrücke abwarten?«

»Ja, aber es hat eigentlich keinen Sinn, zu warten. Außer, du hast eine bessere Idee.«

»Ehrlich gesagt nicht. Schaffen wir noch einen Espresso bei Raúl?«

»Espresso oder Erdbeerkuchen?«

»Witzig. Nur einen Espresso.«

»Na, da bin ich mal gespannt. Du hast wieder ein bisschen zugenommen.«

»Ist aber nicht meine Schuld.«

»Ach, wessen denn?« Brandt warf seinem Freund einen ungläubigen Blick zu.

»Das nennt man Winterspeck. Der ist weit verbreitet im Winter in deutschen Landen.«

»Winterspeck.« Brandts Mundwinkel hoben sich. »Du hast auch für alles eine Ausrede.«

»Quatsch, das sind Fakten. Warte ab, im Sommer stelle ich dich in den Schatten.« Aydin fuhr sich über seinen Sechstagebart und schenkte Brandt ein breites Grinsen.

»Ein hoffnungsloser Fall.« Brandt schüttelte den Kopf. »Wenn du clever wärst, würdest du mit mir zum Training gehen, dann würde es auch keine Ausreden geben.«

»Damit du mich schön scheuchst. Garantiert nicht.«

Diesmal war es Brandt, der breit grinste. Im Gegensatz zu Aydin, der sich gerade im Winter gerne gehen ließ, hielt sich Brandt immer fit. Er ging mehrmals die Woche ins Gym und trainierte bis zur äußersten Belastungsgrenze, gleichzeitig achtete er penibel darauf, was er aß. Ab und zu gönnte er sich jedoch auch etwas Ungesundes, das war bei seinem intensiven Training kein Problem. Der Lohn für all die Mühen war sein durchtrainierter Körper und trotz seiner fünfzig Jahre stellte er manchen Dreißigjährigen in den Schatten, worauf er stolz war.

Keine halbe Stunde später saßen sie im Café Rico, wo sie ein wie gewohnt gut gelaunter Raúl begrüßte.

»Wie immer?«, fragte Raúl.

»Wir nehmen zwei Espresso«, antwortete Brandt.

»Wie, zwei Espresso? Was ist mit dem leckersten Erdbeerkuchen Kölns?«

»Für mich nicht, und so, wie ich Emre verstanden habe, für ihn heute auch nicht.«

»Das ist doch nicht dein Ernst. Du musst ihn essen.«

»Eigentlich schon, aber heute wirklich nur einen Espresso.«

Raúl sagte etwas auf Portugiesisch, was Brandt nicht verstand, dann machte er eine seiner typischen Handbewegungen und entfernte sich.

»Siehste, nur ein Espresso«, sagte Aydin.

»Du warst kurz davor, nachzugeben.«

»Aber nur, weil Raúl so nett ist.«

»Na, ich denke eher, weil du schon Bock auf Erdbeerkuchen hast.«

Aydin verdrehte die Augen, da kam Raúl auch schon mit der Bestellung zurück. Er stellte zwei Espresso auf den Tisch, dazu ein Stück Erdbeerkuchen. »Der geht auf mich. Keine Diskussion, sonst muss ich schimpfen. Bei dem kalten Wetter ist das genau das Richtige.«

Aydin hatte Mühe, sich ein Lächeln zu verkneifen, und hob die Schultern. »Wie kann ich Raúl diese Bitte abschlagen?«

»Gute Einstellung. Mr. Hollywood würde ein Stück Erdbeerkuchen auch nicht schaden«, bemerkte Raúl kokett.

»Sehr lieb, aber für mich nicht.«

»Gut, meine Hübschen. Wenn was ist, ruft nach mir.«

Raúl entfernte sich und Aydin gabelte ein Stück Kuchen auf. Brandt lag ein Spruch auf der Zunge, aber er sagte nichts.

»Sag schon, lass es raus.«

»Nein, ist schon gut. Lass es dir schmecken.«

»Wäre doch schade, ihn wegzuwerfen. Ein Geschenk darf man nicht ablehnen, das wäre sehr unhöflich.«

Brandt schaute zum Eingang. Jemand hatte das Café betreten, es war Dr. Glück. Sie hatten ihn vor einiger Zeit im Rahmen ihrer Ermittlungen kennengelernt und diese Begegnung war ihnen beiden im Gedächtnis geblieben. Glück umgab etwas, was sich Brandt bis heute nicht erklären konnte. Er hatte eine ungeheure Ausstrahlung, der man sich nur schwer entziehen konnte. Der große blonde Mann erkannte Brandt sofort und ging auf ihren Tisch zu.

»Guten Tag«, grüßte er die beiden Beamten.

»Guten Tag, Herr Dr. Glück. Möchten Sie mit uns einen Espresso trinken?« Brandt reichte Glück die Hand, Aydin ebenso.

»Ich würde gerne, aber ein Kollege wartet bereits auf mich. Wollte nur kurz Hallo sagen.«

»Das ist sehr freundlich«, antwortete Brandt. »Dann sollten Sie Ihren Kollegen nicht warten lassen.«

»Sie haben recht, das wäre ausgesprochen unhöflich. Wir sehen uns.« Glück verabschiedete sich und nahm neben einem älteren Herrn Platz. Während er sich setzte, wanderte sein Blick aus seinen beinahe unnatürlich strahlend blauen Augen erneut zu Brandt. Auch er hatte blaue Augen, die ihm schon den einen oder anderen bewundernden Blick eingebracht hatten, aber die Strahlkraft von Dr. Glücks Blick war anders.

Brandt bekam eine Gänsehaut, er konnte sich nicht erklären, warum. Etwas Unerklärbares umgab den Arzt und er hoffte, irgendwann hinter dieses Geheimnis zu kommen.

»Was für ein Mann«, schwärmte Raúl, der plötzlich wieder vor den beiden stand. »Ich könnte ihn stundenlang anschauen. Aber findet ihr nicht, dass seine Augen heute traurig und nachdenklich wirken?«

»Ich finde, er wirkt irgendwie immer nachdenklich«, antwortete Aydin.

»Das liegt an der Verantwortung und an dem, was er gesehen hat, als er für Ärzte ohne Grenzen in Kriegs- und Krisengebieten gearbeitet hat. Er hat mir herzzerreißende Geschichten erzählt. Dennoch habe ich das Gefühl, dass es ihn bald wieder in die weite Welt hinausziehen wird, weil er den Ärmsten und Schwächsten helfen möchte.« Raúls Worte klangen melancholisch und bewundernd zugleich.

»Wir werden sehen«, antwortete Aydin. »Ich wünschte, es gäbe mehr solche selbstlosen Menschen.«

Brandt nickte. »Können wir zahlen?«, fragte er dann. Es war Zeit, dass sie Tanja Hess aufsuchten.

»Das hat Dr. Glück schon übernommen.«

»Wann?«

»Eben, als ich ihn begrüßt habe.«

»Das wäre doch nicht nötig gewesen.«

»Bedankt euch bei ihm, nicht bei mir, meine Schatzis.« Raúl hob die Hände und lachte dabei.

Die beiden Beamten verabschiedeten sich von Raúl und Brandt trat mit Aydin an den Tisch von Dr. Glück.

»Vielen Dank für die Einladung, aber das wäre nicht nötig gewesen.«

»Nichts zu danken, das habe ich gern getan. Der nächste Espresso geht auf Sie.« Er lächelte, dann fügte er hinzu: »Wie unhöflich von mir. Darf ich Ihnen Michael Netz vorstellen? Er ist ein Kollege von mir.«

Brandt und Aydin grüßten Netz, sie wechselten noch ein paar höfliche Worte und verabschiedeten sich dann von Glück.

»Was ist mit dem Straßenmusiker?«, hörte Brandt Netz zu Glück sagen, als er Richtung Ausgang ging.

»Hast du das gehört?«, fragte Aydin auf dem Weg zu

ihrem Dienstwagen, den Brandt um die Ecke geparkt hatte.

»Das mit dem Straßenmusiker?«

»Ja. Glaubst du, er meint damit Rémy?«

»Nein, das kann ich mir nicht vorstellen. Woher sollte Netz oder Glück Rémy kennen?«

»Ich weiß nicht, trotzdem irgendwie komisch. Was, wenn Rémy wieder in Köln ist?«

»Dann würde ich einen dicken Brummbären kennen, der sehr glücklich wäre.«

»Soll ich Walter informieren?«

»Spinnst du? Die meinen ganz sicher nicht Rémy. Du kennst Walter. Der würde die gesamte Stadt nach ihm abklappern, und wenn er ihn nicht findet, wird er sehr enttäuscht sein. Wenn Rémy in Köln ist, wird er Walter aufsuchen.«

»Wollen wir hoffen. Aber du hast recht, Rémy würde niemals nach Köln kommen, ohne bei Walter vorbeizuschauen. Zwischen den beiden besteht ein starkes Band, so wie zwischen Tolga und Walter.«

»So ist es. Aber glaub mir, das war purer Zufall. Wir sollten uns wieder auf unseren Fall konzentrieren.«

Aydin nickte und sie stiegen ins Auto.

Zwanzig Minuten später klingelte Brandt bei Familie Hess. Es dauerte eine Weile, bis die Tür geöffnet wurde, und das Warten erschien ihnen sehr lang, weil der eisige Wind ihnen empfindlich ins Gesicht schnitt. Heute war es noch kälter als die letzten Tage.

»Was wollen Sie hier?«, fragte Ludwig Hess wenig begeistert.

»Wir möchten mit Ihrer Frau sprechen.«

»Das geht nicht. Sie ist nicht da.«

»Und wo ist sie?«

»Woher soll ich das wissen? Sie muss sich bei mir nicht abmelden, wenn sie geht. Guten Tag.« Mit diesen Worten knallte Hess die Tür zu.

35

»Was sitzt dem denn heute quer?«, bemerkte Aydin.

»Das ist mir herzlich egal, so leicht lassen wir uns nicht abspeisen«, antwortete Brandt und betätigte die Klingel erneut. Doch niemand öffnete.

»Vielleicht sollten wir die Frau anrufen. Fischer besorgt uns sicher rasch die Handynummer.«

»Und dann?«

»Laden wir sie ins Präsidium ein.«

»Und was, wenn sie doch da ist und er uns für dumm verkauft?«

»Wir haben keinen Durchsuchungsbeschluss.«

Statt zu antworten, drückte Brandt auf die Klingel. Wieder keine Reaktion.

Aus dem Augenwinkel sah Brandt, dass ein Wagen auf das Grundstück fuhr und parkte.

»Vielleicht ist es seine Frau«, mutmaßte er.

Aber es war die Tochter.

»Was wollen Sie hier?«, fragte Janine gereizt, als sie auf sie zukam.

»Wir möchten mit Ihnen sprechen.«

»Ich aber nicht mit Ihnen.« Sie zückte ihren Haustürschlüssel. Über der rechten Schulter trug sie eine Sporttasche.

»Es geht hier um laufende Ermittlungen, das ist kein Wunschkonzert. Wenn Sie nicht mit uns sprechen wollen, werden wir Sie ins Präsidium einladen.«

»Dann tun Sie das. Ich sage nichts. Nur Ihretwegen haben meine Eltern einen Riesenstreit.«

»Sie verwechseln hier etwas. Unseretwegen streiten sich

Ihre Eltern bestimmt nicht, eher wegen der Affäre Ihres Vaters«, entgegnete Brandt. Er fand die Anschuldigungen der Tochter verdammt frech. Wie es schien, hatte Hess seiner Frau reinen Wein eingeschenkt, oder warum sonst reagierte Janine nicht geschockt auf das Stichwort »Affäre«?

»Verlassen Sie unser Grundstück«, keifte Janine, öffnete die Tür und glitt so schnell hindurch, dass sie sie sofort hinter sich ins Schloss fallen lassen konnte.

»Die hat ihre Nerven nicht im Griff«, kommentierte Aydin. »Aber sportlich ist sie.«

»Wo du wieder deine Augen hast.« Brandt schüttelte den Kopf.

»Nicht da, wo du denkst. In den Leggings hat man ihre Figur nun mal deutlich gesehen. Ist doch nichts Schlimmes.«

»Entspann dich. Wir sollten Fischer anrufen. Wir müssen unbedingt mit Tanja Hess sprechen. Ich möchte wissen, was passiert ist.«

Vom Dienstwagen aus rief Aydin Fischer an und bat ihn, die Handynummern von Tanja und Janine Hess ausfindig zu machen. Fischer versprach, sich sofort darum zu kümmern.

»Was machen wir jetzt?«

»Wir warten auf Fischer. Die Nummer herauszufinden, dürfte nicht lange dauern.«

»Gut, ich kann ja parallel im Internet schauen, ob ich was finde.«

»Mach das.«

Aydin zückte sein Handy und suchte auf Google, während Brandt in Gedanken den Stand der Ermittlungen durchging in der Hoffnung, auf etwas zu stoßen, was sie vielleicht übersehen hatten.

»Leider nichts«, ließ sich Aydin vernehmen.

Brandt schaute zu ihm. »Nicht schlimm. Wir haben noch Fischer.«

»Glaubst du, dass Tanja Hess all die Jahrzehnte nicht wusste, dass ihr Mann sie betrügt?«

»Schwer zu sagen. Vielleicht hat sie es geahnt, aber nicht wahrhaben wollen. Hess' Pech war, dass Paula ermordet wurde, ansonsten hätte er das Spiel noch eine ganze Weile durchziehen können.«

»Aber er schien mit seinen Sorgen richtigzuliegen.«

»Welche Sorgen?«

»Er hat geahnt, dass seine Frau durchdrehen wird, wenn sie von der Affäre erfährt. Deshalb wollte er nicht, dass sie in die Ermittlungen einbezogen wird.«

»Kein Wunder«, Brandt verzog den Mund. »Welche Ehefrau würde das schon einfach hinnehmen? Mein Mitleid mit Hess hält sich in Grenzen.«

»Meines doch auch.«

Brandts Handy klingelte. Es war Fischer. Brandt nahm das Gespräch über die Freisprecheinrichtung an.

»Und, Lutz, hast du was?«

»Ja, war relativ einfach. Habt ihr was zu schreiben?«

»Ich bin der Mann mit Block und Stift«, antwortete Aydin lächelnd, schließlich war er immer derjenige, der die Notizen machte, ob bei Verhören oder zu anderen Gelegenheiten. Das hatte sich inzwischen so eingespielt und Brandt war dankbar für diesen Umstand.

Fischer gab ihnen die Nummern durch, Brandt bedankte sich und beendete das Gespräch.

»Auf Fischer ist einfach Verlass«, bemerkte Aydin. »Wenn er jetzt noch diese private Cloud auf dem Portal hackt – wer weiß, auf was für wertvolle Hinweise wir da stoßen. Soll ich Tanja Hess anrufen?«

»Was für eine Frage«, entgegnete Brandt. »Deswegen warten wir doch im Wagen, bei diesem Mistwetter.«

Aydin hatte sichtlich Mühe, sich ein Lachen zu verkneifen. Er wählte die Handynummer an.

»Ja bitte?«, hörten sie eine weibliche Stimme, die aber nicht nach Tanja Hess klang.

»Guten Tag, hier ist die Kölner Kriminalpolizei. Wir

möchten gerne mit Tanja Hess sprechen«, antwortete Brandt.

»Das tut mir leid, sie fühlt sich nicht gut. Können Sie bitte morgen wieder anrufen?« Die Frau legte auf.

»Was ist nur mit den Leuten los«, reagierte Brandt gereizt. »Die einen knallen einem die Tür vor der Nase zu, die anderen legen einfach auf. Glauben die, das hier wäre ein Wunschkonzert?«

»Soll ich sie noch mal anrufen oder lieber die Tochter ins Präsidium einladen?«

»Nein, wir rufen Frau Hess an. Wie es scheint, ist sie bei einer Freundin, vermutlich um sich trösten zu lassen.«

»Das denke ich auch. Gut, ich rufe sie noch mal an.«

»Ja bitte«, sprach dieselbe Stimme den bekannten Begrüßungstext.

»Bevor Sie wieder auflegen, hören Sie uns genau zu«, antwortete Brandt. »Wir nehmen an, dass Sie eine gute Freundin von Tanja Hess sind. Frau Hess wird vorhin einen fürchterlichen Streit mit ihrem Ehemann gehabt und Sie daraufhin aufgesucht haben …«

»Woher wissen Sie das?« Die Stimme hörte sich überrascht an.

»Weil wir gerade von Herrn Hess kommen. Es ist sehr wichtig, dass wir mit Tanja Hess sprechen. Es geht um den Mord an einer jungen Frau.«

»Mord?« Jetzt klang die Stimme erschrocken. »Das wusste ich nicht. Trotzdem, Tanja fühlt sich nicht gut.«

»Das ist mir herzlich egal. Sie sagen uns umgehend, wo sich Frau Hess im Moment aufhält. Sollten Sie das nicht tun, machen Sie sich eventuell strafbar, weil Sie laufende Ermittlungen behindern«, stellte Brandt klar.

Kurzes Schweigen.

Dann antwortete die Frau und nannte die Anschrift. Sie hieß Anja Pitz und wohnte in der Geisselstraße in Ehrenfeld.

»Danke. Wir sind in zwanzig Minuten bei Ihnen.« Aydin beendete das Gespräch.

»Geht doch«, sagte Brandt. Er war erleichtert, dass sie Frau Hess nicht ins Präsidium bitten mussten, das hätte nur unnötig Zeit gekostet. Er fuhr los.

Direkt vor der Adresse fand Brandt einen Parkplatz. Gerade bei der Kälte draußen war ihm das sehr willkommen.

»Es schneit wieder«, kommentierte Aydin das Wetter missbilligend, als sie ausstiegen.

»Für Leah muss das doch wunderschön sein. Schneemann bauen, Schlitten fahren.«

»Da hast du recht. Die Kleine ist ganz außer sich, aber ich kann gerne auf Schnee verzichten, ich bin mehr der Beachboy.«

»Beachboy?« Brandt zog die Augenbrauen hoch.

»Klar, am Strand fühle ich mich am wohlsten. Am besten so 26 bis 27 Grad, dazu ein schönes kühles Bier. Herz, was willst du mehr? Du als Halbnorweger müsstest dich doch bei dem Wetter sehr zu Hause fühlen«, sagte Aydin.

»Für die Arbeit ist das nichts. Aber im Urlaub habe ich nichts gegen Schnee und Kälte.«

»Ist das nicht Ludwig Hess?«, fragte Aydin plötzlich.

»Das ist er. Und er hat es sehr eilig. Jede Wette, er hat das gleiche Ziel wie wir.«

»Frage mich nur, warum.«

»Ich kann es mir denken.« Brandt verengte die Augen und beide warteten vor dem Eingang auf Hess.

»Guten Tag, Herr Hess«, sagte Aydin.

»Was machen Sie hier?«, fragte Hess sichtlich überrascht. Er war außer Atem.

»Die Frage könnten wir auch Ihnen stellen.«

»Das geht Sie nichts an«, blaffte Hess.

»Doch, das tut es. Vor allem dann, wenn es um unsere Ermittlungen geht. Sie wollen nicht zufällig zu Ihrer Frau?«

»Das ist privat und hat Sie nichts anzugehen«, wurde Hess laut und machte einen Schritt auf Brandt zu, der seine Position jedoch nicht veränderte. Jemand wie Hess konnte ihm durch seine Worte keine Angst einjagen.

»Dann müssen Sie sich gedulden. Wir haben jetzt ein Gespräch mit Ihrer Frau.«

»Was denken Sie, wer Sie sind? Ich verbiete Ihnen das!« Hess wurde immer frecher und dreister.

»Ihre Frau ist volljährig und kann für sich selbst sprechen. Sie erwartet uns.«

»Nein, kann sie nicht. Sie ist gerade sehr aufgewühlt. Sie müssen mich zuerst zu ihr lassen.«

»Wovor haben Sie so große Angst?«, fragte Brandt, dabei glaubte er, die Antwort bereits zu kennen. Hess hatte seiner Frau die Affäre nicht gebeichtet. Sicherlich ahnte sie es nur und war deswegen zu ihrer Freundin gegangen, um sich auszuheulen, alles andere ergab für ihn keinen Sinn.

Aydin trat an die Klingelanlage.

»Verdammt, ich spreche zuerst mit meiner Frau«, schimpfte Hess und machte nun einen Schritt auf Aydin zu.

»Bitte beruhigen Sie sich und lassen Sie uns unsere Arbeit machen«, ermahnte Aydin ihn in gewohnt freundlichem Ton. Er drückte auf die Klingel.

»Du dreckiger Kanake, was glaubst du, wer du bist?«, brüllte Hess und schlug dem völlig überraschten Aydin mit der Faust ins Gesicht. Aydin ging sofort zu Boden.

36

»Papa, eine Affäre?«, murmelte Janine tonlos. Sie saß in ihrem Zimmer auf dem Bett und starrte ins Leere. Jetzt war offiziell, was Julian ihr am Telefon bereits gesagt hatte, ihr Vater musste den Beamten die Affäre gestanden haben. Und dieser grobe Brandt hatte ihr das einfach so ins Gesicht gesagt. Ihr war, als hätte er es genossen, ihr diese Nachricht zu verkünden. Pure Schadenfreude hatte sie in seinen Augen gesehen.

Janine wusste nicht, was das für ihren Vater bedeutete. Ob er jetzt der Hauptverdächtige war.

Leider konnte sie auch mit niemandem darüber reden. Ihre Mutter war nicht da und als sie ihren Vater darauf ansprechen wollte, hatte er sie wütend angefahren. Sie angebrüllt, warum sie überhaupt mit der Polizei gesprochen habe und dass sie ihn in Ruhe lassen solle, sonst könne er für nichts garantieren.

So außer sich hatte sie ihren Vater noch nie erlebt.

Dabei hatte sie sehr viele Fragen, die auf Antworten warteten.

Fragen wie:

Wieso diese Schlampe?

Was hast du auf dem Präsidium getan?

Wird sich Mama von dir trennen?

Und noch einige andere Fragen.

Vor wenigen Tagen war die Welt noch in Ordnung gewesen, sie hatten von den Seychellen geträumt und sie hatte sich mit Julian vertragen, doch jetzt standen sie vor dem Nichts, vor einem großen Scherbenhaufen, den keiner zusammenkehren wollte.

»Und das nur, weil Julian dieses Miststück in unser Leben gelassen hat. Julian ist an allem schuld«, ließ sie ihre Wut heraus.

Janine wusste, dass sie selbst kein Kind von Traurigkeit war, aber diese Paula war einfach nur psycho, gestört und nicht sozialisiert. Sie verstand nicht, warum ausgerechnet ihr Vater auf eine wie Paula hereinfiel.

»Was hatte sie, was Papa so anziehend fand?« Eine weitere Frage, die sie ihm gerne gestellt hätte.

Sobald sich ihr Vater abreagiert haben würde, wollte sie ihn erneut ansprechen. Nur weil er sie angeschnauzt hatte, hieß das noch lange nicht, dass sie ihn nicht zur Rede stellen würde. Ihr Vater war ihr diese Antworten schuldig. Sie wollte ihn hassen, weil er ihre Mutter ausgerechnet mit Paula betrogen hatte, aber sie konnte es nicht.

In Wirklichkeit war es sogar so, dass sie Mitleid mit ihrem Vater hatte, weil er gerade durch die Hölle ging. Und warum? Weil er auf diese falsche Femme fatale reingefallen war. Das konnte doch jedem guten Ehemann passieren, oder?

Wie würdest du reagieren, wenn Julian dich betrügen würde?, überlegte sie selbstkritisch, weil sie ihrem Vater zu viel durchgehen ließ.

»Ich würde ihm die Eier abreißen«, gab sie sich selbst die Antwort. Aber das mit Julian würde sie beenden. Er war schließlich schuld, dass bei ihnen der Haussegen schief hing. Er hatte nichts mehr in ihrer Familie verloren.

Sie nahm ihr Handy und tippte Julian eine Nachricht:

Das wars. Ich bin fertig mit dir.

Sie las die Nachricht noch einmal durch, dann schickte sie sie ab.

Ihr Herz raste und augenblicklich überlegte sie, ob es nicht doch ein Fehler gewesen war, ihm das zu schreiben, weil sie trotz allem an ihm hing. Außerdem hatte sie seine Nerven heute schon ziemlich strapaziert. Auf ihre letzten bösen Nachrichten hatte er gar nicht mehr reagiert und mit dieser würde sie ihrer Beziehung den finalen Todesstoß versetzen.

»Mist«, sagte sie und presste die Lippen zusammen. »Habe ich mich in diesen Idioten wirklich verliebt?«

Ihr Atem ging schneller. Sie war sich nicht sicher, einerseits fühlte sie sich stark zu Julian hingezogen, andererseits hatte es keinen Mann zuvor gegeben, mit dem sie sich so oft gestritten hatte wie mit ihm. Die Beziehungen davor waren deutlich einfacher gewesen, weil die Männer sich mit der Rolle abgefunden hatten, die sie für sie vorgesehen hatte. Was auch nicht schwer war. Sie hatte recht und sie gab den Ton an, dafür konnten ihre Partner etwas Luxus genießen. Kein schlechter Deal, hatte sie immer geglaubt.

Nur Julian war andauernd ausgeschert, hatte ihr Paroli geboten und sie häufig zur Weißglut getrieben.

War es demnach nicht Liebe, sondern nur der Reiz, dass er nicht so unterwürfig war wie die anderen Jungs?

Sie wollte das gerne glauben, denn dann würde der Trennungsschmerz nicht so groß sein. Aber dieses merkwürdige Gefühl in der Magengegend, dieses Ziehen, verriet ihr, dass es vermutlich nicht so war, dass sie für diesen Idioten wirklich Gefühle hatte.

Ihr Handydisplay leuchtete auf. Julian hatte ihr eine Antwort geschrieben.

Janine traute sich nicht, die Nachricht zu öffnen, zu groß war die Sorge, dass sie riesigen Bockmist gebaut hatte.

»Entspann dich, du hast schon ein paar Mal mit ihm Schluss gemacht und dann habt ihr euch wieder versöhnt. Julian steht auf deinen Körper. Mit Sex holst du ihn jedes Mal zurück.«

Aber wollte sie das wirklich?

Sie las die Nachricht.

Ich denke, das ist das Beste. Leb Wohl.

»Dieses Arschloch«, platzte sie heraus. Wie konnte er es wagen, so etwas zu schreiben? Er hätte um sie und ihre Liebe kämpfen sollen.

Da kam ihr ein Gedanke. »Er will den Hals aus der Schlinge ziehen. Dieser Feigling.«

Janines Wut stieg, sie fühlte sich furchtbar enttäuscht und verletzt. Dann tippte sie eine Antwort in ihr Handy.

Du Feigling. Du hast Paula ermordet, weil mein Vater eine Affäre mit ihr hatte und du rasend vor Eifersucht warst. Wenn du ein Mann wärst, würdest du es der Polizei gestehen. Ich weiß, dass du es warst.

Ihr Herz raste und ihre Hände waren schweißnass, als sie die Nachricht abschickte, denn tief in ihrem Innern war sie sich der Tragweite dieser Anschuldigung bewusst.

Die Antwort ließ nicht lange auf sich warten. Sie sah kein Foto mehr auf dem WhatsApp-Profil von Julian.

»Da hat mich dieser Feigling geblockt!« Sie warf ihr Handy aufs Bett, ging in ihr Badezimmer, das direkt an ihr Zimmer grenzte, und wusch sich das Gesicht.

Irgendwie muss es uns gelingen, die Polizei davon zu überzeugen, dass Julian der perfekte Mörder war, das würde Papa entlasten.

Kein Schwein würde diesen arroganten Idioten vermissen. Am Ende war er selbst schuld, er hatte diese Paula in ihr Leben gebracht. Nur fair, wenn er dafür die Konsequenzen trug.

Aber wie kann ich erreichen, dass die Polizei ihn als Täter verhaftet?, überlegte Janine und trocknete sich das Gesicht ab.

Sie ging zurück in ihr Zimmer, nahm ihr Handy und prüfte, ob Julian sie noch immer blockiert hatte. Er hatte.

»Es ist wichtig, dass Papa, Mama und ich uns abstimmen, was wir der Polizei sagen«, sagte sie zu sich.

Sie musste mit ihrer Mutter darüber sprechen und mit ihrem Vater. Momentan mochte dicke Luft herrschen, aber am Ende waren sie eine Familie und hielten zusammen. So war das bisher jedes Mal gewesen. Ihr Vater hatte ihr immer wieder eingetrichtert: *»Janine, egal was geschieht, wir sind eine Familie. Und das Allerwichtigste ist, dass wir zusammenhalten, hörst du? Auch wenn wir uns streiten, am Ende müssen wir uns verzeihen und zusammenhalten. Nur dann sind wir stark.«*

Sie wusste nicht, wie oft er ihr das gesagt hatte. Sie hatte immer genickt und ihm zugestimmt. Jetzt war ein besonders herausfordernder Moment. Oberflächlich schien alles zusammenzubrechen wie das berühmte Kartenhaus, aber Janine würde das zu verhindern wissen.

»Fakt ist: Mama will nicht mit Papa reden. Also muss ich meinen Charme spielen lassen. Ich kann doch nicht tatenlos zusehen, wie sie sich bekriegen.«

Sie würde versuchen, ihre Mutter zu beruhigen. Sollte ihr das gelingen, würde sie zu ihrem Vater gehen und ihm die gute Nachricht überbringen. Wegen ihres Vaters machte sie sich deutlich weniger Sorgen, er würde schnell wieder in die Spur finden. Aber ihre Mutter?

Sie hatte die Marotten ihres Vaters zwar immer geduldig ertragen, dennoch wäre es denkbar, dass diese Sache der berühmte Tropfen war, der das Fass zum Überlaufen gebracht hatte.

»Das kann ich nicht zulassen«, sagte sie entschlossen, als sie ihre Mutter anrief. Sie wurde nervös.

»Hallo, Janine.«

Zu ihrer Überraschung nahm ihre Mutter das Gespräch sofort entgegen. Anfangs hatte sie ein wenig Sorge gehabt, dass ihre Mutter nicht ans Telefon gehen würde und sie ihr eine WhatsApp-Nachricht schicken müsste. Also rekapitulierte sie rasch den letzten Stand der Dinge: Ihr Vater und ihre Mutter hatten sich heftig gestritten, woraufhin ihre Mutter das Haus verlassen hatte. Das war noch, bevor Janine ins

Gym gegangen war, um sich den Frust wegzutrainieren. Da war allerdings noch kein Wort über die Affäre gefallen.

»Hallo, Mama. Wie geht's dir?«

»Wie soll es mir gehen? Beschissen.«

»Das tut mir leid. Ich mache mir große Sorgen. Wo bist du denn?«

»Bei Anja.«

»Darf ich kommen? Ich muss mit dir sprechen.«

»Ich mit dir auch.«

»Was möchtest du denn mit mir besprechen?«, fragte Janine. Sie war erstaunt darüber, aber vielleicht war es auch ein gutes Zeichen. Möglicherweise hatte Anja ihr geholfen, sich ein wenig zu beruhigen, und jetzt wollte ihre Mutter ihrem Vater über sie ein Friedensangebot machen. Janine schöpfte Hoffnung.

»Papa hat mich betrogen und aufs Übelste hintergangen. Dreißig Ehejahre hat er mit Füßen getreten. Ich will die Scheidung.«

»Wie kommst du denn darauf?«, fragte Janine und versuchte, sich nicht anmerken zu lassen, wie nervös und enttäuscht sie über diese Wendung war. Ihre kleine Hoffnung hatte sich mit einem Satz in Luft aufgelöst.

Soviel sie wusste, hatten sich ihr Vater und ihre Mutter zwar heftig gestritten, aber sie konnte doch nicht wissen, dass er eine Affäre mit Paula gehabt hatte. Oder hatte ihr Vater es ihrer Mutter gestanden und war ihr selbst gegenüber deswegen so ausfallend gewesen?

Irgendwie konnte Janine sich das nicht vorstellen.

»Julian hat mir eben eine Nachricht geschrieben, dass dein Vater mit seiner Exfreundin eine Affäre hatte«, fuhr ihre Mutter fort. »Mit der Frau, die vor wenigen Tagen ermordet wurde.«

Janine war wie erstarrt, sie war zu keiner Antwort fähig.

37

Brandt hatte keine Sekunde gezögert, er war auf Hess zugesprungen und hatte ihn zu Boden geworfen.

Hess versuchte, ihn mit einem Faustschlag abzuwehren, aber Brandt sah den Schlag kommen, wich aus und verpasste Hess einen rechten Kinnhaken, dann nahm er ihn blitzschnell in den Würgegriff.

»Lassen Sie mich los«, brüllte Hess und mühte sich, sich aus dem Griff zu befreien, aber Brandt ließ nicht locker. Er sah, dass Aydin wieder zu sich kam und sich aufrappelte, danach zückte er seine Handschellen.

»Sie beruhigen sich jetzt und wir legen Ihnen die Handschellen an«, sagte Aydin kühl. Er trat zu Hess, der sich kaum noch bewegte, so gut hatte Brandt ihn im Schwitzkasten.

Dann ging alles ganz schnell. Mit zwei geübten Handgriffen und sehr wenig Widerstand seitens Hess' ließ Aydin die Handschellen einrasten. Anschließend half Brandt Hess auf die Beine.

»Lassen Sie mich los«, sagte Hess ungehalten, aber seine Wut war sichtlich abgeflaut. Auch seine Stimmlage klang weniger aggressiv.

»So geht das nicht«, wurde Brandt nun deutlich. »Sie haben einen Polizeibeamten tätlich angegriffen. Das gibt eine fette Anzeige. Was ist bloß in Sie gefahren?«

»Was in mich gefahren ist? Sie sind gerade dabei, meine Ehe zu zerstören.«

»Das haben Sie sich allein zuzuschreiben. Sie sind fremdgegangen und jetzt tragen Sie die Konsequenzen. Ich habe Ihnen im Präsidium geraten, Ihrer Frau die Wahrheit zu sagen. Wie es ausschaut, haben Sie gekniffen.«

»Verdammt, nehmen Sie mir die Handschellen ab«, fuhr Hess ihn an.

»Entspannen Sie sich, sonst werde ich richtig ungemütlich.«

Hess wollte etwas erwidern, aber dann entschied er sich, doch nichts zu sagen. Sein Atem wurde regelmäßiger, was Brandt annehmen ließ, dass er sich tatsächlich beruhigte.

»Wollen Sie mir bitte die Handschellen abnehmen? Es tut mir leid, dass ich Sie geschlagen habe«, gab Hess nun ungewohnt kleinlaut von sich.

»Das werden wir nicht. Ich überlege, ob ich Sie der Streife übergebe oder Sie im Auto warten lasse.«

»Spinnen Sie?«, wurde Hess wieder lauter. Ein junges Pärchen ging an ihnen vorbei und öffnete die Haustür. Die Frau schaute zu ihnen zurück, sie wirkte ein wenig überfordert und flüsterte ihrem Freund etwas ins Ohr, was Brandt nicht verstehen konnte, dann fiel die Tür ins Schloss.

»Aydin, ruf' die Kollegen von der Streife an. Sie sollen Hess abholen.«

»Mach ich«, antwortete Aydin, fischte sein Handy aus der Jackentasche und entfernte sich ein paar Schritte.

»Ich bitte Sie, das hier ist doch nicht nötig. Ich habe Mist gebaut, ja, aber Sie müssen mich auch verstehen. Meine Nerven liegen blank. Ich habe Angst, dass ich meine Frau verliere. Wie hätten Sie in meiner Situation reagiert?«

»Ich hätte ihr die Wahrheit gesagt.«

»Sie haben ja auch nichts zu verlieren. Ich mache Ihnen einen Vorschlag.«

Brandt verzog sein Gesicht und warf Hess nur einen skeptischen Blick zu, statt zu antworten.

»Geben Sie mir zehn Minuten, damit ich meiner Frau die Wahrheit sagen kann, danach können Sie mit ihr sprechen und mit mir tun, was immer Sie für richtig halten.«

»Es gibt für mich keinen Grund, auf Ihren Vorschlag einzugehen«, antwortete Brandt sachlich.

»Wollen Sie meine Ehe zerstören?«

»Sie haben noch immer nichts verstanden. Wir ermitteln in einem Mordfall und Sie haben uns von Anfang an nur angelogen. Glauben Sie allen Ernstes, dass mich Ihre Eheprobleme interessieren? Oh nein, mich interessiert allein die Aufklärung des Falles. Nichts anderes.«

Hess antwortete nicht, er schien zu begreifen, dass Brandt sich auf keinen Deal einlassen würde.

Aydin kam zurück.

»Jemand von der Streife müsste jeden Augenblick hier sein.«

Keine zwei Minuten später stoppte ein Streifenwagen bei ihnen und die Kollegen nahmen Hess, der seinen Widerstand vollends aufgegeben hatte, mit.

»Wie geht's dir?«, fragte Brandt.

»Ganz gut. War halb so schlimm.«

»Halb so schlimm? Du bist k. o. gegangen.«

»Ich bin ausgerutscht. Das sah bestimmt dramatischer aus, als es war. Wird nur eine kleine Beule.«

»Sicher, dass du nicht ins Krankenhaus willst?« Brandt machte sich Sorgen, denn die Wunde an Aydins Kopf sah nicht so harmlos aus, wie Aydin es ihm weiszumachen versuchte.

»Nicht jetzt. Lass uns zu Tanja Hess reingehen. Danach kann sich ein Arzt die Wunde anschauen.«

Brandt stimmte widerstrebend zu und Aydin betätigte die Klingel.

Kaum hatten sie die Wohnung im ersten Stock erreicht, wurde die Tür geöffnet.

»Sind Sie von der Polizei?«, fragte Anja Pitz.

»Guten Tag, Frau Pitz, das sind wir. Das ist mein Kollege Emre Aydin und mein Name ist Lasse Brandt.«

»Kann ich Ihre Ausweise sehen?«

»Gerne«, antwortete Aydin und reichte ihr seinen Ausweis zuerst, dann folgte Brandt. Pitz schaute sich die Ausweise gründlich an und gab sie den Beamten anschließend zurück.

»Kommen Sie rein. Ich möchte Sie bitten, die Schuhe abzuklopfen.«

Die beiden Beamten taten ihr den Gefallen.

Im Flur blieb Pitz kurz stehen. »Seien Sie behutsam. Tanja ist gerade sehr …«, sie zögerte einen Moment, »… sehr fragil.«

»Seien Sie unbesorgt«, antwortete Aydin. Brandt schwieg, da er so ein Versprechen nicht geben konnte.

Sie betraten das Wohnzimmer. Auf der Couch saß Tanja Hess. Sie hielt ein Taschentuch in der Hand, ihre Augen waren rot unterlaufen. So wie er sie hier sah, konnte er sich kaum vorstellen, dass die zierliche Frau jemandem den Kopf mit einem schweren Gegenstand einschlagen könnte.

»Tanja, die Herren von der Polizei sind da«, machte sich Pitz bemerkbar.

Frau Hess stand auf und schaute die beiden Beamten an. Sie sagte nichts.

»Ich lasse Sie mal alleine«, erklärte Pitz, trat kurz zu ihrer Freundin und sagte leise: »Wenn was ist, ich bin im Arbeitszimmer.«

Tanja Hess nickte nur.

»Vielen Dank, dass Sie Zeit für uns haben«, begann Aydin das Gespräch, was Brandt nur recht war. Er hoffte, dass sich durch Aydins empathische Art die Atmosphäre etwas lockerte.

»Es fällt mir nicht leicht«, gestand Hess ein und zog die Nase hoch. »Wenn man nach dreißig Jahren Ehe erfährt, dass diese lange Zeit eine einzige Lüge gewesen ist, fragt man sich, ob das auch auf die Liebe zutrifft.«

Weder Brandt noch Aydin antworteten, sie gaben ihr die Gelegenheit, sich zu sammeln.

»Aber so sind erfolgreiche Männer wohl, sie müssen immer erobern, etwas Junges muss her.« Wieder zog sie die

Nase hoch. Ihre Augen waren voll Tränen. Doch dann hob sie den Kopf, als wollte sie sagen, dass man sie dennoch nicht so leicht brechen könne.

»Wer hat Ihnen von der Affäre erzählt?«, fragte Brandt. Auch wenn sie gerade emotional überhaupt nicht gefestigt war, musste er ihr diese und andere Fragen stellen. Es gehörte zu seinem Beruf, der ihm manchmal, so wie jetzt, alles andere als leicht fiel.

»Ich habe es schon länger geahnt. Eine Frau spürt so etwas«, antwortete sie. »Vor einigen Wochen habe ich dann auch noch eine anonyme Mail bekommen.«

»Eine anonyme Mail?«

»Ja, der Absender sagte mir nichts.«

»Und was stand in dieser E-Mail?«

»Nur diese Sätze: *Ihr Mann wird Sie durch eine Jüngere ersetzen. Seien Sie auf der Hut. Er ist ein notorischer Fremdgänger.*« Sie nahm das Taschentuch und putzte sich die Nase. »Ich habe es zuerst für einen schlechten Witz gehalten, ich nahm an, dass sich jemand einen Scherz auf meine Kosten erlauben würde. Aber das Gefühl, dass da etwas dran sein könnte, blieb.«

»Haben Sie mit Ihrem Mann darüber gesprochen?«

»Nein, ich wollte glauben, dass es nur ein Streich war. Wie konnte jemand meinem Mann unterstellen, dass er ein notorischer Fremdgänger ist? Das hätte ja geheißen, dass er mich seit Jahren betrügt, ohne dass ich davon etwas mitbekam. Ich hielt das für ausgeschlossen, so naiv bin ich doch nicht.« Sie seufzte. »Außerdem kannte ich die Antwort meines Mannes. Er hätte alles abgestritten. Er kann sehr überzeugend sein.«

»Haben Sie die E-Mail noch?«, fragte Aydin.

»Ich denke schon.«

»Können wir sie sehen? Können Sie über Ihr Handy auf Ihre E-Mails zugreifen?«

Sie nickte nur und hob ihr Handy auf, das auf dem

Couchtisch lag. Sie öffnete ihr E-Mail-Postfach, dann reichte sie das Handy Aydin.

»Darf ich diese E-Mail an uns weiterleiten?«

»Das dürfen Sie. Ich weiß zwar nicht, was Sie sich davon versprechen …« Sie unterbrach sich. »Eine Frau sollte eben öfter auf ihre Intuition hören. Schon meine Mutter hat damals gesagt: *Kind, sei achtsam. Ludwig ist nicht ohne. Du wirst lernen müssen, zu verzeihen.*« Erneut hielt sie inne. »Ich habe meine Mutter nur belächelt, weil ich so verliebt war und glaubte, dass Ludwig ebenso fühlte wie ich. Warum hätte er mich betrügen sollen?«

Aydin leitete die E-Mail weiter und machte mit seinem Handy zwei Fotos vom Display, dann reichte er das Handy zurück.

»Danke«, sagte er.

»Gab es noch weitere Nachrichten?«, erkundigte sich Brandt.

»Nein, nur diese eine.«

»Haben Sie darauf geantwortet?«

»Nein.« Sie schüttelte den Kopf. »Ich habe die Sache schnell wieder vergessen. Bis vor einigen Tagen, als Ludwig anfing, sich so komisch zu verhalten, und Sie plötzlich vor der Tür standen. Da wusste ich, es stimmt etwas nicht. Aber Ludwig wollte mir einreden, dass alles harmlos wäre. Bis Anja und ich ihn zufällig in der Nähe des Präsidiums gesehen haben.«

»Das war am Montag?«

»Genau. Er hatte einen Termin bei Ihnen, mir hat er aber erzählt, dass er den ganzen Tag im Büro gewesen sei. Als ich mich mit der Antwort nicht zufriedengeben wollte, sagte er mir, es würde um die Anzeige eines Radfahrers gehen. So schlecht habe ich Ludwig selten lügen gesehen. Ich kenne meinen Mann und ich wusste, dass etwas Schlimmes passiert ist. Vor allem, als er dann noch auf die Schnelle mit Janine und mir auf die Seychellen fliegen wollte.«

Brandt wurde hellhörig. Hatte Ludwig Hess tatsächlich versucht, sich aus dem Staub zu machen, und seine Frau hatte dem einen Riegel vorgeschoben?

»Und Sie wollten das nicht?«

»Nein, ich kann nicht von heute auf morgen wegfliegen. Ich wollte die Wahrheit hören. Was hatte er sich denn gedacht? Habe ich nicht ein Anrecht darauf, die Wahrheit zu erfahren? Sind dreißig Jahre Ehe nicht genug? Ich habe ihm immer den Rücken freigehalten, mich um die Erziehung unserer Tochter gekümmert und auch sonst meine Bedürfnisse für ihn zurückgestellt. Habe ich da nicht das Recht auf die Wahrheit?«

»Das haben Sie«, antwortete Aydin, obwohl es sicher nur eine rhetorische Frage von Hess gewesen war. »Wer hat Ihnen schlussendlich verraten, dass Ihr Mann Sie betrügt? Ihre Tochter?«

Ihre Augen wurden groß. »Janine? Sie wusste es auch?« Nun wirkte sie sichtlich getroffen.

»Seit heute weiß sie es, zumindest von unserer Seite, denn wir waren bei Ihnen zu Hause und haben Sie nicht angetroffen. Ob Ihre Tochter es bereits früher wusste, können wir nicht sagen«, erklärte Aydin.

Brandt hätte die Frage im Raum stehen lassen.

»Verstehe.« Ihre Stimme wirkte schwach.

»Wer hat es Ihnen verraten?«, fragte nun Brandt. Schließlich hatten sie noch immer nicht herausbekommen, woher Tanja Hess wusste, dass ihr Mann sie betrog. Weder er noch ihre Tochter hatten es ihr verraten. Dass ihre Freundin dahintergekommen war, konnte sich Brandt schwer vorstellen.

»Es war Julian Ruge«, antwortete sie.

Brandt war ehrlich überrascht. Hatte Julian Frau Hess tatsächlich reinen Wein eingeschenkt? Bisher hatte er eher den Eindruck gemacht, als wollte er sich nicht in die Angelegenheiten der Familie einmischen, aus Zuneigung zu Janine.

»Hat er Sie kontaktiert? War das heute?«

»Ich habe ihn angerufen. Julian hat sich genau wie mein Mann und meine Tochter seltsam verhalten. Letztens ist er am Esstisch einfach aufgestanden und nach draußen gerannt. Ich habe natürlich gehofft, dass er mir nichts würde sagen können, dass meine Sorgen unbegründet seien und ich nur unter Stress leide. Aber Julian hat mir alles gebeichtet.«

»Dann wissen Sie, dass Ihr Mann eine Affäre mit Paula Böhm hatte, der Exfreundin von Julian.«

Sie nickte und nun weinte sie. Mit ihrem Taschentuch versuchte sie die Tränen wegzuwischen, aber es wurden immer mehr und ihr Papiertaschentuch wurde immer nasser und löchriger.

Aydin ließ sich nicht lange bitten, zog eine Packung Tempotaschentücher aus seiner Jackentasche, öffnete sie und reichte sie der Frau. Sie zog eines heraus und wischte sich damit die Tränen vom Gesicht.

»Dreißig Jahre«, flüsterte sie kaum hörbar, dann schaute sie zu Brandt auf. »Ist Paula die Tote, von der in den Zeitungen berichtet wird?«

Brandt war über die Frage ein wenig überrascht, denn er hatte angenommen, dass Julian ihr auch das gesagt hatte. Wie es schien, hatte er es nicht getan, oder spielte sie ihnen etwas vor, um jede Schuld von sich zu weisen?

Im Grunde wirkte sie nicht so, als würde sie etwas vortäuschen, sie schien tatsächlich sehr betroffen.

»Ja, Frau Böhm ist die Tote. Ihr Mann war am Tag des Mordes bei ihr.«

»Hatte er Sex mit ihr?«

»Das hatte er«, antwortete Brandt.

»Der Mord war am 25., wenn ich die Zeitungen richtig gelesen habe, oder?«

»Das stimmt«, erwiderte Aydin und Brandt fragte sich, was Hess mit dieser Frage bezweckte.

Ihre Augen wirkten leer und sie schien in Gedanken weit weg zu sein, als sie antwortete: »Am 24. Januar hatten wir unseren dreißigsten Hochzeitstag. Mein Mann hat mich ins Le Moissonnier ausgeführt. Das Essen war wie immer tadellos. Er sprach davon, wie sehr er mich liebe, dass ich das größte Glück in seinem Leben sei und dass er alles wieder so machen würde. Ich war zu Tränen gerührt, ich fühlte mich geborgen und geliebt und an diesem Abend spürte ich wieder, dass ich niemals einen anderen Mann als ihn lieben könnte. Aber genau dieser Mann bumst nur einen Tag später die Exfreundin von Julian.« Ihre Augen schienen sich zu verdunkeln und ihr Blick wandelte sich. Da war keine Verzweiflung, keine Trauer mehr, sondern nur noch Wut und Hass. Es war ein wenig beängstigend. »Ich möchte nicht wissen, wie oft er mir in den letzten dreißig Jahren seine Liebe gestanden hat, um danach eine jüngere Frau zu vögeln.«

»Ihr Mann behauptet, dass er am 25. Januar nach 20 Uhr zu Hause gewesen sei, Sie aber bereits weg gewesen wären, weil Sie mit einer Freundin verabredet waren«, sagte Brandt. Er hatte genug gehört. Es war Zeit, das Gespräch zu einem Ende zu bringen.

»Das stimmt. Er steckte im Stau und ich konnte nicht warten, da ich zum Essen verabredet war.«

»Das heißt, Sie haben nicht gesehen, dass Ihr Mann zu Hause war?«

»Nein, habe ich nicht. Als ich wegfuhr, war er noch nicht da. Verdächtigen Sie ihn?«

»Wir stellen nur Fragen, die die Ermittlungen mit sich bringen«, antwortete Brandt und überlegte, was diese Aussage für eine Bedeutung haben könnte. Noch hatten sie nicht die Ergebnisse von Rech, was Fingerabdrücke und DNA-Analyse anbelangte. Im Idealfall würde man Fingerabdrücke auf der Bronzefigur finden, damit hätten sie möglicherweise ihren Mörder. Aber so einfach waren Ermittlungen selten.

Und wenn sich Hess mit dem Anruf bei seiner Frau ein Alibi verschaffen wollte? Er war um kurz nach 20 Uhr zu Hause, laut Rech war die Tatzeit aber später, dachte Brandt.

»Hat Ihr Mann Sie angerufen, um Ihnen zu sagen, dass er im Stau steckt?«, fragte er daher. Im Verhör hatte Hess das behauptet.

»Nein, er hat mir eine WhatsApp geschrieben.«

Wieder gelogen, dachte Brandt und plötzlich bekam sein Gedanke von vorhin mehr Gewicht. Hess hätte noch bei Paula sein können, als er seiner Frau die WhatsApp-Nachricht schickte, damit sie keinen Verdacht schöpfte, weil er in Wahrheit bei seiner Affäre war. Allerdings hieß das nicht zwangsläufig, dass er auch ein eiskalter Mörder war, der seine Spuren verwischte.

Es sei denn, es ist zu einem Streit gekommen und Hess hat die Kontrolle über sich verloren, überlegte Brandt weiter. Egal wie er es drehte und wendete, Hess war der perfekte Mörder.

»Wann waren Sie an dem Abend wieder zu Hause?«

»Ich bin nach dem Essen direkt heimgefahren, schätze mal, zwischen halb zwölf und Mitternacht war ich da. So genau kann ich es Ihnen nicht sagen. Warum?«

»War Ihr Mann da zu Hause?«, fragte Brandt.

»Er schlief bereits.«

»Das heißt, er hat nicht mitbekommen, dass Sie nach Hause kamen?«

»Nein. Mein Mann hat einen sehr tiefen Schlaf«, erwiderte sie und warf Brandt einen nachdenklichen Blick zu. »Sie glauben, dass er diese Paula ermordet hat?«

»Wir wissen es nicht, da wir noch mitten in den Ermittlungen stecken«, antwortete Brandt und überlegte erneut, ob es zeitlich hinkommen könnte, dass Ludwig Hess der Mörder war. Es passte. Wenn Frau Hess erst kurz vor Mitternacht zu Hause angekommen war und ihr Mann bereits geschlafen hatte, hatte er genug Zeit gehabt, alle Spuren des Mordes, wie ein blutverschmiertes Hemd und blutige Hände, zu beseitigen oder zu säubern.

Ebenso passte es aber, dass Tanja Hess die Mörderin war. Sie hätte nach dem Essen einen Abstecher zu Paula machen können, um sie zur Rede zu stellen. Danach war es zu dem dramatischen Vorfall gekommen. Sie fuhr nach Hause, beseitigte alle Spuren und legte sich zu ihrem schlafenden Mann ins Bett, als wäre nichts geschehen. Doch so logisch das auch klang, Brandt wollte es nicht so recht glauben.

»Mit welcher Freundin waren Sie denn essen?«, fragte er, da er ihr Alibi trotzdem überprüfen musste.

»Mit Anja. Sie können sie gerne fragen, sie wird es bezeugen. Verdächtigen Sie mich etwa?«

»Es sind reine Routinefragen«, antwortete Brandt wie immer kryptisch. »Wir sind hier fertig. Können wir uns die Angaben von Frau Pitz gleich bestätigen lassen?«

»Selbstverständlich, meine Herren. Aber bei all Ihrem Diensteifer vergessen Sie bitte eines nicht: Ich bin hier das Opfer.« In ihren Augen funkelte es.

38

Jetzt gab es kein Zurück mehr. Julian hatte sich gegen Janine und ihre Familie entschieden. Den Ausschlag dafür hatten Janines letzte Nachrichten gegeben. Dass sie ein Mal mehr mit ihm Schluss gemacht und danach sogar die Frechheit besessen hatte, ihn als Mörder zu beschimpfen, hatte das Fass zum Überlaufen gebracht.

Sein Entschluss stand fest: Es war besser, Janine und ihrer Familie fernzubleiben. Er wollte gar nicht wissen, was sie ihm noch alles geschrieben hatte, denn er hatte sie instinktiv geblockt und das würde auch so bleiben. Janine war unberechenbar. Er traute ihr sogar zu, dass sie ihn bei der Polizei anschwärzte, obwohl sie nichts gegen ihn in der Hand hatte. Aber was hieß das schon? Sie war mit allen Wassern gewaschen und bestimmt würde ihr eine Gemeinheit einfallen, um die Ermittlungen auf ihn und von ihrem über alles geliebten Vater, diesem Halbgott, abzulenken.

Als etwas später Tanja Hess völlig aufgelöst bei ihm angerufen hatte, hatte er seine Chance gesehen. Er hatte ihr von der Affäre ihres Mannes mit Paula erzählt und das Ganze noch ein wenig ausgeschmückt, damit Tanja ihren Mann verdächtigte und er selbst aus der Schusslinie war. Schließlich würde die Polizei auch die Mutter verhören und da konnte es nicht schaden, wenigstens eine aus dem Hess-Clan auf seiner Seite zu haben. Janine würde niemals gegen ihren Vater schießen, aber eine betrogene Ehefrau war unberechenbar.

Obwohl er bei der ganzen Sache auch ein mulmiges Gefühl hatte, wusste er, dass er richtig gehandelt hatte. Manchmal musste man ein Arschloch sein, um sich selbst zu schützen. Und am Ende war es ja Janines Schuld, dass er diesen Schritt hatte tun müssen. Wäre sie ihm gegenüber loyal gewesen, wäre all das hier nicht nötig gewesen.

Er konnte sich nicht erklären, warum er gerade jetzt daran dachte, aber er würde den Sex mit Janine vermissen. Sie war eine Granate im Bett, er hatte noch nie besseren Sex gehabt.

»Du stehst am Abgrund und denkst an den Sex mit Janine.« Er schüttelte den Kopf.

Seine Gedanken wanderten zur Polizei und der Frage, was sie gegen ihn in der Hand hatten und wann sie ihn erneut aufsuchen würden.

»Paula war doch öfter auf dieser Fantasyseite«, überlegte er laut. »Das war an sich die einzige Seite, auf der sie regelmäßig war.«

Soviel er wusste, hatte sie dort ein Profil und schrieb häufig ihre Gedanken dort auf.

Einmal hatte er sie dabei beobachtet.

»Darf ich lesen, was du schreibst?«, fragte er.

»Nein, darfst du nicht«, antwortete sie zu seiner Überraschung.

»Und warum nicht?«

»Weil das privat ist.«

»Aber du teilst es doch mit den anderen Usern auf der Seite.«

»Nicht ganz, und das, was ich mit denen teile, ist anonym. Kein Schwein weiß, dass ich Maleficent bin.«

In diesem Moment schoss Julian ein Gedanke durch den Kopf, denn jetzt erst verstand er, was sie mit »Nicht ganz« gemeint hatte.

»Sie hat nicht alle Texte veröffentlicht, sondern für sich privat auf der Seite geschrieben. Ob sie auch etwas über mich geschrieben hat?«

Er spürte, wie ihm warm wurde und seine Hände anfingen zu schwitzen.

Er musste herausfinden, ob es in dem Forum etwas über ihn zu lesen gab, und wenn ja, ob es ihm schaden könnte. Es war schließlich nur eine Frage der Zeit, bis die Polizei davon erführe, und wenn Paula etwas Negatives oder Belastendes über ihn geschrieben hatte, brachte ihn das in Gefahr.

Julian holte seinen Laptop und startete ihn. Einige wenige Male hatte Paula seinen Laptop benutzt, weil sie keinen eigenen besaß. Sie machte alles über ihr Handy oder ihr Tablet, was Julian ein Rätsel war. Ohne Laptop konnte man seiner Meinung nach im Internet nicht vernünftig arbeiten.

Er öffnete einen Browser und schaute sich die Webseiten an, die hier in letzter Zeit besucht worden waren, dann fand er das Fantasyportal. Er ballte die Hand zur Faust. Jetzt musste er sich nur noch einloggen, denn sein Browser war so eingestellt, dass die Passwörter automatisch gespeichert wurden. Paula war nicht fit im Internet, sicherlich hatte sie das nicht bemerkt.

Ob dieser kleine technische Umstand ihm helfen würde, herauszufinden, welche Gedanken Paula über ihn notiert hatte?

Er öffnete die Seite und klickte auf den Login. Die Zugangsdaten sollten nun automatisch ausgefüllt werden.

39

Janine war außer sich vor Wut. Wie konnte Julian so ein mieser Verräter sein? Dabei hatte sie tief in ihrem Herzen gehofft, dass sie sich wieder vertragen würden wie die Male davor auch. Es würde Versöhnungssex geben und der Streit wäre vergessen. Doch jetzt gab es kein Zurück mehr. Sie wollte diesem elenden Feigling in den Arsch treten, aber so richtig.

Sie hatte nur einen Moment überlegt, dann hatte sie ihre Jacke angezogen, ihre Tasche genommen und war mit dem Auto zu Julian gefahren. Jetzt stand sie vor seinem Haus und klingelte Sturm, aber der Idiot öffnete die Tür nicht.

»Zu wem wollen Sie?«, sprach sie eine Frau an, die sie vom Vorbeigehen im Treppenhaus kannte.

»Zu Julian Ruge.«

»Ach, Sie sind doch seine hübsche Freundin, richtig?«

»Genau.«

»Dann sollten Sie wissen, dass Julian auf der Arbeit ist.«

»Ich dachte, er hätte heute frei.«

»Da irren Sie sich, ich bin ihm im Treppenhaus begegnet, als er zur Arbeit wollte. Er wirkte nachdenklich.«

»Und wo arbeitet er?«

»Sollten Sie das als seine Freundin nicht wissen?«, entgegnete sie.

»Danke für nichts«, blaffte Janine die völlig verdutzte Frau an.

Sie wusste, dass Julian im Mediapark arbeitete, bei irgend so einem Softwareunternehmen. Den Namen hatte sie vergessen und es hatte sie auch nie ernsthaft interessiert. Jetzt ärgerte sie sich, dass sie es nicht wusste, sonst wäre sie direkt zu ihm ins Büro gefahren.

Mit so viel Wut im Bauch konnte sie allerdings auch nicht nach Hause, daher beschloss sie, in der Innenstadt einen Kaffee zu trinken. Sie fuhr zum Rudolfplatz, parkte den Wagen und betrat das Café Rico.

Es lag nur ein paar Meter von ihrem Parkplatz entfernt und bei dieser Kälte hatte sie keine Lust, extra den weiteren Weg zu einem der Cafés auf sich zu nehmen, wo sie eigentlich verkehrte. Das Rico steuerte sie nur ganz selten an. Sie nahm am Fenster Platz, um rausschauen und die Leute beobachten zu können.

»Hallo, weißt du schon, was du möchtest?«, sprach sie ein Kellner an. Er trug ein Netzshirt und war, seinem Akzent nach zu urteilen, Südamerikaner oder Spanier. Er sah verdammt gut aus, aber man merkte ihm an, dass er homosexuell war.

»Einen Milchkaffee mit lactosefreier Milch«, gab Janine ihre Bestellung auf. Ihre Wut auf Julian hatte nur ein wenig nachgelassen, sie spürte, dass ein Funken genügte, um sie zum Explodieren zu bringen.

»Hast du eine Lactoseallergie?«

»Nein, ich bestelle das nur zum Scherz«, erwiderte sie bissig. Dass dieser Kellner im Gegensatz zu ihr so gut gelaunt war, nervte sie.

»Soll schon mal vorkommen«, antwortete er, ging aber nicht weiter auf ihren Spruch ein. »Möchtest du unseren Erdbeerkuchen probieren? Ich kann ihn dir sehr empfehlen, oder hast du auch eine Fructoseintoleranz?«

Da war sie also doch, die kleine Spitze. Der Kellner grinste übers ganze Gesicht.

»Nein, nur den Milchkaffee und die Rechnung.« Janine nestelte ihr Handy aus ihrer Handtasche. Der Kellner entfernte sich.

Sie öffnete WhatsApp und sah, dass Julian sie noch immer blockiert hatte.

»Dich erwische ich noch. Glaub ja nicht, dass wir fertig

miteinander sind. Es wird dir nicht gelingen, einen Keil zwischen unsere Familie zu treiben.«

Ihr Atem ging schneller und ihr wurde warm, sodass sie ihre Jacke auszog. Der Kellner kam mit der Bestellung.

»Der Milchkaffee ohne Lactose«, sagte er und stellte den Becher vor ihr ab. »Und die Rechnung. Lass dir gerne Zeit.«

»Nein, ich möchte jetzt bezahlen«, antwortete Janine, schaute auf den Bon und rundete den Betrag großzügig auf.

»Das ist sehr nett von dir. Du überraschst mich.«

»Wieso?«

»Soll ich ehrlich zu dir sein?«

»Klar.«

»Na ja, so wie du dich hier eben aufgespielt hast, dachte ich, du gibst kein Trinkgeld. Vermutlich hast du nur einen schlechten Moment gehabt. Wer hat den nicht manchmal.« Er lachte und zwinkerte ihr dabei zu.

Nun fand sie ihn doch sympathisch und ihre Wut verflog ein wenig. Der Kellner hatte eine Art an sich, die einen entspannt werden ließ.

»War auch so, tut mir leid. Mein ganzes Leben geht gerade den Bach runter.«

»Sag doch so was nicht, Chica. Ich sehe eine verdammt attraktive junge Frau vor mir, und würde ich nicht auf Männer stehen, hätte ich dich längst zum Essen eingeladen. Morgen sieht die Welt bestimmt viel freundlicher aus.«

»Ich weiß nicht.«

»Vertrau Raúl. Es ist schon draußen kalt und windig, da muss unser Herz nicht auch noch kalt sein.«

»Wahrscheinlich hast du recht. Danke.«

»Dafür nicht. Möchtest du nicht doch unseren Erdbeerkuchen probieren?«

»Ein anderes Mal gerne. Ich habe leider nicht so viel Zeit.«

»Gut, falls du es dir anders überlegst, ruf einfach nach Raúl.«

»Mach ich.«

Raúl entfernte sich und Janine schaute ihm kurz hinterher. Sein Hüftschwung war nicht von schlechten Eltern.

Dass so ein gutaussehender Mann schwul sein muss, ist mir unerklärlich, dachte sie und gönnte sich einen Schluck Milchkaffee. Er war ausgesprochen lecker.

Ein Gedanke nahm plötzlich Besitz von ihr, der ihr eine Gänsehaut über den Rücken jagte.

»Niemals«, presste sie hervor und knirschte mit den Zähnen. »Niemals.« Sie trank noch einen Schluck aus dem Becher.

Ihr Blick wanderte immer wieder zu ihrem Handy, weil sie mit ihrer Mutter vereinbart hatte, dass sie sich bei ihr melden wollte, wenn sie dafür bereit wäre. Inzwischen zerrte das Warten an ihren Nerven, die ohnehin schon überstrapaziert waren.

Warum dauert das so lange?

Sie überlegte, ob sie ihre Mutter anrufen sollte, entschied sich jedoch dagegen, da sie nicht wusste, wie ihre Mutter auf den Anruf reagieren würde, und sie kein Risiko eingehen wollte.

Ihr Blick wanderte aus dem Fenster nach draußen, wo trotz des Wetters viele Passanten unterwegs waren, und blieb bei einem jungen Pärchen hängen. Hand in Hand gingen sie die Straße entlang, dann stoppte der junge Mann, drückte seine Freundin an sich und gab ihr einen zärtlichen Kuss, danach gingen sie Händchen haltend weiter.

Janines Augen wurden feucht, weil sie wusste, dass ihr dieses Glück nicht beschieden sein würde. Und das alles nur wegen dieser Paula Böhm. Sie hatte nicht nur ihren Vater verführt und damit ihre Familie entzweit, sondern auch ihre Beziehung zerstört.

Wenn das dein Plan war, ist er aufgegangen, dachte sie und umfasste ihren Kaffeebecher fest. *Aber eins wird nicht passieren, du wirst meine Familie nicht auseinanderbringen.*

Wieder meldete sich dieser Gedanke, der ein diffuses Unwohlsein in ihr auslöste. Sie versuchte mit allen Mitteln, ihn zu verdrängen, dennoch war er da.

Ihr Handy vibrierte und sie schaute aufs Display.

Ihr Vater hatte ihr eine Nachricht geschrieben. Sie öffnete die Nachricht und las sie.

Schatz, tut mir leid, dass ich dich vorhin so angegangen habe.

Alles gut, Papa,

antwortete Janine.

Nein, das war nicht gut. Das hätte ich nicht machen dürfen,

schrieb ihr Vater sogleich zurück.

Ich bin dir wirklich nicht böse. Ich kann mir gut vorstellen, was du gerade durchmachst. Da kann auch dem besten Papa der Welt mal die Sicherung durchbrennen.

Kaum hatte sie die Nachricht abgeschickt, fragte sie sich, ob ihre Reaktion angemessen war. Immerhin hatte ihr Vater ihre Mutter betrogen, das war kein Kavaliersdelikt. Müsste sie ihren Vater nicht zur Reden stellen, warum er so gemein zu ihrer Mutter war?

Nein, für sie war die Sachlage anders. Paula hatte ihren Vater verführt oder verhext, sie war eine durchgeknallte Psychotante, die es sicherlich bestens verstanden hatte, Männer zu manipulieren. Immerhin war ihr das auch bei Julian gelungen, dabei war Julian viel zu hübsch für sie.

Du bist ganz schön naiv und blind, was deinen Vater anbelangt, meldete sich ein kritischer Gedanke, den sie allerdings ebenso schnell verscheuchen wollte wie den anderen, viel quälenderen Gedanken, der sie seit einigen Tagen verfolgte.

Nein, du bist nicht naiv, sondern vielmehr pragmatisch, redete sie sich ein. Was würde es ihr denn bringen, ihrem Vater unnötig Vorwürfe zu machen? Ihr Ziel war es, dass ihre Mutter ihrem Vater verzieh, damit sie wieder eine glückliche Familie sein würden. Irgendwann jedenfalls, da ihre Mutter sicherlich Zeit brauchen würde, um das Ganze zu verarbeiten. Wie konnte sie ihrem Vater unter diesen Umständen Vorwürfe machen? Damit half sie nicht, dass im Haus der Hess' wieder Frieden Einzug hielt.

Ihr Handy vibrierte, eine neue Nachricht von ihrem Vater.

Danke, Schatz, das bedeutet mir sehr viel. Hast du mit Mama gesprochen?

Noch nicht. Aber wir wollen uns nachher treffen. Sie ist bei Anja,

antwortete Janine.

Gut, rede mit ihr. Geh behutsam vor. Mama ist zu recht wütend auf mich. Was ich getan habe, war dumm, und ich weiß auch nicht, warum ich es überhaupt getan habe. Es ist fast so, als hätte mich etwas dazu verleitet, als wäre ich nicht ich selbst gewesen. Klingt bestimmt komisch, aber so fühlt sich es an.

»Ich wusste es«, rutschte es Janine heraus. Paula war eine Hexe und es war ihr gelungen, ihren Vater zu manipulieren. Das war die einzige logische Erklärung.

Der eine Gedanke schoss wieder durch ihren Kopf, fast war ihr, als würde er leise kichern. Sie schüttelte sich beinahe unmerklich und antwortete:

Mach ich. Ich melde mich bei dir, sobald ich mit ihr gesprochen habe. Habe dich ganz doll lieb.

Danke, ich dich auch.

Alles wird gut, dachte sie und legte ihr Handy auf den Tisch. Ihr Vater hatte sich also schon mal abreagiert, jetzt musste sie nur noch ihre Mutter wieder auf den richtigen Kurs bringen.

Sie leerte ihren Becher und überlegte, ob sie sich einen zweiten Milchkaffee bestellen oder lieber ein wenig shoppen gehen sollte. Letzteres würde sie nicht nur auf andere Gedanken bringen, sondern auch ihre Laune heben. Jetzt, wo ihr Vater sich bei ihr entschuldigt hatte, stand einer ausgiebigen Shoppingtour eigentlich nichts im Wege. Ihr Vater würde sie deswegen sicherlich nicht kritisieren.

Janine schmunzelte, denn unwillkürlich musste sie an diese teure Louis-Vuitton-Tasche denken, die sie seit drei Monaten haben wollte, aber ihr Vater hatte ihr bislang nicht gestattet, sie zu kaufen, weil sie erst vor sechs Monaten eine teure Tasche bekommen hatte.

Ihr Handy vibrierte erneut. Hoffentlich war es ihre Mutter. Als sie aufs Display schaute, atmete sie erleichtert auf. Tatsächlich hatte ihre Mutter ihr eine WhatsApp-Nachricht geschrieben. Vermutlich wollte sie ihr mitteilen, dass sie endlich mit ihr reden wollte.

»Alles wird gut«, sagte Janine zu sich, öffnete die Nachricht und las sie.

Janine, ich fühle mich nicht bereit für ein Gespräch.

Janine starrte überrascht auf die Worte. Dann antwortete sie:

Warum? Was ist passiert? Du wolltest doch mit mir sprechen.

Die Antwort folgte auf dem Fuße.

Ja, aber das geht nicht, das war ein Fehler. Ich brauche etwas Zeit für mich.

Janine verstand die Reaktion ihrer Mutter überhaupt nicht, glaubte aber zu wissen, wer dahintersteckte: Anja!

Mama, lass mich doch zu dir kommen, bitte, ich möchte dich sehen. Ich habe kein gutes Gefühl, wenn du in dieser Situation alleine bist.

Diesmal musste sie etwas länger auf die Antwort warten.

Ich bin doch nicht alleine. Anja ist bei mir. Bitte, gib mir etwas Zeit und Luft.

Die Nachricht schmeckte Janine überhaupt nicht. Ihre gute Laune war wie weggeblasen. Sie überlegte, was sie schreiben könnte, um ihre Mutter umzustimmen, aber vermutlich saß Anja neben ihr und sprach ihr Mut zu, hart zu bleiben.

Papa hat recht, was Anja anbelangt. Sie will einen Keil zwischen uns treiben, diese verdammte Emanze, dachte sie wütend. Dennoch versuchte sie, ihre Mutter freundlich zu überreden:

Ich mache mir aber große Sorgen. Du bist doch meine Mutter, habe ich nicht das Recht, mit dir zu sprechen?

Es war ein schmaler Grat, den Druck auf ihre Mutter zu erhöhen, ohne unverschämt rüberzukommen. Die nächsten Minuten würden darüber entscheiden, ob ihre Mutter auf stur schaltete oder doch noch nachgab, aber so leicht wollte sich Janine nicht geschlagen geben.

Während sie so dasaß und wartete, spukten die wildesten Vorstellungen durch ihren Kopf. Zum Beispiel, dass Anja die Antworten schrieb und nicht ihre Mutter, oder dass ihre Mutter Anja die Nachrichten vorlas und sie gemeinsam einen Text verfassten.

Fahr einfach hin. Wenn du klingelst, werden sie dich sicherlich nicht draußen in der Kälte stehen lassen, dachte Janine. Dennoch wollte sie zunächst die Antwort ihrer Mutter abwarten. Endlich kam sie.

Respektiere bitte meine Entscheidung. Ich weiß Deine Sorge sehr zu schätzen, aber gerade will ich nur alleine sein.

»Allein? Anja, das Miststück, ist doch bei dir«, schnaubte sie.

Bevor sie antworten konnte, erschien eine weitere Nachricht.

Kannst du mir einen Gefallen tun?

Welchen?

schrieb Janine und die Antwort ihrer Mutter folgte prompt:

Sag Deinem Vater, dass ich die Scheidung will. Ich werde noch morgen einen Anwalt aufsuchen.

Schockiert fixierte sie die Worte mit ihrem Blick. Mit so einer kalten und brutalen Nachricht hatte sie nicht gerechnet. Sie zog ihre Jacke an, nahm ihre Handtasche und eilte aus dem Café. Sie musste zu Anja und mit ihrer Mutter sprechen. Und niemand würde sie davon abhalten.

40

»Hältst du es für möglich, dass die Frau von Hess Paula getötet haben könnte?«, fragte Aydin.

Nach dem Gespräch mit Tanja Hess hatten sie sich von ihrer Freundin Anja das Alibi bestätigen lassen und waren gegangen. Inzwischen saßen sie wieder in ihrem Büro und der Feierabend stand bevor.

»Eher nicht. Nur diese anonyme Nachricht macht mich stutzig.«

»Inwiefern?«

»Was, wenn die Nachricht eben nicht anonym war.«

»Du meinst, Paula hat ihr eine Nachricht geschickt? Warum sollte sie? Ich dachte, sie wollte sich an Julian rächen.«

»Habe ich auch gedacht. Aber mal angenommen, dass Julian nie das Ziel war. Dass sie die gesamte Familie von Hess zerstören wollte, weil Janine ihre Liebe kaputt gemacht hat?«

»Das wäre möglich. Damit würde sie nicht nur Janines Familie zerstören, sondern auch die Beziehung zwischen Julian und Janine. Janine hätte Julian die Schuld gegeben und sich von ihm getrennt.«

»Genau. Kann es eine perfidere Rache geben, als alle leiden zu lassen?«, sagte Brandt.

»Die Sache hat nur einen Haken.«

»Der wäre?«

»Sie hat mir die E-Mail gezeigt und Fischer hat vorhin bestätigt, dass sie von einem anonymen Server kam.«

»Du Keks, das ist mir bewusst. Ich bin mal wieder einen Schritt weiter als du. Du bist sicherlich in Gedanken schon beim Feierabend.«

»Bin ich nicht. Glaubst du, sie hat noch eine E-Mail bekommen?«

»Genau. Jetzt geht ein Lichtlein bei dir auf.«

»Mach dir keine Sorgen, bei mir ist es immer hell«, schmunzelte Aydin. »Deine Theorie hört sich zwar plausibel an, aber Tanja Hess hat auf mich nicht den Eindruck gemacht, als würde sie lügen. Und sie hat ein Alibi.«

»Bis 23 Uhr. Sie hätte genug Zeit gehabt, zu Paula zu fahren. Vielleicht wollte sie sie nur zur Rede stellen und dann kam es zu einem Streit …«

»Möglich, aber wie willst du ihr das beweisen? Keiner von den Nachbarn hat was gesehen. Wir sollten uns weiter auf Ludwig Hess konzentrieren. Wenn nur die Ergebnisse schon da wären. Soll ich Rech noch mal anrufen?«

»Bist du verrückt? Der wird uns was husten so kurz vor Feierabend. Wenn er die Ergebnisse hat, meldet er sich.«

Aydin presste die Lippen zusammen. »Ich hasse dieses Warten.«

»Dann mach doch Feierabend. Heute passiert eh nichts mehr.«

Kaum hatte er das ausgesprochen, klingelte das Bürotelefon von Aydin. Er nahm das Gespräch an.

»Hallo, Lutz, was gibt es?« Er stellte das Gespräch auf laut.

»Ich hatte euch ja gesagt, dass ich mich in das Profil von Paula Böhm einloggen konnte, nur nicht in die private Cloud.«

»Genau. Bist du jetzt drin?«, fragte Brandt. Vielleicht fanden sie dort endlich die Hinweise, die ihnen bei den Ermittlungen helfen würden.

»Leider noch nicht. Aber etwas Interessantes ist geschehen.«

»Und das wäre?«

»Jemand hat sich mit Paulas Daten eingeloggt. Ich habe die Logfiles.«

»Wie bitte? Wer hat ihre Zugangsdaten und loggt sich in ihren Account ein?«

»Das weiß ich noch nicht. Aber ich habe eine Software laufen. Zumindest sollte ich die IP-Adresse herausfinden und damit auch die Anschrift. Ich bitte euch allerdings um etwas Geduld.«

»Die haben wir zwar nicht«, gestand Brandt, »aber du kriegst die Zeit, welche Wahl haben wir? Was ist mit dieser Galadriel? Hast du sie erreichen können?«

»Ja, vorhin. Sie war sehr kooperativ. Sie weiß nicht, wer sich hinter dem Pseudo Maleficent verbirgt. Ich denke, wir können sie ausschließen. Ach ja, die E-Mail kann ich leider keinem Absender zuordnen. Wie ich euch bereits gesagt habe, sie kommt von einem anonymen Server. Keine Chance, den Verfasser ausfindig zu machen. Ich habe weder auf dem Tablet noch auf ihrem Handy die Anbieterwebseite gefunden. Wenn es Paula war, hat sie es von einem anderen Rechner aus gemacht. Womöglich sogar aus einem Internetcafé.«

»Danke für's Update. Damit haben wir leider gerechnet«, sagte Aydin.

»Alles klar, ich melde mich, sobald ich mehr habe.«

»Mach das und danke«, erwiderte Aydin und er und Brandt verabschiedeten sich.

»Wer hat Paulas Zugangsdaten?«, sinnierte Aydin.

»Das kann nur jemand sein, dem sie vertraut.«

»Sie vertraut niemandem, sie hat keine Freunde. Und dass ihre Eltern die Zugangsdaten haben, kann ich mir schwer vorstellen.«

»Ich auch.«

»Julian«, platzte Aydin heraus.

»Julian?«

»Klar! Überleg' mal, wenn Paula sich über den Laptop von Julian eingeloggt und er Cookies aktiviert hat, ohne dass Paula es wusste, wären die Zugangsdaten noch in den Cookies gespeichert und Julian könnte sich automatisch einloggen.«

»Warum sollte er das tun?«

»Weil er Spuren verwischen will.«

»Möglich. Aber wir haben keinen Beweis, dass es so ist.«

»Noch nicht. Außer, Fischer gelingt es, die IP und die Anschrift zu lokalisieren.«

Brandt nickte nur. Julian war neben Hess einer der Hauptverdächtigen auf ihrer sehr überschaubaren Liste. Wenn er tatsächlich hinter dem Login steckte, musste er sich eine verdammt gute Antwort einfallen lassen, so einfach würde es Brandt ihm diesmal nicht machen.

»Ich glaube, wir können Feierabend machen«, sagte er und fuhr seinen Computer runter.

»Wie schaut es aus, gehen wir noch auf ein Bier und eine Bratwurst zu Walter?«

»Warum nicht. Er wird sich bestimmt freuen und eine Currywurst geht immer.«

»Dass du mit deinem Sixpack das sagst, wundert mich.«

»Weil ich nicht so viel nasche wie du, und ich weiß, dass Walter nur beste Zutaten für die Herstellung seiner Currywurst nimmt, deswegen schmeckt sie so unglaublich gut.«

»Ganz zu schweigen von seiner hausgemachten Soße. Mann, allein bei dem Gedanken daran kriege ich Hunger. Aber seine Rindswurst ist qualitativ auch sehr hochwertig.«

»Stimmt. Vor allem deshalb ist sein Imbiss so beliebt, er stellt seine Würstchen selbst her und kauft nicht beim Großhändler.«

Aydin hatte seinen Computer nun ebenfalls heruntergefahren und stand gerade von seinem Platz auf, als es klopfte und Rech eintrat.

»Ihr macht schon Feierabend?«, fragte er gespielt überrascht.

»Für heute gibt es nichts mehr zu tun und bloß rumsitzen müssen wir auch nicht«, antwortete Brandt. »Was ist mit dir?«

»Gut, dass ich euch noch erwische.«

»Warum?«, fragte Aydin.

»Weil ich ein Feierabendgeschenk für euch habe.«

»Sag bloß, die Ergebnisse aus dem Labor sind da?«

»Richtig geraten.« Rechs Mundwinkel hoben sich.

»Na, dann mach's nicht so spannend«, drängte Brandt. Er wollte wissen, ob sie endlich ihren Mörder hatten und den Fall abschließen konnten.

»Die DNA-Probe war positiv. Wir wissen, dass Hess bei ihr war und mit ihr Sex hatte.«

»Das hat Hess nicht geleugnet«, konstatierte Brandt. »Was ist mit den Fingerabdrücken auf der Tatwaffe?«

»Wir haben seine Fingerabdrücke gefunden …«

»Ich wusste es«, platzte er heraus. »Dieser arrogante Mistkerl hat wirklich geglaubt, er würde über dem Gesetz stehen.«

»Freu' dich nicht zu früh.«

»Warum?«

»Wenn du mir nicht ins Wort gefallen wärst und mich hättest ausreden lassen, hättest du erfahren, dass es zu wenige Fingerabdrücke sind.«

»Wie, zu wenige?«

»Na, zu wenige eben. Es waren drei Fingerabdrücke von ihm auf der Figur.«

»Und das heißt?«

»Möglicherweise hat er sie mal berührt, ohne es bemerkt zu haben, das kann leicht passieren.«

»Reichen drei Fingerabdrücke nicht, um ihn des Mordes zu verdächtigen?«

»Nein, weil von einer anderen Person viel mehr Fingerabdrücke auf der Tatwaffe sind. Das wird dir weder Bender noch der Staatsanwalt durchgehen lassen und kein Richter stellt dir deswegen einen Haftbefehl aus.«

»Verdammt«, entfuhr es Brandt voller Enttäuschung. »Also ist er tatsächlich unschuldig?«

»Ich fürchte es. Auch wenn er ein arrogantes Arschloch sein mag, das macht ihn noch lange nicht zu einem Mörder.«

»Es sei denn, er trug Handschuhe«, schaltete sich Aydin in das Gespräch ein.

»Das wäre eine Möglichkeit. Wenn er Einmalhandschuhe getragen hat, wären keine Fingerabdrücke sichtbar. Dennoch hat eine weitere Person sehr viel mehr Fingerabdrücke auf der Tatwaffe hinterlassen, und das in Verbindung mit dem Blut spricht deutlich dafür, dass eine andere Person der Täter ist.«

Aydin presste die Lippen zusammen, dann sagte er: »Wir wissen, dass Hess auf ausgefallene Sexpraktiken steht, es könnte doch sein, dass er in dem Zuge Einmalhandschuhe trug.«

»Kollegen, die Botschaft ist angekommen, ihr wollt diesen Ludwig Hess als Mörder. Aber aus Sicht der Spurensicherung ist das sehr unwahrscheinlich. Tut mir leid, ihr müsst weiter nach dem wahren Täter suchen.«

»Ist ja nicht deine Schuld«, antwortete Aydin. »Danke, dass du uns die Ergebnisse noch gebracht hast, obwohl du Feierabend hättest.«

»Pünktlich Feierabend bei der Polizei?« Rech lachte. »Jetzt gehe ich aber. Meine Frau wartet bestimmt schon mit dem Essen. Und ihr solltet auch gehen. Morgen könnt ihr dann mit freiem Kopf die Liste der Verdächtigen durchgehen.«

»Danke, werden wir tun. Wir sehen uns«, erwiderte Brandt, der nicht weniger enttäuscht war als Aydin.

Rech verabschiedete sich und verließ das Büro.

»Komm, lass uns zu Walter. Ich brauche ein Bier.«

Eine halbe Stunde später nahmen sie am Tresen von Walters Imbiss Platz. Sie waren allein mit ihm.

»Jungs, was ist los? Ihr seht ja aus, als wäre euch eine Riesenlaus über die Leber gelaufen.«

»Rech hat uns die Laborergebnisse mitgeteilt. Ludwig Hess scheidet als Täter so gut wie aus.«

»Das tut mir leid für euch. Ihr hattet ja große Hoffnung, dass er es war.«

»Weil er der perfekte Mörder ist. Er hat das stärkste Tatmotiv. Paula hat seine Ehe und seine Existenz bedroht«, erklärte Aydin.

»Lasst euch nicht hängen. Ein kühles Kölsch wirkt Wunder.« Walter holte zwei Flaschen Kölsch und ein Pils aus dem Kühlschrank. »Für dich das Kölsch und für Blondie ein kühles Blondes«, scherzte er, da Brandt nur Pils trank.

Sie stießen an. Das Bier tat gut und drängte die Enttäuschung tatsächlich ein wenig in den Hintergrund. Walter nahm eine Rindswurst und eine Currywurst vom Grill und legte sie jeweils auf einen Teller. Die Currywurst schnitt er in Stücke und reichte sie mit seiner Spezialsoße und einem Stück Brot Brandt an weiter, die Rindswurst an Aydin.

»Danke«, antworteten beide und fingen an zu essen.

»Wen habt ihr denn noch als möglichen Täter?«

»Nicht viele. Eigentlich bleibt nur Julian Ruge«, gab Aydin zurück und biss von seiner Rindswurst ab.

»Der Exfreund, richtig?«

»Genau. Nur können wir ihm nichts beweisen. Heute hat sich jemand mit Paula Böhms Logindaten in ein Portal eingeloggt. Wenn wir nachweisen könnten, dass er es war, hätten wir was Belastendes.«

»Dann drücke ich euch die Daumen. Aber was ist mit den anderen Verdächtigen, von denen ihr erzählt habt? Dieser Nachbar?«

»Der ist vermutlich schwul, steht allerdings nicht dazu. Der scheidet aus«, erwiderte Aydin. Brandt übernahm erst einmal die Rolle des Zuhörers, während er sich seine Currywurst schmecken ließ.

»Und die Mutter oder die Tochter?«

»Die Mutter war zum Essen verabredet. Es gibt da zwar ein Zeitfenster, aber wir halten es für sehr unwahrscheinlich.«

»Und die Tochter?«

»Die werden wir noch verhören. Wir haben bereits eine Vorladung als Zeugin ins Präsidium für sie verfasst. Sie ist sehr eigensinnig und, wie es ausschaut, extrem auf den Vater fixiert.«

»Wenn das kein Motiv ist. Sie findet heraus, dass diese Paula ihren Vater verführt, dreht komplett am Rad und will sie zur Rede stellen. Dann kommt es zum Streit, sie flippt völlig aus, nimmt die Figur und schlägt damit auf Paula ein.«

»Theoretisch möglich«, antwortete nun Brandt. »Zumal sie im Gegensatz zu ihrer Mutter groß und sportlich ist. Ihr müsste es leichtfallen, jemandem mit der Figur den Schädel zu zertrümmern. Aber wir haben überhaupt keine Beweise, die auch nur ahnen lassen, dass sie infrage käme.«

»Dann sucht die Beweise. Drängt sie in die Ecke beim Verhör. Du kannst das doch«, wurde Walter deutlich. »So demotiviert wie heute kenne ich euch beiden gar nicht.«

»Stimmt. Aber das mit den Laborwerten und Rechs Einschätzung war schon ein Schock«, gab Brandt zu. Dennoch wollte er sich Walters Ratschlag zu Herzen nehmen. Er fand es gut, dass der Freund versuchte, sie zu motivieren.

Aydins Handy klingelte. Es war Fischer.

»Hallo, Lutz«, nahm Aydin das Gespräch an und stellte es auf laut.

»Hallo, Emre. Ist Brandt auch bei dir?«

»Ja, sitzt neben mir.«

»Sehr gut. Ich hoffe, ich störe nicht.«

»Tust du nicht. Worum geht es?«

»Gute Nachrichten. Ich habe die IP-Adresse herausgefunden …«

»Auch die Anschrift?«, fiel Brandt ihm sogleich ins Wort.

»Ja. Mit der IP-Adresse und der Software, die ich vor langer Zeit geschrieben habe, ist es nicht so schwierig, an die reale Anschrift zu kommen. Meistens jedenfalls, außer, der User nutzt IP-Blocker, ein VPN oder andere Anonymisierungssoftware. Was ich in diesem Fall aber ausschließen kann.«

»Das sind gute Nachrichten. Wo liegt die Anschrift?«

»Da gibt es eine Besonderheit«, erklärte Fischer. »Ich habe den Ort bis auf zwanzig Meter lokalisiert. Für die exakte Adresse brauche ich noch etwas.«

»Zwanzig Meter sind doch sehr gut. Sag nicht, es ist in der Nähe von Julians Wohnort?«, fragte Brandt.

»Genau. Aber wie gesagt, die Fehlerquote der Software liegt bei zwanzig Metern. Bis morgen dürfte ich die exakte Anschrift zugeordnet haben.«

»Das reicht. Wer sonst sollte in Deutz ein Interesse an dem Internetprofil von Paula Böhm haben? Danke«, antwortete Brandt und schöpfte wieder Hoffnung.

»Nicht zu danken. Genau das habe ich mir auch gedacht und euch deswegen gleich angerufen. Wenn ihr in der Ecke seid, könntet ihr Ruge einen Besuch abstatten. Vielleicht ist es ihm gelungen, sich in den privaten Teil, den mit der Cloud, einzuloggen.«

»Wollen wir es nicht hoffen«, antwortete Aydin.

»Warum?«

»Weil er dann vermutlich alles gelöscht hat.«

»Das wäre nicht tragisch. Solche Betreiber speichern diese Daten oft auf verschiedenen Servern, selbst wenn man glaubt, sie wären gelöscht, kann man sie wiederherstellen. Solange wir die Zugriffsdaten haben.«

»Das sind gute Nachrichten. Wir halten dich auf dem Laufenden und melden uns, sobald wir uns Julian vorgeknöpft haben«, erwiderte Brandt.

»Macht das. Wir hören uns«, sagte Fischer und die beiden Beamten beendeten das Gespräch.

»Kann ich noch meine Wurst zu Ende essen, bevor es zu Julian geht?«, fragte Aydin.

Brandt schmunzelte. »Das sollten wir hinkriegen. Der läuft uns nicht weg.«

»Seht ihr, Jungs, so mag ich euch. Motiviert bis in die Fingerspitzen. Ihr habt doch bisher jeden eurer Fälle gelöst.«

Bisher, dachte Brandt, begleitet von der Sorge, dass es immer ein erstes Mal gab. Er war gespannt, welche Lügen Julian ihnen diesmal auftischen würde.

41

»Julian, ich glaube, das ist nicht der Pizzabote«, rief ein Mann, den Brandt ungefähr so alt schätzte wie Julian. Er war einen Kopf kleiner als Julian, etwas fülliger und beäugte die beiden Beamten kritisch.

»Das sind wir in der Tat nicht. Wir sind von der Kölner Kriminalpolizei. Und wer sind Sie?«, fragte Brandt.

»Krass, so spät? Habt ihr keinen Feierabend? Ich bin Andy, Julians bester Freund. Wir erwarten eigentlich den Pizzaboten. Er ist gerade einen abseilen, deswegen habe ich die Tür aufgemacht.«

»Haben Sie Drogen konsumiert?«, fragte Brandt, da nicht zu übersehen war, dass dieser Andy unter Drogen stand. Außerdem stank es in der Wohnung eindeutig nach Marihuana.

»Na und? Für den privaten Gebrauch ist das legal. Ihr könnt mir nichts. Aber ihr seid bestimmt nicht wegen eines Joints hier. Wobei Ihr Kollege so aussieht, als ob er auch schon mal einen durchgezogen hat. Einen Jointbruder erkenne ich doch sofort.«

Brandt musste sich trotz der ernsten Situation ein Grinsen verkneifen, während Aydin versuchte, sich nichts anmerken zu lassen, denn Andy hatte gut geraten. Vor der Geburt seiner Tochter war Aydin dem einen oder anderen Joint gegenüber nicht abgeneigt gewesen, sehr zum Missfallen von Brandt, der nichts für Drogen übrig hatte.

»Dürfen wir eintreten? Wir müssen mit Julian Ruge sprechen.«

»Tun Sie sich keinen Zwang an. Wie gesagt, er ist auf dem Klo. Was wollen Sie überhaupt so spät hier?«

»Das hat Sie nicht zu interessieren.«

»Ganz ehrlich, ich weiß doch über alles Bescheid, Jungs. Julian ist unschuldig. Sein einziger Fehler war, sich in diese durchgeknallte, verwöhnte Schickimicki-Tussi Janine zu verlieben. Wenn Sie mich fragen, hat ihr Vater Paula ermordet. Wobei ich es dieser Janine genauso zutraue, die hat wie Paula ihre Nerven nicht im Griff. Irgendwie zieht Julian diese Psychotanten magisch an.«

Brandt wurde hellhörig. »Wie kommen Sie auf den Gedanken, dass Janine Hess etwas mit der Tat zu tun haben könnte?«

»Ist doch offensichtlich. Sie ist total auf ihren Vater fixiert und verliert schon mal die Kontrolle über ihre Emotionen. Wenn etwas nicht nach ihrer Nase läuft, flippt sie gleich aus. Sie sollten sich mal die bekloppten Nachrichten durchlesen, die sie Julian geschrieben hat. Die ist total durch. Gut, dass Julian auf meinen Rat gehört und sich von ihr getrennt hat. Die hat nie ein Nein geduldet. Stellen Sie sich vor, was passiert, wenn sie erfährt, dass Julians Ex eine Affäre mit ihrem Vater hat?« Andy beschrieb mit den Händen eine Explosion und machte ein passendes Geräusch dazu.

»Sie haben sehr viel Fantasie«, kommentierte Brandt die Rede. Er fand es dennoch bemerkenswert, dass erst Walter und jetzt auch noch dieser verpeilt wirkende Andy einen ähnlichen Gedanken hatten, was Janine Hess anbelangte.

»Falsch, ich bin schlau. Man muss nicht viel Fantasie haben, nur gute Menschenkenntnis. Ich hoffe, Sie verdächtigen nicht Julian, der ist nämlich zu feige. Als Jugendliche waren wir immer fischen, und dieser Idiot hat seine gefangenen Fische jedes Mal zurück ins Wasser geworfen, während ich meine, so wie sich das gehört, getötet und ausgenommen habe. Essen wollte er sie dann trotzdem«, er lachte kurz auf. »Verschwenden Sie nicht Ihre Zeit mit ihm.«

»Mit wem sprichst du?«, hörte Brandt Julians Stimme. Er drehte sich um und sah den jungen Mann im Flur stehen.

»Was wollen Sie denn schon wieder hier?«, fragte er.

Gleichzeitig klingelte es.

»Das ist die Pizza«, sagte Andy und ging zur Gegensprechanlage.

»Können Sie nicht morgen kommen, dann muss ich meine Pizza nicht wieder kalt essen.« Julian wirkte gereizt, seine Pupillen waren vergrößert und er roch nach Marihuana. Beide hatten geraucht, das stand für Brandt außer Frage.

»Habt ihr die Pizzen bestellt?«, machte sich nun der Pizzabote bemerkbar.

»Ja, was kriegst du?«, fragte Andy.

»Ich lade Sie ein«, sagte Brandt kurz entschlossen. Er hatte eine Idee. Hieß es nicht immer: Mit Speck fängt man Mäuse? Beide waren zugedröhnt, und wenn er sich jetzt als Gönner ausgab, würde sich das bestimmt positiv auf das Gespräch mit Julian auswirken, darauf jedenfalls spekulierte Brandt.

»Das ist verdammt korrekt von Ihnen«, freute sich Andy. Julian schwieg.

Brandt bezahlte die Pizza, der Pizzabote verabschiedete sich und sie gingen ins Wohnzimmer.

»Was wollen Sie überhaupt von mir?«, fragte Julian, der im Gegensatz zu Andy deutlich gereizter war.

»Kurz mit Ihnen sprechen. Aber ohne Ihren Freund.«

»Jungs, können wir nicht erst mal die Pizza essen und dann reden? So eine geile Salamipizza schmeckt kalt einfach nicht«, entgegnete Andy. Er hatte die beiden Pizzakartons zum Couchtisch getragen und einen geöffnet. Der würzige Duft der Pizza erfüllte den Raum.

»Sie können gerne essen, während wir uns unterhalten«, schlug Aydin vor.

Brandt hingegen hätte diesem Andy gerne seine Grenzen aufgezeigt. Dass er sie mit »Jungs« ansprach, gefiel ihm gar nicht, aber er war froh, dass Aydin schneller reagiert hatte, denn sonst wäre seine Idee der Annäherung gründlich in die Hose gegangen.

»Das passt doch. Wie gesagt, mit Julian verschwenden Sie nur Ihre Zeit. Sie sollten sich auf Janines Vater oder sie selbst konzentrieren. Die Mutter ist, glaube ich, zu weichherzig.«

»Darf ich Sie bitten, Ihre Pizza in der Küche weiterzuessen, damit wir mit Herrn Ruge kurz ungestört reden können?«, bat Brandt bemüht freundlich.

Andy schaute zu Julian.

»Lass uns fünf Minuten alleine«, sagte Julian und nickte.

»Gut, wenn was ist, du weißt ja, wo du mich findest.« Andy klappte den Pizzakarton zu und verschwand.

»Wollen Sie mir endlich verraten, warum Sie mich zu so später Stunde behelligen?«

»Wir wissen, dass Sie sich heute auf der Seite Fantasy Realwordlovers.com mit Paula Böhms Logindaten eingeloggt haben«, antwortete Aydin.

»Ich? Wie kommen Sie darauf? Was soll ich auf so einer Seite?«, fragte Julian und nahm ein Stück von seiner Pizza in die Hand.

»Herr Ruge, wieso belügen Sie uns schon wieder? Es sind immer Ihre Lügen, die uns dazu veranlassen, Sie aufzusuchen.«

»Ich lüge nicht«, beharrte Julian, aber seine Augen verrieten ihn, er schaute weder Brandt noch Aydin an, sondern starrte angestrengt auf das Stück Pizza in seiner rechten Hand.

»Herr Ruge, machen Sie es sich nicht unnötig schwer«, unternahm Brandt einen weiteren Versuch, zu dem jungen Mann durchzudringen, bevor er härtere Geschütze auffahren musste.

»Ich kenne diese Seite nicht. Ich verstehe eh nicht, warum Sie mich nicht einfach in Ruhe lassen.« Julian wirkte verärgert. Er legte das Pizzastück zurück in den Karton.

»Sie möchten es ja nicht anders. Sie lügen uns fortwährend an, außerdem sind Ihr Freund und Sie komplett zugedröhnt.«

»Na und? Rauchen ist nicht strafbar.«

»Das stimmt. Aber der Besitz von Rauschmitteln schon, und wenn ich Sie oder Ihren Freund durchsuche, finde ich garantiert Marihuana, vermutlich hübsch verpackt in einer durchsichtigen Tüte. Dieser Umstand wäre strafbar und würde dazu führen, dass wir Sie beide mit aufs Präsidium nehmen.«

»Andy hat mit all dem nichts zu tun«, wurde Julian etwas lauter.

»Dann sagen Sie endlich die Wahrheit.« Brandt wollte ihm noch nicht erzählen, dass sie seine IP-Adresse lokalisiert hatten. Er hoffte, dass der Druck ausreichen würde, um Julian zum Einlenken zu bewegen.

Der junge Mann biss sich auf die Unterlippe, er schien zu überlegen. »Ja, okay. Ich habe mich in das Portal eingeloggt, das heißt aber nichts«, räumte er dann endlich ein.

»Wie sind Sie an die Zugangsdaten gekommen?«

»Cookies. Sie hat sich das ein oder andere Mal über meinen Laptop auf der Seite eingeloggt und ich wollte halt wissen, was sie dort für Sachen geschrieben hat.«

»An was für Sachen haben Sie denn gedacht?«

»Keine Ahnung, ich war einfach nur neugierig.«

»Hatten Sie Sorge, dass sie Sie belasten könnte?«

»So ein Quatsch. Warum sollte sie? Ich habe sie geliebt.« Seine Stimme wurde merklich lauter und er atmete hörbar durch die Nase ein und aus.

»Können wir die Webseite bitte sehen?«, fragte Aydin.

»Muss das sein?«

»Ja, das muss sein«, wurde Brandt deutlich. Julian schien noch immer nicht zu begreifen, was für ihn hier auf dem Spiel stand.

»Ist ja gut, entspannen Sie sich«, reagierte Julian empfindlich und entfernte sich, um seinen Laptop zu holen.

Kurz darauf kam er zurück, stellte ihn auf den Couchtisch und startete ihn. Aydin nahm neben ihm Platz, Brandt neben Aydin.

Dann loggte sich Julian auf der Webseite ein.

»Darf ich?«, bat Aydin.

»Tun Sie sich keinen Zwang an. Sie werden nichts finden, was mich belastet. Weil ich nichts mit der Tat zu tun habe.«

Andy betrat das Wohnzimmer. »Alles gut? Das sind jetzt schon mehr als fünf Minuten. Habe meine Pizza auf.«

»Ja, alles gut. Wir brauchen noch ein bisschen«, beschwichtigte Julian ihn.

»Sicher, dass ich nicht bleiben soll? Wegen Beweisen und so?«

»Andy, ich glaube, es ist besser, wenn du nach Hause gehst. Ich bin heute echt nicht mehr in Stimmung.«

»Wie du magst. Meld' dich, sobald die hier weg sind.«

»Mach ich. Und danke, dass du da warst. Ich bring dich zur Tür.«

Julian stand auf und begleitete Andy in den Flur.

»Und, irgendwas Verdächtiges?«, fragte Brandt.

Aydin schüttelte den Kopf und klickte sich weiter konzentriert durch Paulas Profil. »Das ist nur der öffentliche Bereich. Ich suche gerade ihre Secret Cloud, das ist der interessante Bereich, denn dort konnte sich Fischer bisher nicht einloggen. Im öffentlichen war ja nichts Verwertbares.«

»Dann such' nicht zu lange.«

Aydin nickte nur und klickte sich weiter durch.

»Hab's gefunden.«

»Und?«

»Kein Login möglich. Vermutlich funktionieren da keine Cookies. Oder sie hat sich über seinen Laptop dort nicht eingeloggt.«

»Da steht Passwort vergessen«, sagte Brandt und zeigte auf den Bildschirm.

»Kannste knicken. Fischer wird das sicherlich schon versucht haben.« Aydin klickte trotzdem darauf und es öffnete sich eine neue Seite, auf der stand, dass man das Passwort nur mit dem Superpasswort, das man bei der Anmeldung anlegen musste, zurücksetzen könne. »Siehste. Deswegen konnte Fischer den Zugang bisher nicht hacken. Das ist schon sehr stark verschlüsselt.«

Julian betrat wieder das Wohnzimmer. »Und, haben Sie etwas gefunden, was mich belastet?«, fragte er mit ironischem Unterton. »Ich weiß sowieso nicht, warum Sie mich nicht endlich in Ruhe lassen. Sie sollten sich auf Ludwig Hess konzentrieren. Er hat Paula ermordet, ganz sicher.«

»Nein, hat er nicht«, antwortete Brandt.

»Wie kommen Sie darauf?«

»Weil wir seine Fingerabdrücke haben und auf der Tatwaffe keine von ihm gefunden wurden.«

»Das ist unmöglich. Er hat doch jeden Grund gehabt, sie zu töten. Seine Ehe und sein Ruf standen auf dem Spiel.«

»Das mag sein, dennoch ist er nicht der Täter.«

Julian öffnete den obersten Knopf seines Hemdes, er fing an zu schwitzen und es war ihm anzusehen, dass ihm unwohl war.

»Er könnte Handschuhe angezogen oder die Spuren verwischt haben.«

»Lassen Sie das. Wir sind die Ermittler, nicht Sie. War das der Grund, warum Sie seiner Ehefrau von der Affäre ihres Mannes mit Paula erzählt haben? Weil Sie wollten, dass jeglicher Verdacht von Ihnen abfällt?«

»Nein, ich konnte nicht mehr lügen. Ich bin das Lügen so satt. Frau Hess war immer nett zu mir. Sie hat es verdient, die Wahrheit zu erfahren.«

Brandt war sich nicht sicher, ob Julian endlich ehrlich zu ihnen war. »Warum haben Sie sich von Janine getrennt?«

»Es hat nicht mehr gepasst. Janine ist zu sehr auf ihren Vater fixiert, wie soll ich ihren Erwartungen da je gerecht werden?«

»Ihr Freund meinte, dass Janine Ihnen böse Nachrichten geschickt hätte.«

»Das hat sie. Sie ist, sagen wir mal, labil. Sie kommt mit

Kritik nicht klar. Ihr zuliebe habe ich meinen Mund gehalten, aber es ging einfach nicht mehr. Sie hat mich nicht respektiert und schlimme Dinge geschrieben.«

»Dürfen wir die Nachrichten sehen?«

Julian nahm sein Handy von der Couch und öffnete WhatsApp. Wie es schien, hatte er Janine Hess geblockt, er musste die Nummer zuerst freischalten, dann reichte er das Handy an Brandt weiter.

Er und Aydin lasen sich die Nachrichten durch. Andy hatte nicht übertrieben. Janine hatte sehr gemeine Sachen geschrieben, ihm unterstellt, dass er schuld am Tod von Paula sei. Aber es stand nichts Belastendes darin, was zu der Annahme verleitete, zu glauben, dass Julian oder sie die Tat begangen haben könnten.

»Warum haben Sie sich in den Account von Paula Böhm eingeloggt?«, fragte Aydin, während Brandt Julian das Handy zurückgab.

Julian nahm auf der Couch Platz, er schien angeschlagen. Ob es am Marihuana lag oder nur an dem Wunsch, sich endlich den ganzen Frust von der Seele zu reden, konnte Brandt gerade nicht einschätzen. Aber er hatte schon unzählige Male erlebt, dass Menschen irgendwann unter dem inneren Druck zusammenbrachen und alles erzählten.

»Ich hatte Angst«, setzte Julian denn auch an, er schloss die Augen. Sein Atem ging schneller. Aydin warf Brandt einen kurzen Blick zu und Brandt nickte nur. Julian sollte Zeit bekommen. Vielleicht hatten sie Glück und er würde endlich gestehen.

Er hielt kurz die Luft an, dann schaute er zu Aydin. Seine Augen glänzten feucht, aber er weinte nicht. Sein Blick wirkte verletzlich.

»Ich habe Paula wirklich geliebt«, begann er und knetete seine Finger. Er biss sich auf die Unterlippe, dann setzte er erneut an: »Ich dachte, das mit uns beiden könnte etwas Besonderes sein. Ja, sie war anders, aber nicht alles an ihr war kalt oder emotionslos. Wir hatten viel Spaß. Keinen sexuellen, dafür einen viel bedeutenderen, tiefsinnigeren. Sie hat mir zugehört und ich konnte mit ihr über Dinge sprechen, die ich mit niemandem sonst bereden konnte. Das machte unsere Beziehung so einzigartig. Trotzdem bin ich ein junger Mann. Und ich habe Bedürfnisse.«

Er unterbrach sich und griff zu der Flasche Cola, die auf dem Tisch stand. Er gönnte sich einen Schluck und hielt sie dann neben sich auf die Couch gestützt fest.

»Nach einigen Monaten konnte ich einfach nicht mehr verstehen, warum wir noch immer keinen Sex hatten. Also habe ich sie bedrängt, doch je mehr ich sie bedrängt habe, desto sturer wurde sie. Dann bin ich Janine auf einer Party begegnet. Sie war das genaue Gegenteil von Paula. Sie war wie eine Fackel und alles andere als prüde, da ist es irgendwie passiert. Ich hatte ein schlechtes Gewissen und wollte die Sache verheimlichen.« Er lachte kurz auf. »Was für ein dummer Gedanke. Man konnte vor Paula nichts verheimlichen. Sie hatte da so einen sechsten Sinn. Schließlich fand sie es heraus und beendete die Beziehung mit mir, als wäre das nichts Besonderes. Ich wollte das nicht akzeptieren, trotzdem habe ich mich auf Janine eingelassen, wobei das Ganze eindeutig von ihr ausging. Sie hat die Beziehung forciert. Ich war zunächst nur sexuell an ihr interessiert, doch mit der Zeit habe ich Gefühle für sie entwickelt und wollte mich ernsthaft auf sie einlassen.« Wieder hielt er inne, sein Mund schien trocken, denn er trank erneut aus der Flasche. »Vor einigen Wochen hat sie mir dann so komische Nachrichten geschrieben, über einen anonymen E-Mail-Anbieter.«

»Was für Nachrichten?« Brandt wurde hellhörig. Gab es da vielleicht eine Verbindung zu der Nachricht an Frau Hess?

»Irgendwelche Texte mit Endzeitstimmung, so kryptische Nachrichten, aber ich habe die Botschaft verstanden. Sie hat mich für alles verantwortlich gemacht. Wie es schien, hat sie das Ganze doch mehr mitgenommen, als sie mir gegenüber zugegeben hat.«

»Haben Sie die Nachrichten noch?«

»Nein, ich habe sie gelöscht.«

»Und Sie sind sicher, dass sie von Paula waren?«

»Ganz sicher, wer sonst sollte mir so etwas Verstörendes schreiben? Ich wollte um jeden Preis verhindern, dass irgendwas davon wahr werden könnte, was sie da verschlüsselt schrieb.«

»Was ist dann geschehen?«

»Wie gesagt, ich hatte Sorge, dass sie etwas Dummes tun könnte, vielleicht meine Beziehung zu Janine gefährden. Es lief inzwischen sehr gut mit uns und ich wollte das nicht aufs Spiel setzen. Janine ist unberechenbar, vor allem wenn sie wütend ist. Ich wollte mir nicht ausmalen, was passieren könnte, wenn beide aufeinandertreffen, mit all ihrer Wut und ihrem Hass. Also bin ich zu ihr, um mit ihr zu reden.«

»Wann war das?«, fragte Aydin und kam damit Brandt zuvor.

»Vor zwei Wochen. Ich bin zu ihr gefahren und habe geklingelt.«

»Hat sie Ihnen geöffnet?«

»Ja, sie war zu Hause und hat mich reingelassen. Ich war auch wirklich behutsam, ich habe versucht, sie nicht zu hart anzugehen, aber ich musste sie doch mit den anonymen Nachrichten konfrontieren.«

Julian schluckte und warf Brandt einen Blick zu, als suchte er bei ihm nach Antworten, dabei hörte Brandt nur zu und musste am Ende bewerten, ob Julian endlich die Wahrheit sagte oder ihnen wieder nur einen Bären aufzubinden versuchte.

»Wie hat sie darauf reagiert?«

»Sie hat mich nur angelächelt und ungläubig angestarrt. Erzählt, dass sie es gar nicht nötig habe, mir anonym zu schreiben. Sie würde ihren Feinden in die Augen schauen und ihnen direkt ins Gesicht sagen, wenn sie ein Problem mit ihnen hätte.«

»Waren Sie denn ein Feind für sie?«, wollte Aydin wissen.

»Nein, das war einfach Paulas Art. Manchmal hat sie ihre Fantasyrollen mit in die Realität genommen.«

»Haben Sie ihr geglaubt?«

»Nein, weil mir niemand anderer einfiel, mit dem ich Probleme hätte haben können.«

»Und wie hat sie darauf reagiert?«

»Sie hat es abgestritten, mich ausgelacht. Und dann sagte sie mir, dass ich ohnehin längst Geschichte für sie sei, weil sie endlich einen Freund habe, der es ihr im Bett so richtig besorgen würde.«

Julian brach ab, sein Atem ging wieder schneller. »Ich glaubte, sie würde mich anlügen, aber sie sagte: *Schon bald wirst du seine Identität erfahren. Glaube mir, das wird ein ganz großer Spaß. Und jetzt verlass meine Wohnung.«* Julian schaute auf seine Hände.

»Ich bin dann gegangen. Zum einen war ich erleichtert – wenn sie einen Freund hatte, würde sie keine Gefahr mehr für mich und Janine sein. Andererseits habe ich mich gefragt, wer dieser Kerl ist, und ich war ein wenig gekränkt, dass es einem neuen Mann so schnell gelungen sein sollte, sie ins Bett zu kriegen.«

»Sie müssen darüber sehr verärgert gewesen sein, nicht wahr?«, versuchte Brandt nun vorsichtig, den Druck zu erhöhen in der Hoffnung, dass Julian endlich den Mord gestehen würde. Immerhin hatte er sich gerade selbst der nächsten Lüge überführt, denn bisher hatte er immer behauptet, Paula nicht mehr getroffen zu haben.

»Ja und nein. Ich war in meiner Eitelkeit verletzt, aber ich war auch erleichtert, weil ich hoffte, dass sie Janine und mich nun in Ruhe lassen würde.«

»Und ihre Androhung?«, fragte Aydin.

»Was für eine Androhung?«

»Die Offenlegung der geheimen Identität ihres Freundes.«

»Ja, das hat mich schon beschäftigt, aber ich habe es irgendwann nicht mehr ernst genommen, weil ich Janine hatte. Ich konnte ja nicht ahnen, dass Ludwig dieser ominöse Liebhaber war.«

Junge Menschen konnten schon merkwürdig sein, befand Brandt. Vor zwei Wochen hatten Janine und Julian noch in einer heilen Welt gelebt und jetzt hassten sie sich bis aufs Blut.

»Haben Sie Paula erneut aufgesucht, um sie wegen ihres Freundes zu befragen?«, erkundigte sich Brandt.

»Nein, habe ich nicht, und ich schwöre Ihnen, das ist die ganze Wahrheit. Ich habe Paula zuletzt vor zwei Wochen gesehen. Als sie dann ermordet wurde und ich plötzlich ein Verdächtiger war, bekam ich es mit der Angst zu tun. Darum die Lügen und deshalb wollte ich auch prüfen, ob sie auf diesem Portal etwas über mich geschrieben hat. Aber ich habe sie nicht getötet. Ich schwöre es Ihnen.« Zum ersten Mal weinte Julian. Er hielt sich die Hand vors Gesicht. »Ich könnte sie niemals töten. Ich bin kein Mörder.«

»Hat sie Ihnen denn weiterhin solche Nachrichten geschrieben?«

»Nein, nach unserem Gespräch kam nichts mehr, deswegen habe ich mich auch nicht weiter damit beschäftigt. Ich dachte, das war's, es hätte sich für mich erledigt.«

»Wussten Sie, dass Frau Hess wie Sie eine anonyme Nachricht erhalten hat?«

»Nein, das wusste ich nicht.« Julian wirkte überrascht und Brandt war geneigt, ihm zu glauben. Alles, was Julian gerade erzählte, klang plausibel. Das Problem war nur: Er hatte bis zu diesem Zeitpunkt so viel gelogen, dass er es Brandt damit nicht leicht machte, ihm zu vertrauen, und neben Hess war Julian die zweite Person, die als Täter am ehesten infrage kam.

»Es gäbe eine Möglichkeit, wie Sie Ihre Unschuld beweisen können.«

»Und die wäre?«

»Sie lassen sich Fingerabdrücke abnehmen.«

»Aber ich war doch in ihrer Wohnung, meine Fingerabdrücke werden dort gefunden worden sein.«

»Vermutlich nicht auf der Tatwaffe. Haben Sie diese Staute aus Bronze berührt?«

»Sie meinen den Gargoyle?«

»Genau.«

»Nein, nicht dass ich wüsste.«

»Dann müssen Sie nichts befürchten.«

»Und warum fühlt man sich trotzdem wie ein Verbrecher? Wie lange werden diese Fingerabdrücke gespeichert?«

»Ich verspreche Ihnen, wenn es keine Übereinstimmung gibt, werden wir sie sofort löschen. Sie werden nie in der Datenbank landen.«

Julian schien nicht überzeugt, dennoch hoffte Brandt, dass er sich darauf einließe.

»Ich überlege es mir. Ich bin müde, kann ich jetzt alleine sein?«

»Wir rufen Sie morgen um 10 Uhr an. Sie sollten das Angebot annehmen.«

»Ich werde darüber nachdenken.«

Brandt und Aydin verließen die Wohnung und gingen über die Treppe nach draußen.

»Glaubst du ihm?«, fragte Aydin auf dem Weg zu ihrem Dienstfahrzeug, das gegenüber geparkt war.

»Ich bin geneigt, es zu tun, allerdings hat er uns bisher zu oft angelogen, deswegen bin ich sehr vorsichtig. Er hat immer noch ein Motiv«, antwortete Brandt. Vor der Fahrertür blieb er kurz stehen und schaute zu dem Wohnblock, in dem Julian wohnte. Von hier aus konnte er gut ins Wohnzimmer sehen, es brannte Licht dort, somit war Julian nicht im Schlafzimmer, um zu schlafen.

»Ein Motiv hatte Hess auch.«

»Wollen wir hoffen, dass er sich die Fingerabdrücke abnehmen lässt, dann haben wir Gewissheit.« Brandt öffnete die Tür und wollte gerade einsteigen, als er kurz innehielt. »Sag mal, das Auto kennen wir doch?«

Aydin schaute nun auch in die Richtung. »Das ist Janine Hess!«

42

Endlich war er allein. Keine dummen Fragen mehr von diesen Beamten, die ihn nur reinlegen wollten. Vor allem dieser Brandt hatte ihn heftig in die Ecke gedrängt. Julian war stoned und in diesem Zustand überhaupt nicht in der Lage, ausreichend Widerworte zu geben, geschweige denn, sich auf eine Diskussion einzulassen. Aber auch etwas anderes hatte in das Gespräch mit hineingespielt: der Drang, endlich die Wahrheit zu sagen. Die Last von seinen Schultern zu laden.

Dass Paula tot war, brutal ermordet, tat ihm entsetzlich leid, und er wollte, dass die Polizei erfuhr, dass nicht er der Mörder war, auch wenn es Gründe gab, die für ihn als Täter sprachen.

»Es war richtig, dass du ausgepackt hast«, sagte er zu sich, während er es sich auf der Couch gemütlich machte. Dass er ins Bett wollte, war nur eine Ausrede gewesen, damit sie ihn endlich in Ruhe ließen. Er war nicht müde. Stattdessen fischte er einen Joint aus seiner Hosentasche und spielte damit zwischen seinen Fingern, da er nicht sicher war, ob er ihn rauchen sollte.

»Und was, wenn es doch ein Fehler war?«, fragte er sich. »Was, wenn dieser Brandt sich jetzt erst recht an dir festbeißt wie ein Pitbull, weil er dir nicht vertraut?«

Julian war unschlüssig. Er griff nach dem Feuerzeug und zündete den Joint an, er brauchte endlich Ruhe und keine Fragen, die ihn quälten. Dann nahm er einen kräftigen Zug und gab sich voll und ganz dem Genuss des Marihuanas hin. Er schloss die Augen und summte leise vor sich hin, während seine Gedanken zu Paula wanderten.

»Hättest du mir doch nur verraten, dass du eine Affäre mit Ludwig hast, dann wärst du jetzt noch am Leben«, murmelte er. »Ich hätte dich vor ihm gewarnt. Wie konntest du nur so dumm sein?«

Doch dann schüttelte er den Kopf. Die Polizei hatte Ludwig entlastet, er war wohl nicht der Täter, aber wer sollte es sonst sein?

»Janines Mutter hat auch eine anonyme Nachricht erhalten. Was, wenn sie noch mehr Nachrichten erhalten, das der Polizei jedoch verschwiegen hat?«

Für Julian klang das absolut denkbar. Tanja mochte zierlich sein, aber wenn es um ihre Familie ging, hatte sie nicht nur Krallen, sondern sie konnte auch über sich hinauswachsen, da kannte sie keinen Spaß, Julian hatte das schon einmal mitbekommen. Als eine Verkäuferin sich über die fehlenden Manieren der Tochter beschwert hatte, war Tanja ausgeflippt. Die Verkäuferin hatte weinend den Laden verlassen.

»Es kann nur Tanja gewesen sein«, überlegte er weiter. »Sie wird Paula zur Rede gestellt haben, dann ist das Gespräch außer Kontrolle geraten und Tanja hat mit der schweren Figur auf Paula eingeschlagen. Sicher hat sie im Wahn vollends die Kontrolle verloren.« Für Julian klang das sehr schlüssig.

Für die Polizei aber augenscheinlich nicht, warum sonst suchten sie immer nur ihn auf?

Julian biss sich auf die Unterlippe. »Wenn ich bloß das Passwort für diese Cloud hätte. Dort steht die Antwort, dort kann ich Paulas tatsächliche Absichten nachlesen.«

Er hatte nur ein Mal versucht, das Passwort zu erraten, weil er Sorge gehabt hatte, dass der Account dann komplett gesperrt würde und er so keine Möglichkeit mehr hätte, sich doch noch Zugang zu der Cloud zu verschaffen. Lange hatte er darüber gegrübelt, wie dieses Superpasswort lauten könnte, aber ihm war nichts eingefallen. In seiner Verzweiflung hatte er sogar Paulas Mutter angerufen, doch wie befürchtet hatte sie ihm auch nicht helfen können.

»Nun geht es eh nicht mehr. Die Polizei weiß, dass du dich eingeloggt hast. Wenn du jetzt ein falsches Passwort für den privaten Cloudbereich eingibst, erfahren sie es. Nein, du musst stillhalten. Alles andere macht dich verdächtig.«

Julian stand auf und ging im Raum auf und ab. Der Joint wirkte, aber er machte ihn nicht müde, sondern aktiv, was eigentlich selten bei ihm der Fall war. Sein Verstand arbeitete plötzlich auf Hochtouren.

»Wer hat dich ermordet, Paula? Was sehen wir nicht?«

Wenn es nach Andy ginge, musste es Janine gewesen sein. Sie war labil, sie hatte ihre Nerven nicht im Griff, darüber hinaus war sie eifersüchtig und zu leidenschaftlichen Wutausbrüchen fähig, dazu kamen ihre Stimmungsschwankungen. Sie war deswegen sogar schon in psychiatrischer Behandlung gewesen, was sie ihm als Mentalcoaching verkauft hatte. Aber Julian wollte nicht glauben, dass Janine etwas mit dem Mord zu tun hatte, obwohl er gegenüber der Polizei den Verdacht liebend gern auf jeden anderen lenken würde, einschließlich Janine. Hauptsache, sie ließen ihn in Ruhe.

»Janine hat auch keine Drohmails bekommen. Sie wusste nichts von der Affäre ihres Vaters …« Julian kratzte sich am Kopf. »Wer ist der Täter?« Er schlug seine Faust in die Handfläche.

Es kann nur Tanja gewesen sein, so verrückt es sich auch anhört, dachte er. Sein Blick wanderte zur Decke.

»Und wenn es ein völlig Fremder war?«

Bevor Julian diesen Gedanken weiterspinnen konnte, klingelte es an der Tür.

»Was wollen diese Bullen schon wieder?«, sagte er verärgert zu sich, ging in den Flur und drückte auf den Türöffner, dann öffnete er die Wohnungstür. Er hörte Schritte im Treppenhaus.

»Ich sagte Ihnen doch, dass ich schlafen will«, reagierte

er genervt, aber als er die Person sah, die hier die Treppe hinaufstieg, erschrak er. Es war nicht die Polizei.

»Mit mir hast du wohl nicht gerechnet, du Feigling«, platzte Janine heraus. Zorn blitzte in ihren Augen auf und ihre Stimme hatte etwas Bedrohliches.

»Was machst du hier? Um diese Zeit?«

»Wieso blockierst du mich, du Bastard?«, fauchte Janine.

»Entspann dich. Was sollen die Nachbarn denken, komm rein.« Julian versuchte, die Situation zu deeskalieren. Ein Streit im Flur brachte niemandem etwas, obwohl er große Zweifel hatte, dass er in diesem Zustand überhaupt ein ordentliches Gespräch mit ihr zustandebringen würde. Janine schien außer sich vor Wut und da war der beste Ratschlag in Deckung gehen oder sich von ihr entfernen.

Sie folgte ihm ins Wohnzimmer.

»Hast du dich wieder mit Andy, diesem Loser, zugedröhnt?«, blaffte sie ihn an.

»Quatsch. Und wenn schon, was geht dich das an?«

»Du bist so ein verdammter Lügner und ein Feigling«, brüllte sie. »Man riecht das Marihuana in der ganzen Wohnung. Wie konnte ich mich nur auf so einen Versager und Verräter wie dich einlassen. Papa hatte recht, als er meinte, dass du kein Format besitzen würdest.«

»Jetzt hol mal tief Luft und entspann dich. Bist du hergekommen, um mich zu beleidigen?«, reagierte Julian gereizt. Nach dem Gespräch mit der Polizei konnte er diesen Streit überhaupt nicht gebrauchen. Er wollte nur seine Ruhe.

»Wieso hast du mich geblockt?«

»Das fragst du allen Ernstes? Hast du mal gelesen, was du mir geschrieben hast? Du bist echt durch.«

»Ich bin nicht durch, du Bastard. Deinetwegen steht meine Familie am Abgrund! Bloß weil du diese Schlampe von Paula in unser Leben gelassen hast.«

»Jetzt komm mal runter, sonst werde ich ungemütlich. Dein Vater hatte eine Affäre mit Paula, das hat rein gar nichts mit mir zu tun. Statt mich zu stressen, sollte die Prinzessin sich lieber ihren Vater vorknöpfen und ihn zur Rede stellen. Aber das traust du dich ja nicht, weil Papa dann deine Platin-Kreditkarte sperrt. Und du fragst mich, ob ich gestört bin?«

»Du …«, schnaubte Janine wütend, blieb aber mitten im Satz stecken, weil ihr augenscheinlich gerade kein Schimpfwort einfiel, das sie Julian an den Kopf werfen könnte. »Ich bin so enttäuscht von dir. Warum hast du meiner Mutter von der Affäre erzählt?«

»Weil deine Mutter es verdient hat. Sie hat mich angerufen und hatte da bereits Verdacht geschöpft. Ich konnte sie nicht anlügen.«

»Sie hat doch nur geblufft. Warum sollte meine Mutter was ahnen? Wenn es so gewesen wäre, hätte sie es mir erzählt oder Papa damit konfrontiert. Du lügst.«

»Nein, tue ich nicht. Paula hat ihr anonyme Nachrichten geschrieben.«

»Was? Ihr auch?«, entfuhr es Janine. »Dieses Dreckstück, und ich dachte, sie stresst nur dich, weil sie uns auseinanderbringen wollte.« Ihre Augen funkelten böse, sie atmete hörbar durch die Nase und verengte ihre Augen zu Schlitzen.

»Wie kommst du eigentlich darauf, dass Paula mir Nachrichten geschrieben hat?«

»Manchmal bist du echt naiv. Weil ich in dein Handy geschaut habe, wenn du auf dem Klo warst. Ich wusste sofort, dass diese anonymen E-Mails von ihr sind. So einen kranken Schreibstil konnte nur sie haben.«

»Wie konntest du nur? Woher hast du meine PIN? Du bist doch gestört«, schimpfte Julian.

»Entspann dich. Den Geburtstag der eigenen Mutter als PIN zu nehmen, ist nicht wirklich clever. Eine vernünftige Frau muss wissen, was ihr Freund so tut. Nur naive Dummchen schauen nicht in das Handy ihres Partners. Vertrauen ist gut, Kontrolle ist besser, ich habe nämlich einen Ruf zu verlieren. Glaubst du etwa, ich würde meinem Vater jemanden vorstellen, der mich hintergeht und betrügt?«

»Witzig, wo dein Vater genau das mit deiner Mutter gemacht hat. Möchte nicht wissen, wie viele Affären er insgesamt hatte.« Julian war tief gekränkt. Dass Janine sein Vertrauen so kaltblütig ausgenutzt hatte, hätte er ihr nie zugetraut.

»Er hatte keine Affären. Paula hat ihn in eine Venusfalle tappen lassen, dieses Psychoweib.«

»Du machst es dir zu einfach. Das war nicht Paulas Schuld, es war einzig und allein die Schuld deines Vaters. Er hat die Affäre mit Paula bewusst begonnen, weil er ein notorischer Fremdgänger ist.«

»Das ist er nicht. Sie hat ihn angesprochen, das hat sie mir selbst verraten«, platzte Janine heraus.

»Du warst bei Paula?«

»Tu doch nicht so scheinheilig. Außerdem geht es hier nicht um dieses Miststück, es geht um meine Mutter. Du rufst sie jetzt an und sagst ihr, dass es nicht stimmt, dass Papa eine Affäre hatte. Ich mache mir große Sorgen, dass sie sich tatsächlich von Papa trennt. Sie wollte mich nicht sehen, obwohl ich bei Anja vor der Haustür war. Die haben mich draußen stehen lassen, bei der Kälte.«

»Ich mache gar nichts.«

»Doch!«, brüllte Janine.

»Du kapierst es nicht, oder?«, wurde Julian nun ebenfalls laut. »Die Polizei war bei deiner Mutter, die haben es ihr auch verraten. Also, egal was ich deiner Mutter jetzt sage, sie wird es nicht glauben. Nimm es hin, dass sie endlich die Wahrheit weiß. Was bist du überhaupt für eine Tochter, die eigene Mutter derart zu hintergehen.«

»Das tue ich nicht. Ich will nur, dass meine Familie zusammenbleibt, aber als Scheidungskind kapierst du das halt nicht. Eigentlich hast du richtig gut zu dieser Psychotante gepasst. Du wolltest mich doch eh für sie verlassen.«

»Spinnst du?«, reagierte Julian scharf.

»Nein, ich spinne nicht, das hat sie mir selbst verraten. Sie hat mir erzählt, dass du dich heimlich mit ihr getroffen hast und sie wieder zurückwolltest. Aber sie wollte dich nicht, weil sie einen neuen Freund hatte. Und dann hat sich dieses Miststück über mich lustig gemacht, als wäre sie was Besseres als ich.«

»Wann hast du dich mit ihr getroffen?«

»Letzte Woche, als ich nach dem Italiener nach Hause gefahren bin. Lenk' nicht ab.« Janine fuchtelte mit den Händen durch die Luft. Ihre Wut hatte sie vollkommen im Griff, es wirkte, als hätte sie ihren Verstand ausgeschaltet. »Gibs doch zu, dass du mich hintergehen wolltest!« Ihre Augen waren weit aufgerissen, sie schien nicht zu begreifen, dass sie sich gerade um Kopf und Kragen redete.

»Letzte Woche?« Julian schwante Schreckliches. »Du hast Paula getötet.«

Janine brauchte einen Augenblick für ihre Antwort, sie wirkte deutlich angeschlagen. »Spinnst du? Warum sollte ich mir meine Hände an so einer Tussi schmutzig machen.«

Julian machte einen Schritt auf sie zu. »Wir waren letzte Woche, am Montagabend, beim Italiener. Du bist kurz nach 22 Uhr nach Hause gefahren, dabei hattest du getrunken und ich wollte, dass du nicht fährst, aber ich konnte dich nicht davon abhalten. Jetzt weiß ich auch, warum: weil du geplant hattest, zu Paula zu fahren.«

»Du drehst ja wohl total am Rad. Dass du immer noch an dieser Schlampe hängst, die meine Familie zerstört hat«, entgegnete sie, aber die Schärfe war aus ihrer Stimme gewichen.

»Lüg' mich nicht an. Du hast eben selbst verraten, dass du nach dem Italiener bei ihr warst.«

»Ja, aber nicht letzte Woche Montag, das müsste davor gewesen sein. So genau weiß ich das nicht mehr. Ist doch auch scheißegal. Willst du was wissen? Sie hat den Tod verdient. Wer weiß, wen sie mit ihrer Art so richtig zur Weißglut gebracht hat. Vielleicht ihren neuen Freund.«

»Wie dämlich bist du eigentlich? Ihr neuer Freund war dein Vater. Sie hat es dir indirekt verraten und dich ausgelacht, weil du dumme Nuss nichts kapiert hast.«

»Mich verarscht niemand«, wurde Janine wieder lauter.

»Du hast sie ermordet, weil du es nicht ertragen hast, dass sie sich über dich lustig gemacht hat. Paula war dir intellektuell haushoch überlegen. Du Mörderin.« Julian stand jetzt dicht vor ihr, er konnte ihr Parfüm riechen.

»Ich mach mir doch nicht die Hände schmutzig an so einer Fotze«, schrie Janine und gab dem völlig überraschten Julian eine heftige Backpfeife.

Julian brauchte eine Sekunde, um sich zu fangen, dann rief er: »Du warst es. Die Tatzeit passt genau. Du warst es. Lüg' mich nicht an!« Er packte sie.

»Lass mich los«, fauchte Janine und versuchte Julian erneut zu schlagen, aber dieser war schneller und ergriff sie am Hals.

»Gib zu, dass du sie ermordet hast.« Er drückte zu. »Gib es zu.«

»Sie hat mich verspottet und wütend gemacht«, röchelte Janine. »Niemand darf das ungestraft tun.«

Julian war, als würde sich plötzlich ein Schalter in seinem Kopf umlegen, der jeden vernünftigen Gedanken ausschaltete und ihn zwang, seine Finger noch fester um Janines Hals zu schließen.

43

»Worauf warten wir?«, fragte Aydin.
»Möchtest du nach Hause?«

»Nein, aber ich würde gerne wissen, was du mit der Warterei bezweckst. Möchtest du Janine Hess abfangen?«

»Richtig erraten. Wir werden sie zur Rede stellen.«

»Glaubst du wirklich, dass sie nach ihrer Ansage vor der Haustür mit uns reden möchte? Nur deswegen haben wir sie doch als Zeugin ins Präsidium vorgeladen.«

»Mag sein, aber was haben wir zu verlieren? Wir sind schon mal hier«, antwortete Brandt und schaute wieder zum Wohnzimmerfenster von Julian Ruge.

»Beide sind im Wohnzimmer. Jede Wette, die versöhnen sich gerade und wir frieren uns hier den Arsch ab.«

»Jetzt sei mal nicht so launisch. Mach die Sitzheizung an, wenn dir kalt ist.«

Aydin tippte tatsächlich auf die Sitzheizung, was Brandt zum Schmunzeln brachte.

»Junge Leute sind halt unberechenbar. Zuerst hassen sie sich, nur um im nächsten Augenblick übereinander herzufallen«, moserte Aydin.

»Sieht mir nicht so aus«, sagte Brandt, denn selbst von hier aus war deutlich zu erkennen, dass sich Julian und Janine fetzten.

»Du wirst dich an meine Worte erinnern. Gleich liegen sie sich in den Armen.«

»Nein, das glaube ich nicht. Komm«, rief Brandt und sprang aus dem Wagen. Er hatte gesehen, wie Julian Janine am Hals gepackt hatte. Aydin sprintete ihm hinterher zur Haustür. Um diese Zeit war die Straße kaum befahren, sodass sie nicht befürchten mussten, dass ihre Sorglosigkeit in einem Unfall endete.

Brandt versuchte die Tür aufzudrücken, doch sie war verschlossen. Also zog er sein Spezialwerkzeug, das er immer dabei hatte, aus der Jackentasche und öffnete die Tür, dann hasteten sie, mehrere Stufen auf einmal nehmend, die Treppe hinauf.

Kurz darauf erreichten sie die Wohnungstür von Julian Ruge.

»Du bleibst hinter mir. Waffe entsichern«, flüsterte Brandt und prüfte, ob die Tür nur angelehnt war, doch sie war ins Schloss gefallen.

Nur wenige Sekunden später hatte er auch diese Tür geöffnet. Brandt entsicherte seine Waffe und betrat leise als Erster den Flur.

»Wieso hast du sie getötet? Wieso?«, hörte er Julian brüllen.

Da stand Brandt auch schon im Wohnzimmer und rief: »Herr Ruge, lassen Sie Frau Hess los.«

»Nein, sie hat Paula getötet. Dafür wird sie sterben.«

»Herr Ruge, bitte lassen Sie Frau Hess los. Wenn sie Paula Böhm ermordet hat, wird sie dafür zur Verantwortung gezogen werden, vor einem ordentlichen Gericht«, versuchte Aydin sein Glück.

Janines Kopf war bereits rot und blau angelaufen und sie röchelte kaum noch, sodass Brandt in Sorge war, dass sie gleich ohnmächtig werden oder gar schlimmere gesundheitliche Schäden davontragen könnte.

»Sie wollen doch Ihr Leben nicht verpfuschen. Das hätte Paula niemals gewollt«, sagte Brandt.

Julian starrte ihn an. Seine Augen waren weit aufgerissen, Speichel tropfte von seinen Lippen, er wirkte wie von Sinnen. Vermutlich war es eine Kombination aus Wut und Drogen, die tödlich war.

»Lassen Sie Janine los«, rief Brandt.

Julian stierte ihn noch immer an, doch dann begann er zu weinen und löste seinen Griff. Aydin sprang vor und konnte Janine gerade rechtzeitig abfangen, sonst wäre sie zu Boden gestürzt.

Brandt packte Julian, drehte dessen Hände hinter den Rücken und legte ihm Handschellen an. »Wie dämlich sind Sie eigentlich?«

»Sie hat Paula getötet. Sie hat es mir gestanden. Ich konnte nicht anders«, jammerte Julian, er wehrte sich nicht und weinte unaufhörlich.

Brandt setzte ihn auf die Couch. Dass Julian in diesem Zustand fliehen würde, nahm er nicht an.

Er trat zu Aydin, der sich um Janine kümmerte. Sie kam langsam wieder zu sich, ihre Gesichtsfarbe sah nicht mehr ganz so beängstigend aus wie zuvor.

»Er wollte mich töten«, wisperte sie heiser. »Sie haben mir das Leben gerettet.«

»Wir verhaften Sie wegen des Verdachts, Paula Böhm ermordet zu haben«, antwortete Brandt. Er hatte keine Lust, sich auf irgendeine weitere Diskussion einzulassen, und er glaubte Julian.

* * *

Köln, 3. Februar

Die Nacht hatte Janine Hess in einer Zelle im Präsidium verbracht, da nur eine vorläufige Festnahme vorlag. Julian hatte man nach der Vernehmung wieder gehen lassen. Ihn erwartete eine Anzeige wegen Körperverletzung, was aber nicht in Brandts und Aydins Zuständigkeitsbereich fiel.

Jetzt waren beide auf dem Weg zum Verhörraum.

»Der Haftbefehl sollte in der nächsten Stunde vorliegen«, sagte Aydin.

»Wollen wir es hoffen, der Vater hat ja bereits alle Hebel in Bewegung gesetzt, dass seine Tochter freikommt.«

»Wenn wir den Abgleich der Fingerabdrücke haben, kann er noch so viel bellen.«

In der vergangenen Nacht waren Janine Hess die Fingerabdrücke abgenommen und mit höchster Priorität ins Labor geschickt worden. Das Ergebnis sollte bis zum Mittag vorliegen, hatte Rech ihnen vorhin mitgeteilt.

»Wenn es wieder keinen Treffer gibt, dann ...« Brandt sprach den Gedanken nicht aus. Sollte dieser unwahrscheinliche Fall eintreten, würde er sich Julian schnappen, weil nur er als Täter übrigblieb.

Vor dem Verhörraum wartete ein Kollege. Die Kommissare grüßten ihn und traten ein. Janine saß am Tisch, ihre Hände waren in Handschellen gelegt. Sie sah sehr müde aus und hatte deutliche Augenringe.

»Guten Morgen, Frau Hess. Darf ich Ihnen etwas zu trinken anbieten?«

»Was soll das hier? Wieso lässt man mich nicht gehen?«, gab sie sich angriffslustig. Beide Beamten nahmen ihr gegenüber Platz.

»Beruhigen Sie sich. Augenscheinlich haben Sie den Ernst der Lage noch immer nicht begriffen«, erwiderte Brandt.

»Sie glauben doch nicht Julian, diesem elenden Lügner?«

»Wir haben keinen Zweifel an seiner Aussage. Ihnen wurden Fingerabdrücke abgenommen, heute Mittag erwarten wir die Ergebnisse.«

»Mein Vater hat die besten Anwälte, er holt mich hier raus und wird Sie verklagen«, blaffte sie Brandt an.

»Ihr Vater kann tun und lassen, was er will. Wir leben in einem Rechtsstaat«, blieb Brandt unbeeindruckt. »Dennoch sollten Sie eines wissen: Sobald wir eine Übereinstimmung Ihrer Fingerabdrücke mit denen auf der Tatwaffe haben, wird es sehr eng für Sie. Man wird Sie wegen Mordes anklagen.«

»Ich wollte sie nicht töten«, platzte Janine heraus.

Mit diesem Ausrutscher war Brandt klar, dass Julian diesmal nicht gelogen hatte.

»Frau Hess, in Ihrem eigenen Interesse sollten Sie jetzt mit uns kooperieren. Sie sagten, dass Ihr Vater die besten Anwälte habe, das ist ein großer Vorteil für Sie. Wenn Sie sich darüber hinaus kooperativ zeigen, werden wir das dem Staatsanwalt mitteilen, was sich positiv auf Ihre Haftstrafe auswirken kann. Es gibt einen großen Unterschied zwischen Mord und Totschlag«, erklärte Aydin deutlich feinfühliger, als Brandt es je hätte tun können. »Erzählen Sie uns bitte, was genau passiert ist.«

»Ich …« Janine stoppte, sie schaute zu Aydin, dann fing sie an zu weinen. Sie hielt die Hände vors Gesicht und ihr Schluchzen wurde immer stärker. Aydin zog ein Taschentuch aus der Hosentasche und reichte es Janine, die sich damit die Tränen wegwischte. »Wie konnte mir Julian nur so in den Rücken fallen.«

»Was hat Sie so wütend gemacht, dass Sie auf Paula Böhm eingeschlagen haben?«, fragte Aydin. Brandt hielt sich fürs Erste im Hintergrund.

Janine zog die Nase hoch und schaute weiterhin nur Aydin an. »Sie wollte meine Beziehung zerstören.«

Aydin nickte und gab ihr Zeit, sich zu sammeln.

»Ich wusste, dass sie noch Gefühle für Julian hatte, denn sie hat ihm so komische Nachrichten geschrieben, in denen sie sich über mich lustig gemacht hat. Ich war rasend vor Eifersucht, zumal Julian nicht die Eier hatte, mir von diesen Nachrichten zu erzählen, ich habe sie ohne sein Wissen gelesen. Also musste ich etwas unternehmen und habe sie besucht.«

Janine unterbrach sich und drückte das Taschentuch in ihrer Hand fest zusammen.

»Sie war erstaunt, dass ich sie besuchen kam, und ich war erstaunt, dass sie mich erkannte, denn wir hatten uns bis dahin nie gesehen. Aber es bestärkte mich in meinem Gefühl, dass sie noch etwas für Julian empfand. Sicherlich hatte sie mich heimlich gestalkt, dieses verlogene Biest.«

Wieder zog sie die Nase hoch. Brandt und Aydin schwiegen, um Janines Redefluss nicht zu hemmen.

»Ich habe von ihr gefordert, dass sie die Finger von meinem Freund lässt, aber sie hat sich nur lustig über mich gemacht, mich gereizt und mir gesagt, dass es vielmehr Julian sei, der wie ein räudiger Hund ihre Nähe suche. Dabei habe sie einen viel interessanteren Mann an der Angel, dessen Identität für alle ein Schock sein werde.« Janine schloss die Augen. »Mir war ihr Freund doch völlig egal, diese ganze Wichtigtuerei war mir egal. Ich wollte nur, dass sie Julian und mich in Ruhe lässt. Dann lachte sie und sagte mir, was für ein Dummchen ich sei und dass ich nichts verstehen würde. Julian würde ihr zu Füßen liegen und sie alleine würde bestimmen, ob er zurückkommen dürfe oder nicht. Außerdem habe er ihr gesagt, dass er mich gar nicht lieben würde, dass er nur scharf auf das Geld meines Vaters sei.«

Janines Atem wurde immer schneller, ein Zeichen, dass sie sich in Gedanken zur Tatzeit am Tatort befand. Sicherlich sah sie sich gerade Paula gegenüber. »Ich wurde wütend und warnte sie, mich nicht zu provozieren. Aber sie lachte nur und meinte, dass ich ihr nicht im Geringsten gewachsen sei und sie jeden Mann haben könne, auch meinen Vater. Weil sich alle Männer zu starken, interessanten Frauen hingezogen fühlen. Ich bin entsetzlich wütend geworden, habe sie angebrüllt, meinen Vater da rauszuhalten, aber sie lachte noch mehr, machte sich über mich lustig und unterstellte meinem Vater, ein Lustmolch zu sein. Da sah ich rot, ich konnte keinen klaren Gedanken mehr fassen und plötzlich entdeckte ich diese Figur, dieses hässliche Ding. Ich habe damit auf sie eingeschlagen, ich konnte dieses dämliche Lachen nicht mehr ertragen. Immer wieder schlug ich auf sie ein, weil sie nicht aufhörte zu lachen, aber egal wie oft ich auf ihren Kopf einschlug, sie hörte nicht auf. Dieses dämliche Lachen, das einem sagt, dass man nichts wert ist – es wollte nicht verschwinden.«

»Komm«, sagte Brandt zu Aydin. Er hatte genug gehört. Sie hatten ihr Geständnis.

44

Köln, 4. Februar

Einen Tag nach dem Geständnis von Janine Hess war es Fischer gelungen, sich in die private Cloud von Paula Böhm einzuhacken. Er hatte Aydin und Brandt darüber informiert und so hatten sie sich gemeinsam in seinem Büro eingefunden.

»Tut mir leid, dass es zu spät ist«, entschuldigte sich Fischer.

»Quatsch. Ich möchte auf jeden Fall wissen, was Paula so Geheimnisvolles in der Cloud abgespeichert hat«, sagte Aydin und warf wie Brandt einen Blick auf den Bildschirm.

»Das Interessanteste für euch dürfte ihr letzter Eintrag sein, einen Tag vor ihrem Tod. Sie hat ein Tagebuch geführt.«

»Dann zeig es uns bitte«, bat Brandt.

Auf dem Bildschirm erschien ein Text.

Alles auf Anfang?

Angenommen, ich verwerfe meinen genialen Plan – wäre ich dann nicht wirklich bewundernswert?

Dabei wollte ich nie bewundernswert sein. Ich habe nie nach Anerkennung gestrebt, weil ich weiß, wer ich bin und was ich kann. Das Leben war nicht einfach, es gab viele Rückschläge, die an meiner Seele gekratzt haben. Meine viel zu herrische Mutter, mein Vater, der sich nie durchsetzen konnte, und dann noch ausgerechnet Julian.

Ein Gefühl hatte mich vor ihm gewarnt, er war einer der Männer, die einem das Herz brechen, ohne Reue zu empfinden. Aber ich war geblendet und irgendwie geschmeichelt, dass jemand wie Julian mich interessant fand, und ich wollte auch meiner Mutter beweisen, dass ich ein normales Leben führen kann. Sie hat mir doch immer unterstellt: »Paula, mit deinem komischen Verhalten wird dich kein Mann nehmen, du musst lernen, wie eine Frau zu handeln.«

Was weiß meine Mutter schon über mich?

Nichts!

Ich habe mich auf Julian eingelassen und was hat es mir gebracht? Er hat mein Vertrauen missbraucht, mich hintergangen, mich betrogen und entehrt, und mit welcher Begründung? Weil ich ihn nicht rangelassen habe.

Konnte er denn nicht verstehen, dass das mit uns etwas Besonderes war, etwas noch viel Außergewöhnlicheres hätte werden können? Wie konnte er nur mit seinem Schwanz denken?

Natürlich war es richtig, dass ich mich von ihm getrennt und ihm nicht gezeigt habe, wie sehr er mich verletzt hat. Und natürlich wollte ich wissen, wer diese Schlampe war, die mir meinen Freund ausgespannt hat. Als ich sie sah, war mir alles klar. Sie ist groß, ausgesprochen hübsch und kommt aus reichem Hause. Für jemanden wie Julian, der im Leben nichts gebacken kriegt, ein wahrer Jackpot.

Meine Wut war übermenschlich und ich wollte Rache, aber keine gewöhnliche, das wäre langweilig und meiner nicht würdig gewesen. Ich wollte nicht nur die Beziehung von Julian und Janine zerstören, ich wollte Janine und ihre Familie zerstören. Und wie kann das einfacher gelingen, als wenn man den Vater verführt?

Dass ich Ludwig Hess so leicht um den Finger wickeln könnte, hätte ich nie für möglich gehalten, aber es war mir nur recht. So würde mein Plan aufgehen. Nächste Woche wollte ich die Bombe platzen lassen, deshalb habe ich heimlich kompromittierende Fotos von Ludwig geschossen. Diese wollte ich nächste Woche Montag an Janine und ihre Mutter schicken, die ja noch naiver ist als ihre Tochter. Ich hatte ihr schon mal eine anonyme E-Mail geschrieben, quasi zum Aufwärmen, und sie vor ihrem Mann gewarnt, aber sie ist nicht darauf eingegangen. Mein Mitleid hält sich daher in Grenzen.

Trotzdem überlege ich heute ernsthaft, ob ich den Plan wirklich ausführen soll, denn irgendwie habe ich Gefallen an Ludwig gefunden. Das hört sich komisch an, ist aber so. Ich weiß, dass er seine Familie niemals für mich verlassen wird, er hat nie ein Geheimnis daraus gemacht, er war von Anfang an ehrlich zu mir. Er ist stark und dominant und, man mag es nicht glauben, der Sex mit ihm ist phänomenal. Er weiß, wie man eine Frau zu nehmen hat. Ich bezweifle, dass Julian es ebenfalls weiß.

Vielleicht stehe ich ja auf reife Männer. Ab und zu habe ich mir vorgestellt, wie es wohl wäre, wenn jemand wie Ludwig mein Vater gewesen wäre, statt des Waschlappens von Vater, den ich habe. Wäre mein Leben dann anders verlaufen?

Ich weiß es nicht, ist aber auch egal. Man kann die Vergangenheit nicht ändern, die Zukunft hingegen schon. Zu gerne möchte ich, dass Janine leidet. Nur, soll ich das wirklich auf Kosten von Ludwig machen oder soll ich allein die Beziehung zwischen Julian und Janine zerstören?

Ich bin unschlüssig, dabei ist mein Plan verdammt raffiniert und es unbedingt wert, dass man ihn ausführt.

Egal, ich bin müde von diesen Gedanken. Immerhin bleiben mir noch einige Tage, bis ich mich entscheiden muss.

Bis Morgen.

Deine Paula.

Brandt musste das Gelesene erst einmal sacken lassen.

»Am Ende hat sie also Gewissensbisse bekommen«, war Aydin der Erste, der etwas sagte. »Aber eins muss man Paula lassen, ihr Plan war verdammt gerissen. Indem sie den Vater verführt, zerstört sie nicht nur die Beziehung zwischen Janine und Julian, sondern auch die Familie von Janine und somit das Leben ihrer Konkurrentin.«

»Das stimmt«, bekräftigte Fischer. »Aber am Ende musste sie nicht deswegen sterben, sondern wegen der überbordenden Eifersucht von Janine Hess.«

»Genau, in dem Punkt haben wir uns alle geirrt, denn wir sind davon ausgegangen, dass der Täter von ihrer Affäre mit Ludwig Hess wusste«, stimmte Brandt zu und machte eine kurze Gedankenpause. Dann fuhr er fort: »Paula schrieb von Fotos, die sie verschicken wollte, aber auf ihrem Handy waren keine, oder?«

»Nein, sie hatte die Fotos in der privaten Cloud gespeichert. Ich schätze, sie hat sie mit dem Handy gemacht, dann in die Cloud hochgeladen und auf dem Handy gelöscht, einschließlich des Ordners, in dem die gelöschten Fotos waren. Wollt ihr sie sehen?«

»Nein, der Fall ist abgeschlossen. Janine hat ein Geständnis abgelegt und ihre Fingerabdrücke sind auf der Tatwaffe. Jetzt sollen sich Staatsanwalt und Richter mit ihr herumschlagen. Für uns war's das.«

»Zum Glück. Ihr habt zwischenzeitlich einen echt verzweifelten Eindruck gemacht«, kommentierte Fischer Brandts Antwort.

»Da hast du recht. Dass Janine die Täterin ist, hätte ich niemals für möglich gehalten. Es sprach zu viel für den Vater.«

»So kann man sich irren«, antwortete Aydin. »Egal. Für heute sollten wir alle Feierabend machen.«

»Gute Idee«, stimmte Brandt seinem deutlich jüngeren Partner zu.

»Ich brauch noch eine Weile«, sagte Fischer.

»Mach nicht zu lange. Wir sehen uns morgen.«

»Bis morgen.«

Die beiden verabschiedeten sich und verließen Fischers Büro.

»Was machen wir jetzt?«, fragte Aydin.

»Wie wäre es mit einem Abstecher zu Walter?«

»Auf diesen Vorschlag habe ich gewartet.« Aydin grinste über beide Backen und klopfte Brandt auf die Schulter.

»Ich weiß.«

Keine dreißig Minuten später betraten die beiden Walters Imbiss.

»Was für eine Freude, meine besten Freunde und Kunden begrüßen zu dürfen. Was verschafft mir die Ehre?«

»Ich für meinen Teil bin deinetwegen hier«, antwortete

Brandt. »Kollege Aydin nur wegen des Hungers.«

»Er weiß eben, dass es bei Onkel Walter die besten Würstchen Kölns gibt.«

»Tolga würde sagen, die besten der Welt«, gab Aydin mit einem breiten Grinsen zurück. Alle drei lachten.

Das waren die Momente, die für Brandt von so unschätzbarem Wert waren. Ihre Ermittlungen konnten noch so gefährlich und anstrengend sein – solange man gute Freunde hatte, auf die man immer zählen konnte, konnte einen nichts aus der Bahn werfen.

Und Brandt hatte verdammt gute Freunde.

– Ende –

Anmerkungen des Autors

Ich hoffe, dass Ihnen auch der 18. Fall aus der Kölner Krimireihe gefallen hat. Ab welcher Stelle wussten Sie, wer der Mörder ist?

Ich hoffe doch, erst im letzten Kapitel, denn als Autor ist es meine Aufgabe, den Mörder so lange wie möglich im Dunkeln zu lassen. Zumindest in diesem Buch ist es so, manchmal ist es auch spannender, den Mörder früh in Erscheinung treten zu lassen.

Wenn Sie mir vor einigen Jahren gesagt hätten, dass ich einmal 18 Köln-Krimis schreiben würde, hätte ich das vermutlich nicht für möglich gehalten. Dass es doch so gekommen ist, verdanke ich Ihnen und Ihrer Treue. Ein Autor kann noch so gute Bücher schreiben – ohne seine Leser sind sie nichts. Daher möchte ich diesmal weniger über den Inhalt des Buches philosophieren und mich stattdessen bei all meinen Leserinnen und Lesern herzlich bedanken!

Seien Sie versichert, die Kölner Krimireihe ist noch nicht zu Ende. Zu den Ermittlern Brandt und Aydin sowie ihrem gesamten Team, die mir, wie vielleicht auch Ihnen, über die Jahre ans Herz gewachsen sind, sind neue Charaktere hinzugekommen. Sicherlich möchten viele von Ihnen mehr über Dr. Glück erfahren. Das wird schon im nächsten Köln-Krimi geschehen, dort erhält er eine große Rolle, ebenso eine Frau, die Brandt den Tod voraussagt. Es bleibt spannend.

Passen Sie auf sich auf, es sind verrückte Zeiten, in denen wir leben.

Ihr *Salim Güler*

Eine Bitte / Werke

Weitere Bücher, als Ebook oder Taschenbuch erhältlich:

Köln/Mannheim/Lübeck Thriller/Krimi:
Band 1: *Narben*

Köln Krimi:
Band 1: *Die Stillen müsst ihr fürchten* – Tatort Köln
Band 2: *Fürchte die Nacht* – Tatort Köln
Band 3: *Dann war Stille* – Tatort Köln
Band 4: *Wenn Tote nicht schweigen* – Tatort Köln
Band 5: *Sterben ohne Tod* – Ein Köln-Lübeck Krimi
Band 6: *Niemand* – Tatort Köln
Band 7: *Oh du Stille* – Tatort Köln
Band 8: *Gespalten* – Tatort Köln
Band 9: *Schmerz* – Tatort Köln
Band 10: *ELKE* – Tatort Köln/Lübeck
Band 11: *In der Nacht* – Tatort Köln
Band 12: *Totes Leben* – Tatort Köln
Band 13: *Der Herzenmacher* – Tatort Köln
Band 14: *Stille Wut* – Tatort Köln
Band 15: *Der Fremde* – Tatort Köln
Band 16: *Zorn* – Tatort Köln
Band 17: *Schuld* – Tatort Köln
Band 18: *Tödliche Lügen* – Tatort Köln

Lübeck Krimi:
Band 1: *MORD §78* – Ein Lübeck Krimi
Band 2: *VERSTUMMT* – Ein Lübeck Krimi
Band 3: *SEBASTIAN* – Ein Lübeck Krimi
Band 4: *TOTENBLÄSSE* – Ein Lübeck Krimi

Frankfurt Krimi:
Band 1: *Das Fenster* – Ein Frankfurt Krimi

Mannheim Thriller/Krimi:
Band 1: *Der Würger*
Band 2: *Unwürdig*
Band 3: *Lüge*

Pandemie: Der Beginn – Roman

1830 – Ein Rémy Roman

Rémy – Roman

Geh nicht mit – Thriller

Die Schuld in uns – Thriller

MORGEN LERNST DU WIE MAN WEINT – Thriller

SNIPER – Kaltes Blut (Mannheim Krimi)

Honigblau

Täuschung

Wüstengrab

Nächstenliebe (Das Jesus Sakrileg)

I Walsh Zurück – (Peter Walsh Thriller 1)

Wut – (Peter Walsh Thriller 2)

Abrechnung – (Peter Walsh Thriller (3)

Ein Tag zum Sterben – Ein Peter Walsh Thriller
sowie die Thriller-Miniserie: *Peter Walsh*

Gerne können Sie auch direkt mit mir in Kontakt treten, alle Informationen dazu finden Sie auf Facebook und Instagram:

https://www.facebook.com/salimgueler.autor
https://www.instagram.com/salimgueler

oder auf meiner Homepage:

www.salim-gueler.de

Herzlichen Dank für Ihre Unterstützung

Ihr
Salim Güler

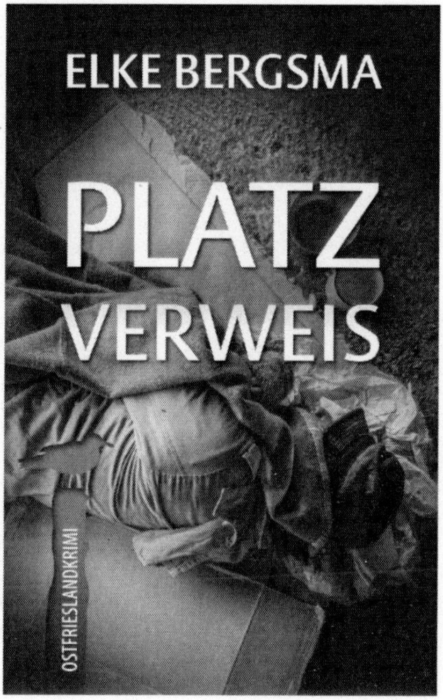

Elke Bergsma

Platzverweis

Als in Emden ein Obdachloser ermordet aufgefunden wird und zeitgleich eine Sozialarbeiterin bei einem Verkehrsunfall ums Leben kommt, deutet zunächst nichts auf einen Zusammenhang zwischen den beiden Vorkommissen hin. Sebastian Hasenkrug aber stößt auf Ungereimtheiten. War an dem Unfall noch eine zweite Person beteiligt? Nach einem weiteren Mord beschließt die Polizei, einen Privatdetektiv als Undercover-Ermittler im Obdachlosenmilieu einzusetzen.

Taschenbuch, 264 Seiten, € 11,90 [D]
ISBN 978-3-96357-123-7

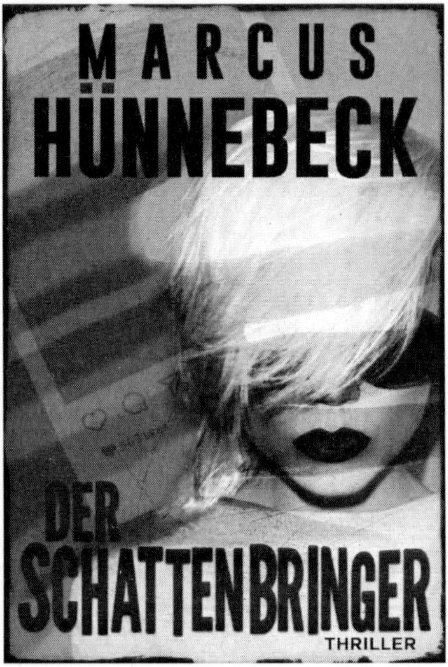

Marcus Hünnebeck

Der Schattenbringer

In den sozialen Medien ist Josefine eine Berühmtheit. Nur ein öffentlich ausgetragener Streit mit dem Fernsehstar Matze Birker trübt ihren Erfolg. Als sie einmal nachts allein zu Hause ist, bricht ein Maskierter bei ihr ein und ersticht die junge Frau nach langen Stunden der Qual. Wochen später stirbt eine zweite Influencerin auf ähnliche Weise. Das Team um Lukas Sommer und Robert Drosten übernimmt die Ermittlungen.

Taschenbuch, 280 Seiten, € 11,90 [D]
ISBN 978-3-96357-150-3

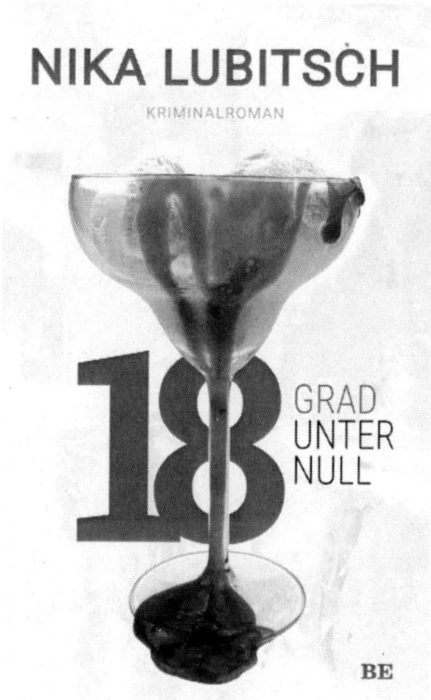

Nika Lubitsch

18 Grad unter null

Die zwölfjährige Claudia stirbt einige Stunden nach dem Genuss ihres Lieblingsdesserts im Kreis ihrer Familie. Wer hatte einen Grund, das Mädchen zu vergiften? Diese Frage zerstört die Patchwork-Familie und drei Menschenleben, denn auf jedem von ihnen liegt ein schrecklicher Verdacht. Claudias Mutter braucht sechsunddreißig Jahre, um endlich die Wahrheit zu erkennen. Sie schmiedet einen perfiden Plan.

Taschenbuch, 240 Seiten, € 10,99 [D]
ISBN 978-3-96357-186-2

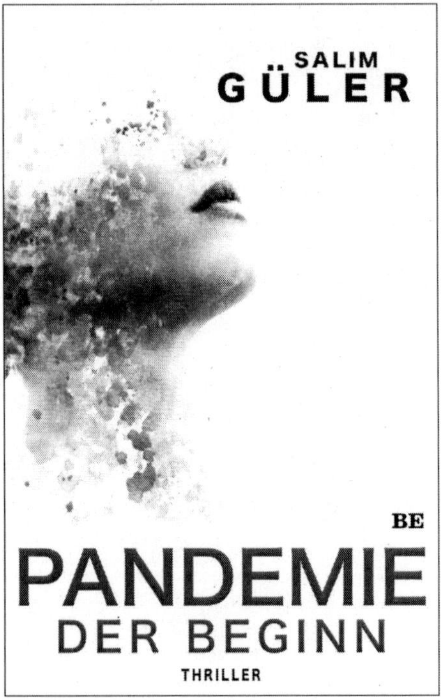
SALIM
GÜLER
BE
PANDEMIE
DER BEGINN
THRILLER